中医入门系列

其实 中药不难学

姬领会　杨志光◎编著

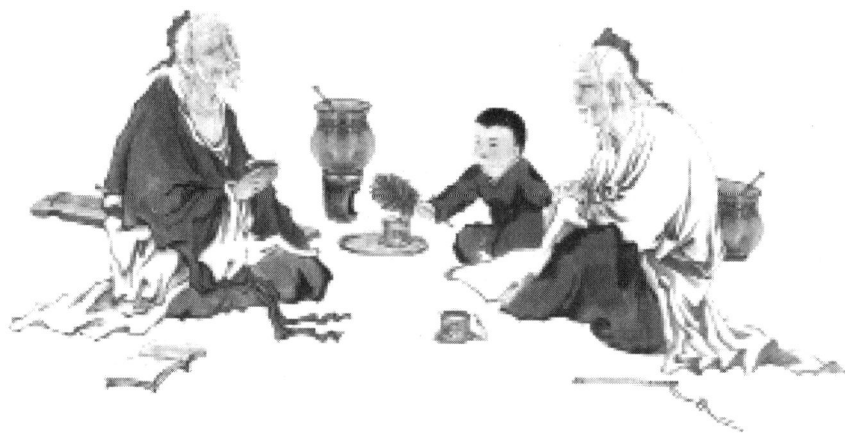

中国医药科技出版社

内 容 提 要

　　姬领会等编写的《其实中药不难学》，是中医入门系列丛书之一。作者以实用为目标，用通俗直白的语言来系统地讲述中药的功效来源、炮制、用药注意等，并附有名医验案来详细阐述每味中药在临床上的应用，使得深奥的中药知识变得简单；用常见病例或生活常识做引，津津有味、引人入胜；可使中医爱好者、初学者和中医临床者快速掌握中药的应用。

图书在版编目（CIP）数据

　　其实中药不难学/姬领会，杨志光主编 . —北京：中国医药科技出版社，2013.2

　　（中医入门系列）

　　ISBN 978 - 7 - 5067 - 5878 - 9

　　Ⅰ. ①其… 　Ⅱ. ①姬… 　②杨… 　Ⅲ. ①中药学 　Ⅳ. ①R28

中国版本图书馆 CIP 数据核字（2013）第 001192 号

美术编辑　　陈君杞
版式设计　　郭小平

出版　　中国医药科技出版社

地址　　北京市海淀区文慧园北路甲 22 号

邮编　　100082

电话　　发行：010-62227427　邮购：010-62236938

网址　　www.cmstp.com

规格　　710×1020mm $\frac{1}{16}$

印张　　22½

字数　　338 千字

版次　　2013 年 2 月第 1 版

印次　　2022 年 10 月第 6 次印刷

印刷　　北京市密东印刷有限公司

经销　　全国各地新华书店

书号　　ISBN 978-7-5067-5878-9

定价　**39. 80 元**

编委会

曹序

中药是中医治病的工具，也是治病救人的法宝。

很多妙手回春的故事，就是高明医生巧妙运用药物的医疗实践，当事人获得救助，医学家得到人们的称赞。这只是一种结果的展示，其背后知识积累的过程很多人不了解。就好像我们看魔术，大家只看到了魔术师"无中生有"的绝技，想不到他们背后苦思冥想的磨难、匠心独具的构思、反复演练的辛苦。

中药的起源已经有几千年之上的历史过程，是一个逐渐认识，不断验证的社会实践过程，千万个中医先贤参与其间，积累成了巨大而丰硕的成果。当然，很多人都相信神农尝百草的传说，也希望自己有朝一日具备这样的神奇功能，不需要艰辛的努力，一夜之间就可以精通医学，洞明药性，轻松得来，如有神助。其实这是不可能的。医学的发明，药物的发现，都是前人苦苦探索的结果。学习这些知识，也必须下一番苦功夫，才能把前人的经验进行验证，才能变成自己的财富。

学习的过程，可以是痛苦的，也可以是快乐的。

很多中医大学生学习中药，都是死记硬背过来的，其中的痛苦可以用不堪回首来形容。其中既有对于前人理论解释的不认同，也有对于古代经验的怀疑与疑问。真能如此吗？何以证明？近代以来，反对中医的思潮此起彼伏，质疑中药安全性的观点沸沸扬扬，"废医存药"、"废医验药"的观点，都是用西药的标准来衡量中药。一部部经历数千年，千万人社会实践得出的本草学，正面临着时代的考验，经受着不公正的待遇。

在这样的时代背景之下，姬领会同道别具匠心，博采众方，以自己丰富的临床经验为基础，用一个个临床事实说明中医对中药的使用情况。

他的编排，完全按照临床实际，首先从实用的角度，从补益阴阳气血开篇，结合古人、先贤的用药经验，广搜博采，反复论述，讲深说透每一味药物。紧接着从祛邪的角度，把中药按照解表、清热、利湿、化痰、散寒、温里、行气、杀虫、平肝潜阳、活血化瘀等治法，归类说明所选药物，仍然是用大量的临床实例来作注解，突出其实用性，简洁性，是一部非常切合临床的药物学。

我当年读过张锡纯的《医学衷中参西录》，焦树德先生的《焦树德用药心得十讲》、朱良春先生的《虫类药的应用》，深受教益，颇切实用。姬领会的这本书，也是他殚精竭虑的用心之作，其中很多见解都是源于临床的经验之谈，是他多年来的心血结晶，本来可以密不传人，但是他都和盘托出，而且告诉人们说："中医不难学，中药不难用。"

古人说："会者不难，难者不会。"

但是，难与不难，可以转化，变困难为不难，其中大有学问，富含智慧。只要掌握了学习的方法，学会了运用、验证前人经验的窍门，就可以变困难为方便，大道从简，执简驭繁。

读了这本书，我深有感触，获益良多。

我为新入中医之门的同道，或者即将踏入学习中医知识大门的青年们，感到一种由衷的高兴，他们可以按照姬领会提供的参考，一步一步地接近古代圣贤秘不示人的用药经验，也可以从书中找到自己今后进行临床探索的好方法，去验证这些认识，去纠正某些不恰当的描述。

长江后浪推前浪，徒弟不必不如师。

姬领会有了独特的认识，但是他不可能穷尽中药的运用诀窍，也不可能没有一点不恰当的表述。我想，这些都可以交给历史，交给后来的人们，让他们去检验，去批评，在大家的关爱之中，在大家的验证过程之中，去伪存真，去粗取精，就会极大地促进中医学术发展。

愿大家都做发展中医学术的促进派，使中医事业不断繁荣，不断发展。

曹东义

2012 年 6 月 20 日

序于石家庄求石得玉室

《备急千金要方》

唐·孙思邈

下医医已病之病

中医医欲病之病

上医医未病之病

防病防变

何序

中医是国粹，以传统文化为基础，是中国圣贤者智慧的结晶，但是，自从工业革命以来，尤其是 19 世纪西方科学传入以后，中医就受到了很大的挑战。虽然中医不可能消亡，但是，中医的继承与光大却会面临更多的困难。

我们应该看到，西医有中医不能替代的优势，但另一方面，我们也应该清醒地知道，中医同样有西医无法超越的优势，尤其的是在辩证医治、避免医源性疾病等许多方面，中医的优势，实在是西医难望其项背的！因此，继承和光大中医，不仅是中医人和儒家文化人士的责任，也是全人类的共同责任。中医的继承、光大和普及，不仅是中国人民的幸事，也是全人类的福音！我们有责任做好中医继承和光大的工作！然而在学习和应用中，很多人，尤其是年轻的初学者，往往感到中医很难学，中药不会用。

记得当年我初学中医时，对中医理论无法理解，感觉很抽象，所以在学习过程中只能盲目地死记硬背，对中医治病的精髓不能领会，对于中药的临床应用也不能得心应手。随着时间的推移，随着对中医理论的逐步深刻理解，在临床医疗工作中我真正体会到中医带给病人的福音。回头来看，其实中医不难学，中药不难用，至少没有我想象的那么难。

读了《其实中药不难学》这本书，使我深受启发。在这本书里，姬领会用最通俗的语言，最浅显的临床事例，最形象的比喻列举了中药的治病原理、用药原则、配伍及组方注意问题，具有很强的实践性，对于初学者来说是一本不可缺少的实用性很强的医学书籍，同时更可以帮助初学者克服中医很难学的心理障碍，树立对中医学发扬光大的信心和决心。

虽然，光大中医之路任重而道远，但是，在姬领会等同仁的共同努力下，我相信在不远的将来，中医必定更昌盛，完全可以在新时代为人类的健康做出更大的贡献。

望更多的人能够读到这本《其实中药不难学》。

何晓菊

2012 年 9 月 25 日

前 言

PERFICE

清代名医陈士铎说过"人不穷理，不可以学医，医不穷理，不可以用药"，故而，要用中医药来防治疾病，就必须掌握中医的诊治机制和中药的作用机制。我写的《其实中医很简单》一书（已由中国医药科技出版社出版）就是谈述中医的诊治机制，而这本《其实中药不难学》则是言明中药作用机制的。

中药，从神农尝百草到现在，几千年的发展之后，从最初的365种到现在的数千种，数量在不停的扩充，但是，中药治病的原理却没有论述清楚，怎样应用中药治病这个问题也没有谈述详细，以致于很多的人看了很多本草书籍之后还是不能正确的在临床上应用中药。别的不说，就说中医药大学的学生，系统地学习了《中药学》，把中药的功效熟记于心，但是，临床上遇见病人，还是不能很好地为患者解决痛苦。

知识不在于多少，关键在于能不能用得上。我们学习中药知识，就是为了应用，就是为了解决临床上遇到的问题，以往的本草书籍，包括中医院校里的《中药学》，只是让我们"知其然"，但没有告诉我们"所以然"，总是教条地告知我们中药的功效，而没有告诉我们这些功效是怎么来的。虽然有《中药药理学》，但是，这是用西医的研究方法和西医的术语来谈中药的功效，想想看，这合理吗？先不说用杨式太极拳的标准来衡量陈式太极拳的合理性，只说用英语来翻译汉语诗词，比人用口嚼之后的食物给你喂饭还索然无味、反感至极。

中药知识，起源于古时，发展于封建社会，在"官大一级压死人"的环境下，不为良相，便为良医，有名的中医大夫说某味药具有什么药性、什么作用，那就有什么药性、什么作用，没有人敢反驳。在这种畸形之下，同一种中药，便出现了不同的药性、不同的作用（这点，看看《中药大辞典》就可以知道），搞的后世学医之人，心中疑惑连连。

现在，生活在21世纪的我们，已经不再是只听教条、只听口号，而是更

1

多地进行思考、进行质疑，然后，自己想明白的东西才认为是对的，是正确的，中药也一样，不再是仅仅停留在熟记功效上，更主要的是须明白功效的来源。掌握了中药的来源之后，不但能分辨出各种本草书上记载的功效真假，更能自如地在临床上应用中药治病。

《其实中药不难学》这本书就是从中药的治病原理入手、从中药功效的来源进行谈述，可使中医爱好者、初学者和中医临床者快速掌握中药的应用，从而更好地造福于患病之人。

真正领会本书内容，需要悟透中医的"脏腑功能"。有关"脏腑功能"部分的讲解和参悟，可以参见《其实中医很简单》（中国医药科技出版社出版）。

虽然我们的知识浅薄，但却时刻想着要发展中医，故而，以本书为"砖"，希望能引出更多的"玉"。当然，写得不好的地方，也望同行们尽管"拍砖"，只要能对中医好，吾伤也值矣。

姬领会
2012 年 5 月 4 日于绿芸堂中医门诊

> 补阳药，实际上就是治疗气虚加有寒象之病证的药物。

> 补血药，就是用来治疗血虚证的药物，即治疗华失光彩病证的药物。

> 补阴药，治疗的其实就是血和津液不足且兼有热象之病证的药物。

> 发散风寒药，并不是说把体表的"风"和"寒"发散出去，而是修复外来之"风"和"寒"对体表造成的伤害。

> 同样，发散风热药也不是把体表的"风"和"热"发散出去，而是修复外来之"风"和"热"对体表造成的伤害。

> 热者寒之，为正治。清热药就是专门修复火热之邪对人体造成伤害的药物。

> 一物降一物，对于临床上经常能见到的风湿病证，我们的首选药物当然是祛风湿类药。

> 越鞠丸治六郁，其中苍术治湿郁，有人会说，除湿的药物很多，为什么要选用苍术来除湿？呵呵，往下看。

> 表象不同，选药也要不同，如治疗以水肿为主要表象的病证，就要选用利水退肿药；如治疗以小便不利为主要表象的病证，就要选用利尿通淋药；如治疗以黄疸为主要表象的病证，就要选用利湿退黄药。

寒者热之，温里药就是专门修复寒邪对人体造成伤害的药物。

肝功能低下怎么办？就用理气药。因为理气药就是补肝药。

伤什么食，就把什么东西烧焦了来吃。对于积食轻证，用这个民间土法效果不错，一旦积食严重，则须用消食药来治疗。

不战而屈人之兵，善之善者也。驱虫药，更多的是让体内之虫邪外排。

生命在于运动，一旦血液没有正常运行而产生瘀滞，则百病皆出。

第一章
中 药 概 说

第一节　中药功效的来源

> 知其然的同时还要知其所以然，中药，不但要熟记其功效，而且还要知道这些功效的来源。

中药，植物类、动物类和矿物类占绝大多数，其功效的来源是复杂的，有根据性味而来，有根据质地而来，有根据颜色而来，有根据生长环境而来，有根据炮制而来，有根据气之厚薄而来，还有的是根据临床验证而来等等，下面，我简单的谈谈。

一、用取象比类思维来认识中药的功能

所谓取象比类，就是指求取某种事物的征象与他物加以类比，形成直觉认知。说得再具体一点，就是指在观察事物获得直接经验的基础上，运用客观世界具体的形象及其象征性符号进行表述，依靠比喻、象征、联想、类推等方法进行思维，反映事物普遍联系及其规律性的一种思维方式。它是人们认识复杂性事物的一种基本思路和方法。

用取象比类的思维对中药功用有个大致了解之后，然后再进行临床应用，经过验证，和我们推想一致的，形成理论而保留，这样，就有了现在都认可的中药功效。比如皂角刺，其药材位于皂角树的上部，故而，就可以治疗上焦病证，翻看《中药大辞典》，杨士瀛就说皂角刺"能引诸药上行，治上焦病"，验之于临床，确实如此。

1. 质地决定性能

一杯水之中，比重大的物质下行沉降，比重轻的物质上行升

浮，所以，质地重的中药有下行沉降的作用，如矿物类药；质地轻的中药有上行升浮的作用，如某些植物类药。

同样是植物类中药，拿独活和葛根来说：独活质地沉重，故而能治疗腿脚部的疾病；葛根质地较轻，所以，就能治疗颈部的不适。

比如在《本草备要》中谈到沉香时：诸木皆浮，而沉香独沉，故能下气坠痰涎。这就是从质地方面用取象思维来推理出的功效。

2. 由药用之前的性能决定

如虫类药，活着的时候就善于飞爬，故而，大多数虫类药有走窜通络的作用；果实是营养物质的汇集，故而，大多数果实类中药都有补益作用。

著名医家张锡纯在一个"腿疼"病案中谈到"有一窦姓患者，年过三旬，邻村蒙馆教员。禀赋素弱，下焦常畏寒凉，一日因出门寝于寒凉屋中，且铺盖甚薄，晨起遂病腿疼。后因食猪头肉其疼陡然加剧……"，张氏在解释其疾病加重的机制时认为"猪肉原有苦寒有毒之说，曾见于各家草本。究之其肉非苦寒，亦非有毒，而猪头有咸寒开破之性是以善通大便燥结，其咸寒开破皆与腿之虚寒者不宜"。

这里，猪头的"开破"之力是怎么来的？

看看猪活着的时候，它的嘴能起土成沟，用取象比类的思维，就可以推断出其具有"开破"之性，最后，再经过临床验证，确实正确。

3. 采集时间决定

四季和长夏为五脏所主，春为肝所主、夏为心所主、长夏为脾所主、秋为肺所主、冬为肾所主，所以，不同季节采收的中药就能入不同的脏腑。

当季是药，过季是草。《新修本草》中明确谈到"离其本土，则质同而效异；乖于采摘，乃物是而实非"，所以，采集时间是相当的重要。

不同季节采收的中药具有不同的"性"。性，就是寒热温凉四种药性。春温、夏热、秋凉、冬寒，用取象比类思维，单从采集时间来看，春季采收的就是温性；夏季采收的就是热性；秋季采收的就是凉性；冬季采收的就是寒性等。这点，在后面"四气"中会有详细谈述。

4. 由颜色决定

有些药物颜色单一，而五色为五脏所主，不同颜色的药物能入不同的脏腑，具体来说：白色入肺、黄色入脾、红色入心、青色入肝、黑色入肾。比如，熟地为黑色，就可以入肾；朱砂为红色，就可以入心等。

5. 由生长环境决定

古今医家都喜欢道地药材，原因就是其疗效可靠。什么是道地药材？道地，就是地道，即功效地道实在，确切可靠，道地药材就是指在一特定自然条件、生态环境的地域内所产的具有可靠疗效的药材。

各地所处的地理环境十分复杂，水土、气候、日照、生物分布都不完全相同，因此，药物本身的质量及其治疗作用也就有些差异，如商品生药白头翁有 16 种以上不同植物来源，正品应为毛茛科植物白头翁，其根含有皂苷，有抑制阿米巴原虫作用，而属于石竹科及菊科的一些同名异物则均无抑制阿米巴原虫的作用。又如不同品种大黄的成分其泻下作用也有明显差异，掌叶、唐古特等正品大黄中，其有效成分蒽醌含量以结合状态为主，游离状态仅占小部分，这些种类的大黄具有明显的泻下作用。而一些混杂品大黄，如华北、天山等大黄，其蒽醌含量以游离状态稍高或接近结合状态，此等大黄的泻下作用很差。另外，如中国长白山的野山参，中国东北各省与朝鲜、日本的园参，其人参皂苷的含量不同，皂苷单体的含量也不一样，因而药理作用与临床疗效都有出入。

到目前为止，常常得到人们赞誉的道地药材有甘肃的当归，宁夏的枸杞子，四川的黄连、附子，内蒙古的甘草，吉林的人参，山西的黄芪、党参，河南怀庆的牛膝、地黄、山药、菊花，江苏的苍术，云南的茯苓、三七等。当然，道地药材毕竟数量有限，因此，在一般情况下我们也常用一些同名而产地不同的药物来代替，不过，功效会有所差异，这点一定要注意。

一般来说，南方产的药物，药性多为温热，北方产的药物，药性多为寒凉，这与当地气候的寒凉温热有关。

6. 炮制决定功效

不同的炮制方法可使中药有不同的功效，如大黄本为治疗下焦病证的药物，酒制后可清上焦之实热；柴胡、香附经醋制后有助于引药入肝，能更有效地治疗肝经疾病；小茴香、橘核经盐制后，有助于引药入肾，能更好地治疗肾经疾病。麻黄生用解表作用较强，蜜炙后解表作用缓和，而止咳平喘作用增强；蒲黄生用活血破瘀，炒炭用对实验动物能缩短其出血时间和凝血时间；地黄鲜用性寒凉血，制后则温而补血等等。

二、四气五味决定功效

1. 四气

（1）四气的概念　四气，是指药物的寒、热、温、凉四种特性。又称四性。寒、凉和热、温是两种对立的药性，而寒与凉、热与温之间只是程度的不同。另外还有平性，即药性平和（严格说来，平性是不存在的）。

（2）四气的来源　药性的寒热温凉是怎么来的？现在，主要有二种学说：

其一为禀受于天说。如李中梓云："四时者，春温、夏热、秋凉、冬寒而已。故药性之温者，于时为春，所以生万物者也；药性之热者，于时为夏，所以长万物者也；药性之凉者，于时为秋，所以肃万物者也；药性之寒者，于时为冬，所以杀万物者也"。其后，缪仲醇对此作了进一步的阐发，"凡言微寒者，禀春之气以生；言大热者，感长夏之气以生；言平者，感秋之气以生，平即凉也；言大寒者，感冬之气以生。此物之气，得乎天者也"。认为药物的四气禀受于天，是由四时季节气候的差异而引起的。

天人相应，天物自然更是相应，故而，药物的采收季节对药性有很大的影响。

古时候，人们把中药称作本草，其原因就是《蜀本草》中所说的"药有玉石、草、木、虫、兽，而云本草者，为诸药中草类最多也"。当季是药，过季是草，因于草药都有其固定的采集时间，而此时间和季节的寒热温凉有关，所以，最初的药物之性是由采收季节来决定的。比如春季采收的，其性为温，夏季采收的，其性为热，秋季采收的，其性为凉，冬季采收的，其性为寒。这点也可通过《汉书艺文志·方技略》中的"经方者，本草石之寒温，量疾病之浅深，假药味之滋，因气感之宜，辨五苦六辛，致水火之齐，以通闭解结，反之于平"一段话得到证实，其中"因气感之宜"是药性的决定因素。不过，现在的药物在采收之后更多的是没有及时应用，而是存放慢用。药物在存放过程中经过其他季节之气"所感"，药性会有些变化，可以说，这是一种天然的炮制过程。

其二为入腹知性说。徐大椿云"入腹则知其性"。药性寒温的确定，是根据药物作用于人体所产生的不同反应和所获得的不同疗效而概括出来的，它与所治疗疾病的性质是相对的，"所谓寒热温凉，反从其病也"（《素问》）。大凡能减轻或消除阳热病证的药物，其药性为寒凉；凡能减轻或消除阴寒病证的药物，其药性为温热。同理，温热性质的药物，主要用于寒性病证；寒凉性质的药物，主要用于热性病证。

入腹知性不为错，但是这里面却有很大的局限性：一是感知方法可能有误。病性的寒热不同于感觉的寒热，如张锡纯就说大量服用石膏后感觉不是很凉，就说石膏非大寒之品，先不说这个结论的正确与否，单就实验操作来看，把病性的寒热和感觉的寒热混为一谈，就是错误的；二是能治疗热性病的不一定都是寒凉之药，能治疗寒证的也不一定都是热药。比如冬季的风寒感冒，生活当中就有人服用"大青叶"之后，病好了，你能说"大青叶"是热药吗？这就好像能让自己受损的不一定是敌人，有时候反而是和自己关系相当好的朋友；三是有谁对每种单味药物都做过病性检测？

所以说，入腹知性不如入口知性，我们都知道神农尝百草，为什么要尝？尝，就是要感知其味，在口中尝知，而不是入腹，因为入腹是为用，而不是尝。

通过尝而感知味，以味定性才是正确的。同一种中药，炮制前后其味会发生变化，这样，其性也就随之而变化，比如鲜地黄性寒，经过炮制后变成熟地，其药性则为温。

下面，我就具体地说一下。

①根据采集时间来决定。

春生、夏长、秋收、冬藏，是自然之理。

春生：就是说春天温暖，是万物复苏生长的季节。由于春季为肝所主，故而，这个时候采集的药物其季节之性为温，多有升发作用、且可入肝。

夏长：就是说夏天炎热，是农作物旺盛生长的季节。由于夏季为心所主，故而，这个时候采集的药物其季节之性为热性，多有强壮作用、且可入心。

秋收：就是说秋天燥热，是农作物收获的季节。由于秋季为肺所主，收获的东西可抗燥热，故而，这个时候采集的药物其季节之性为凉性，多有滋补作用、且可入肺。

冬藏：就是说冬季寒冷，是大地封冻，农作物进入冬眠的季节。由于冬季为肾所主，故而，这个时候采集的药物其季节之性为寒性、多有收敛作用、且可入肾。

虽然，中医还有长夏一说，就是指立秋到秋分的时段，具体时间为阴历6月、阳历7~8月，阴雨绵绵的天气比较多，这时的植物体内都会过多的产生对抗阴湿的物质，此时采集的药物，多可以祛湿而健脾。但是，四季对四性，春温、夏热、秋凉、冬寒，这是不变之理。

总之，单从采集时间来看，凡是春季采收的药材就具有温性；凡是夏季采收的药材就具有热性；凡是秋季采收的药材就具有凉性；凡是冬季采收的药材就具有寒性。

②味道来定性。

辛、甘、淡味属阳，而温热之性也属阳，故而辛、甘、淡味就具有温热之性；酸、苦、咸味属阴，而寒凉之性也属阴，故而酸、苦、咸味则具有寒凉之性。

③从临床观察所知。

在临床实践中，中医人通过验证，把能从根本上治疗热证的药定性为寒凉药，把能从根本上治疗寒证的药就定性为温热药。

由上所知，药物之性的来源是复杂的。对于药物之性，我们一定要综合考虑，不可偏颇。看看历代的本草书，对于同一种药，有的说性寒，有的说性热，有的说性平，这也许就是单一考虑的结果。比如山药，《药性类明》中谓"性凉而润"，《药品化义》中也说"生用性凉"，但《本经》中却说其为"温"药。如果不明其理，我们到底听信哪本书上的？

2. 五味

味，指的是气味和味道两种。根据动属阳，静属阴的原则，对于中药来说，气味属阳，味道属阴。味有厚薄之分，对气味而言，厚是强的意思，薄是弱的意思，由于气味强，容易走窜；气味弱，不容易走窜，所以，厚者为阳，薄者为阴；对于味道而言，厚是重的意思，薄是轻的意思，味道重的容易滞留而不动，味道轻的相对可以走散，所以，厚者为阴，薄者为阳，故而，《珍珠囊补遗药性赋》中就说"气为阳，气厚为阳中之阳，气薄为阳中之阴，薄则发泄，厚则发热；味为阴，味厚为阴中之阴，味薄为阴中之阳，薄则疏通，厚则滋润"。

不过，这里的五味，则专指药物的味道，即辛、甘、酸、苦、咸五种，它们分别为五脏所主，肺主辛、脾主甘、肝主酸、心主苦、肾主咸。五味入五脏，可以增强五脏功能。而且，根据生活经验可知，不同的味道就有不同的作用，如把新鲜的萝卜拿回来，撒上一些具有咸味的盐之后，萝卜很快会变软，所以，我们就说咸味有软坚的作用。对于五味的作用，早在《内经》中就有记载：辛散、甘缓、酸收、苦坚、咸软。

（1）辛味　为肺所主，由于肺的功能就是排浊，所以，辛味药物能增强浊气浊物的外排，有宣散之功用。

所谓辛散，就是指辛味之物有发散之能。比如吃辣椒会使我们"出一头的汗"。

（2）甘味　为脾所主，由于脾的功能是主运化：运化营养物质入血而补充血的不足；运化津液可使其正常布散。所以，甘味药物能充血和布散津液。

缓的本义为宽松宽大，有苏醒恢复之意，所以，甘缓，就是说甘味之物补脾之后可以使人体之血和津液的量得到恢复。比如干了一天的活，很累，这时，口里放块糖就可以缓解疲劳。

（3）酸味　为肝所主，由于肝的功能是主疏泄，调气调血，所以，酸味药物就具有调气调血的作用。

所谓酸收，就是说酸味之物能收敛固涩，可敛肺止咳、固表止汗、涩肠止泻、固精缩尿、固崩止带，用治体虚多汗、肺虚久咳、久泻久痢、遗精滑精、遗尿尿频、月经过多、白带不止等病证。比如流鼻血的时候，我们用药棉蘸点醋塞鼻孔，能很快止血。

（4）苦味　为心所主，由于心的功能是主血脉，所以，苦味药物能增强心主血脉的功能，不但可以活血通脉，也可以固脉止血。

坚，为牢固、结实的意思，所谓苦坚，就是说苦味之物可以让血脉结实、牢固。

另外，苦能燥湿，苦味的药物也具有燥湿的作用。

（5）咸味　为肾所主，由于肾的功能是纳摄，主要是纳气和藏精，所以，咸味药物有助肾纳气和藏精的作用。

所谓咸软，就是说咸味有软化作用。生活当中，什么东西最软？当然是空气，要让一个东西变软，就要给这个东西里面充入大量的空气。比如面包，里面的空气就很多，所以，捏起来就很软；而用死面蒸的馒头，里面的空气就很少，所以，就比较硬。肾主纳气，就是说肾有充气之功能，气的含量增多，物质自然变软，而咸味之物可助肾以发挥功能，所以说，咸能软坚。

五味之外，还有淡味及涩味。由于淡味可等同于甘味，能补脾而增强运化功能，所以，更多的书上就说淡味之物能渗能利，有渗湿利小便的作用，多用治水肿、脚气、小便不利等病证；涩味与酸味药作用相似，也有收敛固涩的作用，故本草文献常以酸味代表涩味功效，或与酸味并列来标明药性。

这里更要说的是，一些书上谈到五味时说到：药物五味的认定，首先是通过口尝，用人的感觉器官辨别出来，它是药物真实味道的反应，但五味更是通过长期的临床实践观察，不同的味道作用于人体，产生不同的反应和获得不同的疗效，而被归纳总结出来的，也就是说，五味不只是药物味道的真实反应，更重要的是对药物作用的高度概括，即五味的"味"超出了味觉的范围，而是建立在功效的基础上。如把葛根的味说成是辛、甘，是因其能发散风热，实际上葛根的味却是微甜的。说真的，这种说法欠妥当：①既然

"入口则知味"，那么这个"味"一定就是味觉感知的"味"；②根据功效而归纳，这是对药物功效的发生机制不懂而产生的，后面，我将会详细地谈述药物功效的产生及发挥机制，这里就不举例说了。

1999 年《桂林医学》杂志上谈到"笔者对 332 味常用中药的性味、归经做了笔录查对，发现五味不归属五脏之经的药物达 221 味，占 66.56%，其中辛味不归属肺经的达 60 种，如苍术、砂仁、麝香、佩兰、白豆蔻、石菖蒲、附子等；甘味不入脾经的 73 种，如金银花、地骨皮、芦根、百部、泽泻、天麻、熟地、枸杞子等；酸味不入肝经的有 6 种，如五味子、石榴皮、金樱子、五倍子等；苦味不入心经的有 65 种，如黄柏、龙胆草、赤芍、青葙子、射干等；咸味不入肾经的有 17 种，如青黛、羚羊角、犀角、石决明、穿山甲、地龙等，不一一列举。反之，入肺经之药不全是辛味，入脾经之药不全是甘味，入肝经之药不尽是酸味等，事实证明，五味归经并不具其普遍规律性，且与药性归经理论存在逻辑上的矛盾而不圆其说"。

为了归经理论的实用，为了"自圆其说"，我在本书里谈到的味指的都是中药本身固有的用口尝的真实之味道。

总之，中药功效的来源是复杂的，由于我的知识水平有限，故而，本书谈论的中药功效，遵从前人经验，更多的是从气味进行推理而来的。如《本草经疏》中谈到淫羊藿功效的时候就说"辛能散结，甘能缓中，温能通气行血，故主瘰疬赤痈，及下部有疮，洗出虫"，谈到三棱的时候说"老癖癥瘕痃积聚结块，未有不由血瘀、气结、食停所致，苦能泄而辛能散，甘能和而入脾，血属阴而有形，此所以能治一切凝结停滞有形之坚积也"；《用药心法》和《本经逢原》中都谈到"桃仁，苦以泄滞血，甘以生新血，故凝血须用，又去血中之热"等。虽然这里的淫羊藿和桃仁，其真实味道都是微苦的，没有辛和甘味，三棱的真实味道为淡而微辛，但是，这些书却告知了我们中药功效的一个推理来源方法。

不过，我感到遗憾的是，虽然这样推理出的功效都能概括教科书上的中药作用，甚至也能推理出一些单验方里中药治病的作用机制，但是，却不能推理出所有本草类书中谈及的中药功效。这里，我希望更多的人能用更好的思维来推想中药功效的来源，以便知其然的同时还能知其所以然。

三、植物类中药的功效来源

对于植物类药而言，药用部位有根、茎、枝、皮、花、叶、果实或种子，部位不同，功效各异。

1. 根类药

根是植物长期适应陆地生活而在进化过程中逐渐形成的器官，构成植物体的地下部分，它的主要功能是吸收作用，为整个植物提供水分和营养物质，所以，大多数根类药物具有滋补作用，如丹参、当归、何首乌、牛膝、白芍、人参、党参、地黄、天冬、麦冬等。

当然，枯朽的根除外。

由于根位于植物的下部，取象比类，根类药物可以治疗人体下部疾病。

2. 茎和枝类药

茎和枝，是植物输送水分和营养物质的通路，取象比类，茎和枝类药物大多数具有疏通作用，如麻黄、桂枝、桑寄生、海风藤、木通、苏木、鸡血藤、通草、钩藤等，而且，取象比类，它们还可以治疗人体躯干部位和上肢部位的病证。

3. 皮类药

各种各样的植物都有一层皮。有的坚厚，有的嫩薄；有的粗糙，有的光滑。这层树皮是干什么用的呢？科学家研究后发现，树皮的作用除了能防寒防暑防止病虫害之外，主要是为了运送养料。在植物的皮里有一层叫做韧皮部的组织，韧皮部里排列着一条条的管道，叶子通过光合作用制造的养料，就是通过它运送到根部和其他器官中去的。有些树木中间已经空心，可是仍有勃勃生机，就是因为边缘的韧皮部存在，能够输送养料的缘故。如果韧皮部受损，树皮被大面积剥掉，新的韧皮部来不及长出，树根就会由于得不到有机养分而死亡。俗话说："人怕伤心，树怕剥皮"，道理就在于此。现在又知道，树皮不仅可以吸附环境中的许多有毒物质，而且还是一员优良的监测大气的尖兵，可以从历年来树皮吸附的有毒物质多少来监测大气环境的污染情况。

从这里我们可以知道：树皮有保护、疏通和解毒作用。同样道理，植物皮类药物也有这三种作用，如桑白皮排痰护体、大腹皮利水护体；肉桂温通血脉；黄柏解毒等。

以皮治皮，皮类药物能够治疗人体皮肤病变。

4. 花类药

花，质轻在上，可以开放，故而，大多数花类药物有宣散和上行的功效，如辛夷花、金银花、菊花、红花等。人们经过长期的临床验证得出"诸花皆升，惟旋覆花独降"。

5. 叶类药

植物和动物一样，都需要呼吸。叶子上的气孔像动物的鼻孔和嘴巴一样，是植物呼吸的通道，而中医上，肺司呼吸，所以，取象比类，叶子有助肺排浊作用。

叶子助肺排浊，质轻者偏于排上部之浊；质重者偏于排下部之浊；不轻不重者，上下皆排。从质地来看，桑叶、枇杷叶和大青叶质轻，偏于排上部之浊；艾叶、石韦和番泻叶质重，偏于排下部之浊；淫羊藿、侧柏叶和竹叶质地不轻不重，上下皆排。

所以，桑叶、枇杷叶和大青叶可治疗胸闷、咳喘；艾叶、石韦和番泻叶可利小便、通大便；淫羊藿、侧柏叶和竹叶既可治疗咳喘，又可治疗二便不利之病证。

6. 果实或种子类药

它们富含营养物质，故而，这类药物大多数具有滋补作用，如五味子、枸杞子、女贞子、乌梅等。

四、动物类中药的功效来源

动物类中药在临床上应用的也很多，它们的功效来源大致如下。

1. 取象比类

活着的时候善于飞爬的，我们就说其有通行经络的作用，如全蝎、蜈蚣、地龙等；水蛭吸人之血，我们就说水蛭有很好的活血作用等。

2. 性味

这是中药功效来源的不变之理。不同的性味有不同的功效，如寒凉之性就可泻火清热，如羚羊角等。

3. 质地

质地沉重者，有下降之功能，如牡蛎、石决明等。

4. 经验

根据临床验证来确定中药的功效。

五、矿物类中药的功效来源

矿物类中药因其质地沉重，故而，大多有沉降的作用，如赭石、磁石、滑石等。

其实，矿物类中药功效的主要来源是性味和经验。

总之，药物功效的来源是复杂的，一般情况下我们要综合考虑，不过，从药用部位、采集时间、真实的气味、质地情况等就可以推理出绝大部分药物的功效。

第二节　中药的治病原理

中药为什么能治病？好多人搞不明白。更有人质疑这些草木石头甚至动物的尸体就能把病治好。呵呵，看完这一节，我觉得你的疑虑将不复存在。

人体之任何病证，无非是由病性、病位、病态、病因和表象构成的，由于中药可以平病性、达病位、修病态、消病因、除表象，故而，中药就能治疗疾病。

一、平病性

人体之病，从病性来说，只有两种，一种是寒证，一种是热证，而药物也有寒热温凉之性，他们可以平病性。中医上有"寒者热之、热者寒之"的说法，即对于寒性病证，我们就要选用热药，对于病情较轻的，我们就选用温性药物来治疗；对于热性病证，我们就要选用寒性药，对于病情较轻的，我们就选用凉性药来平病性。

二、达病位

人体之发病部位，根据辨证的不同，则有不同的说法，如对于伤寒病，病位就有太阳、少阳、阳明、太阴、厥阴、少阴等的不同；对于温病，病位就有在卫、在气、在营、在血的不同；对于内科病证，病位就有在精、在气、在血、在津液的不同；对于伤科病证，病位就有在骨、在脉、在筋、在肉、在皮毛的不同，等等。但是，不管哪种辨证，最后都要归结到脏腑辨证，其病位也就归结到在脏或在腑。

其实，人体之病位，简单地说，只有表里、上下、左右、中间、四肢等的不同，但不管发病部位在什么地方，中药都能达病位，这是因为：

（1）中医有象思维，通过"取象比类"而应用中药治病。对于植物而言，有下面的根、中间的茎、旁达的枝、上面的花叶种子果实、在外的皮等；

对人而言，百会穴位处是人的最上部，为天，会阴穴位处是人的下部，为地，下肢相当于地下的根，上肢相当于草木之枝，而人体之表就相当于植物之皮，所以，根类药物就可以治疗腿脚部的疾病，如独活等；枝类药物就可以治疗手臂疾病，如桂枝等；茎类药物就可以治疗腰、腹、胸、背及脖子的疾病，如木通、海风藤、苏木等；植物类药上部的花叶种子果实等就可以治疗人体头部疾病，如菊花、决明子、益智仁等；皮类药物就可以治疗体表疾病，如桑白皮、大腹皮等。

（2）中药更讲升降浮沉，质地重的药物具有沉降之性，质地轻的药物具有升浮之性。

具有沉降之性的药物可以治疗人体下部和体内的疾病，如决明子虽产收于植物的上部，但质重下沉，故而也可以治疗人体下部疾病，如肠道燥涩的便秘等；桑白皮虽为植物之皮，但质重，故而就可以治疗体内之疾病，如咳吐黄稠痰之症等。

具有升浮之性的药物可以治疗人体上部和体表的疾病，如葛根虽为根类药，但质地轻，故而就具有升浮之性，可以治疗上部疾病，如脖子僵硬等；如麻黄虽为茎类药，但质轻上浮，故而，就可以治疗体表疾病等。

中药的升降浮沉之性，不仅仅取决于质地的轻重，还与四气五味、炮制方法、药物的配伍等有关。

一般来说，凡味属辛甘、温热性的药物大都具有升浮的作用，如桂枝、黄芪等，他们就可以治疗人体上部和体表的疾病；凡味属苦酸咸、寒凉性的药物大都具有沉降的作用，如芒硝、大黄等，他们就可以治疗人体下部和体内的疾病。

《本草纲目》谓之"酸咸无升，甘辛无降，寒无浮，热无沉"更是对味和性升降浮沉的高度概括。

药物经过炮制以后其升降浮沉之性也会发生变化，比如酒炒则升，姜炒则散，醋炒收敛，盐炒下行。如大黄为根类药，可以治疗人体下部的热结便秘之证，但如果用酒炒了以后，就可以借着酒的升浮作用上达头部而治疗目赤肿痛之病证；柴胡生用，升散作用强，常用于解表退热，但用醋炒之后，发散之力减弱，而疏肝止痛作用增强，用于治疗肝郁气滞的胁肋胀痛等病证效果很好；砂仁为行气开胃、化湿醒脾的药物，作用于中焦，但经盐炒之后，可下行温肾，能治疗肾阳虚而导致的小便频数之证。

配伍的不同也可改变药物的升降浮沉作用，如中医里有句话"麻黄配熟地不发汗,熟地配麻黄不滋腻"等。

这里还要说明的是,我们不但要注意升降浮沉的作用结果,更要看升降浮沉的作用过程,如大黄之性沉降,不但能治疗下部的肠道疾病,还可以借沉降之功来治疗胃中食物不下行所致的胀满病证。

(3)由于五味为五脏所主,肺主辛味、脾主甘味、肝主酸味、心主苦味、肾主咸味,所以,不同味的中药就可以进入不同的脏腑而发挥作用。利用这一点,不同脏的发病,就选用不同味的中药,如肺病,就选辛味药,治疗肺热病证,就选用辛味寒凉之药;治疗肺寒病证,就选用辛味温热之药等。

总之,根据上下表里的病位不同,我们不但要用象思维来确定植物药用部位,是下部的根类药还是上部的花和种子果实类药等,还要选用合适的升降浮沉之性的药物;对于哪脏之病位问题,我们要选用相应之味的中药来直达病所,这样,治疗效果才会更好。

三、修病态

人体之病态,只有两种,正虚或邪实,所以,中药的功用就是要么补虚,要么祛实。

食物如同灯之油,药物如同拨灯芯。人体正常的生理活动都是脏腑功能正常发挥的结果。而脏腑的正常,就需要每一个脏腑的气、血、阴、阳正常,所以,补虚,就是补脏腑的气、血、阴、阳,中药里就有专门的补气药、补血药、补阴药、补阳药,如黄芪补气、当归补血、山萸肉补阴、淫羊藿补阳等,临床上针对不同的虚证可选用相应的补虚药。

对于实证,如血瘀、痰湿、积食、虫积、宿便、结石等导致的疾病,中药都能直接清除,如丹参活血、白芥子消痰、山楂消食、槟榔驱虫、大黄通便、金钱草排石等。

四、消病因

疾病的发生原因,有外感,如风、寒、暑、湿、燥、火所伤等;有内生,如情志内伤等,它们都会对人体造成伤害,由于"外因是通过内因而发挥作用",所以,人体的直接发病原因更多的是体内的因素,如气滞、血瘀、痰湿、积食、虫积、肠道积滞等,而中药,不但能消除外来之病因,如发散风寒药,就能消除风寒对人体造成的伤害;更能消除体内病因,如活血化瘀药,就可以消除血瘀这个病因。

五、除表象

表象，就是表现出的征象，包括体征和症状两种。

中药能够有效的消除表象，如元胡止疼、三七止血、杏仁止咳、鸦胆子消疣、白头翁除颈部淋巴结肿大等，具体的、更多的临床应用，我会在后面详谈的。

当然，治病求本，只要消除了发病因素，表象自然也就消失了，比如因感受风寒而出现的头疼，只要发散风寒到位，头疼之不适也就自然消失了。

第三节　中药的应用原则及注意事项

> 没有规矩不成方圆，中药应用，不掌握原则和注意事项是不行的。

一、中药的应用原则

1. 安全有效为总则

中药的应用，安全为先，有效为本。猛浪用药，绝非可取。药轻不治病，更是不行。要大剂量的用药，不了解药物的性能及毒副作用是绝对不行的。中药治病，绝对不可导致并发症和后遗症的出现。

2. 护胃原则

胃，在人体中就如汽车的油箱一样重要，所以历代医家都很重视保护胃气，我们在用药时也一定不能伤胃败胃。

3. 开门排邪原则

对于体内之病邪，我们在治疗时需开门排邪，决不可闭门留寇。

病邪外出，有三条道路，一个是口鼻的外出，如口鼻的排浊气、口的呕吐浊物等；一个是皮肤的外出，比如通过发汗而发散风寒之邪；一个是二便的外排。所以，临床上可根据不同的病证而选择不同的排邪途径。

4. 重拳出击原则

所谓"重拳出击"，就是用比较猛烈之药，并加大其量来做治疗。临床上适用于实证患者。治病如打仗，用药如用兵。如果诊断准确，清楚实证堵塞的性质和部位，就必须要用大剂量的有较猛作用之药物来做治疗，以期迅速修通经络道路。等路修好后，再慢慢调理。特别是邪毒侵入人体后出现的实证，犹如生死对手，要打，就必须重拳狠击，等对方没有反击能力的时候，我们怎么修理都可以。如果不把对方彻底击倒，那么对方就要还击，后果会很麻烦。如有血瘀者，可以用桃仁、红花、三棱、莪术、乳香、没药、水蛭等药物，而不是用柔和的丹参、当归、赤芍、鸡血藤等药物。当然，中药是讲究配伍的，所以，一定要用他药消除或减轻猛药治疗时的副作用。

5. 慢火炖肉原则

所谓"慢火炖肉"，就是要用小剂量的作用比较温和的药物来做治疗。适用于虚证。一口吃不了个胖子，本虚之人，应该慢慢调理，可不能着急，否则，就"欲速则不达"，不但治疗效果不好，更有可能导致"药物性实证"的出现。当然，由于实证导致的虚证不在此列。

6. 阴阳结合原则

"善补阳者，必于阴中求阳，则阳得阴助，而生化无穷；善补阴者，必于阳中求阴，则阴得阳升，而泉源不竭"说的就是在用药时一定要注意阴阳结合。

所以，对于阳虚之人，在用补阳药治疗的同时少佐点补阴药，则疗效更好。同样道理，对于阴虚之人，在用滋阴药物治疗的同时，少佐以补阳药，则疗效更是很好。

7. 气血结合原则

从气血的关系就可以知道，病人出现血瘀时少佐一些补气理气药则更使血畅；血溢时少佐一些补气药则更使血固；血虚时少佐一些补气药则更使血旺。气虚时佐以补血药使气有所藏，更好补；气滞时佐以补血药，可消除理气药对人体造成的伤害等。

8. 动静结合原则

药有动静之分：理气活血药为动，滋阴养血药为静；补虚药为静，祛实药为动。动药易伤人气血，应用之时需佐以静药来补气血；静药进入人体之后不易流通，佐以动药，则取效更快。

9. 补泻结合原则

补为补虚，泻为通利。旧的不去，新的不来。要补虚，不祛浊不行，故而在用补药时少佐以通利药则补虚更快。而通利之药更能伤人气血，所以在用泻法时一定要结合补法，这样就可避免由于治疗原因而导致病人出现的并发症和后遗症。

中医是简单的，只要诊断准确，中药功用熟记，按照以上原则处方用药，则取效迅速。

二、应用注意

（1）要注意用量　性味淡薄及体重质坚的药物，剂量要大；性毒味厚及质松体轻的药物，剂量要小。还有，一定要根据病情具体用药，轻病不可用大剂量，重病也不可用轻剂量。

（2）要注意季节　炎热季节，用热药时要注意；寒凉季节，用寒凉药物时也要注意。炎热季节，肌表疏松，用发汗药时剂量要小；寒冷季节，肌表固密，用发汗药时剂量要大。

（3）要注意对象　人体强弱不同，老少不同，男女不同，用药时也要注意。如体质强壮的或青年人就能耐受比较峻猛的药物，但年老体弱的人可就耐受不了；妇女在月经期不能过多的用寒凉药物、破血药或泻下药，等等。

三、中药的配伍

对于病情单一的疾病，我们可以用单味药来治疗，如胃寒的呕吐，用生姜煮后之液就可解决问题；对于病情复杂的疾病，我们就要把中药进行配伍来使用，也就是说把两种或两种以上的药物混合使用，以增强治疗效果。

常用的配伍方法有：

（1）相须　即两种性能相近的药物同用，可增强原有疗效，如麻黄配伍桂枝，就可提高发散风寒之力。

（2）相使　就是两种性能有某些共性的药物同用，其中一种药物为主药，另一种为辅助，辅助之药能增强主药的功效，如黄芪和茯苓同用治疗水肿时，茯苓可增强黄芪的补气利水作用。

（3）相畏　两种药物同用，一种药物的毒副作用能被另一种降低或消除，如生半夏有毒，可以用生姜来抵消其毒性。

（4）相杀　就是一种药物能消除另一种药物的毒性反应。如防风能解砒霜毒、绿豆能减轻巴豆毒性等。

（5）相恶　就是两种药物配合应用以后，一种药物可以减弱另一种药物的药效。如很多人认为人参能大补元气，配合莱菔子同用，就会损失或减弱补气的功效等。

（6）相反　就是两种药物配合应用后，可能发生剧烈的副作用。

相须、相使,是临床用药尽可能加以考虑的,以便使药物更好地发挥疗效,一般用药"当用相须、相使者良"。

相畏、相杀,是临床使用毒性药物或具有副作用药物时要加以注意的,"若有毒宜制,可用相畏、相杀者"。

还有,前面中药应用原则里面谈的阴阳结合、气血结合、补泻结合、动静结合,也是中药配伍应用时的注意点。

四、中药的使用禁忌

(1)配伍禁忌　我国古代的医药学家把中药的配伍禁忌总结为十八反歌和十九畏歌。

《十八反歌诀》为:

> 本草明言十八反,半蒌贝蔹及攻乌,
>
> 藻戟遂芫俱战草,诸参辛芍叛藜芦。

这四句歌诀总结了中药的相反,即半夏、瓜蒌(包括瓜蒌皮、瓜蒌子、天花粉)、贝母(包括浙贝母、川贝母)、白蔹、白及反乌头(包括川乌、草乌、附子、天雄);海藻、大戟、甘遂、芫花反甘草;人参:党参、太子参、丹参、玄参、沙参、苦参、细辛、白芍、赤芍反藜芦。

《十九畏歌诀》为:

> 硫黄原是火中精,朴硝一见便相争;
>
> 水银莫与砒霜见,狼毒最怕密陀僧;
>
> 巴豆性烈最为上,偏与牵牛不顺情;
>
> 丁香莫与郁金见,牙硝难合京三棱;
>
> 川乌草乌不顺犀,人参最怕五灵脂;
>
> 官桂善能调冷气,若逢石脂便相欺;

这里总结的相畏药物是:硫黄畏朴硝、芒硝、皮硝、玄明粉;水银畏砒霜、信石、红砒、白砒;狼毒畏密陀僧;巴豆、巴豆霜畏牵牛子(黑丑、白丑);公丁香、母丁香畏郁金(黑郁金、黄郁金);牙硝、玄明粉畏三棱;川乌、草乌、附子、天雄畏犀牛角、广角;人参畏五灵脂;肉桂、官桂、桂枝畏赤石脂。

凡有以上配伍禁忌的中药,一般不得同时使用。

(2)妊娠用药禁忌　妇女在妊娠期间的用药有慎用和禁用两种。

禁用的药物大多是毒性较强或药性猛烈的药物,如水蛭、虻虫、牵牛子、大戟、商陆、芫花、麝香、三棱、莪术等；慎用的药物大多是有破气、破血或滑利、沉降的作用，如桃仁、红花、大黄、枳实、附子、干姜、肉桂、冬葵子等。临床上根据孕妇的具体情况，斟酌使用。

（3）服药禁忌　一般忌食生冷、黏腻等不容易消化和有特殊刺激性的食物，如热证忌食辛辣、油腻的食物；寒证忌食生冷的食物；有疮疡、痈肿等皮肤病的人忌食鱼虾等食物。

五、汤剂的煎煮

汤剂是最常用的制剂，是把中药放在砂锅（千万不能用铝锅和铁锅）中，放入适量的水（一般是以水超过药面两横指为度），放在火上面煎煮而成。由于中药的种类和性质不同，所以煎煮时间的长短、方法也不一样。

质地：质地硬者，应该先煎，即先用水煮 20～30 分钟，然后再放其他中药，如代赭石、龙骨、牡蛎、龟板、鳖甲等；质地软者，应该后下，即等其他药物已经煎煮了 5～10 分钟之后才能放入，如钩藤、薄荷、苏叶等。

形态：根茎类的中药，由于药物有效成分不容易煎出，所以，一般煎煮时间应长一些；而花、粉末之类的药物，药物的有效成分很容易煎出，所以一般煎煮时间应短一些。

毒性：对于毒性大的药物，一般采用先煎、久煎的方法来去掉毒性，如附子等。

功效：解表药长于发散，长时间的煎煮之后，会降低发散的作用，所以，要用武火（即大火）短煎；攻下药的煎煮时间也不能太长，如大黄，久煮也会破坏有效成分；芳香化湿药物，更是不能煎煮时间太长，这是因为这类药物都含有挥发油，煎煮时间一长，有效的挥发油挥发，药效则会减弱甚至消失，如藿香、佩兰等；对于补虚药，一般需要文火（小火）稍长时间的煎煮，这样，有效成分才可全部煎出。

有些药物有黏液或绒毛，如车前子、旋覆花、辛夷等，就必须用纱布包好后才能煎煮；有些药物不能煎煮，只能最后放入，如竹沥、地黄汁、阿胶等。

对于名贵药材一定要另煎之后，兑入汤药中服用，如人参等。

最后，汤药的服用方法也很重要：一般来说，病位在上的，饭后少量多次服用；病位在下的，饭前顿服；发散药需饭后服；补虚药需饭前服；泻下药、杀虫药应在空腹时服用；安神药需在睡前服用。寒证病人需把药物温热之后服用；热证病人需凉服，等等。

第二章
临床实用处方格式

应用类秦伯未处方格式，会使用药变得很简单。

更多的中医书上，均谓处方时用君臣佐使格式。这种格式最早源于《内经》之《素问·至真要大论》说的"主病之谓君，佐君之谓臣，应臣之谓使"。又说："君一臣二，制之小也，君一臣三佐五，制之中也，君一臣三佐九，制之大也。"元代李杲在《脾胃论》中再次申明："君药分量最多，臣药次之，使药又次之。不可令臣过于君，君臣有序，相与宣摄，则可以御邪除病矣。"

君臣佐使格式，说起来简单，可对于临床工作者来说就不是那么好应用的。中医起源于古时，更多时是君主制度，故而将君臣佐使应用于中医之中。现在，社会发展到了今天，还不选用简单明了、层次清晰的处方格式，真是中医的一大遗憾。

临床处方，可不能有方无药或有药无方。有方无药，说的就是您虽然找到了一个很好的药方子，但没有根据病人的具体情况加减用药；有药无方，说的就是只有头疼医头、脚疼医脚的各种药物，而没有根据方剂的组织原则来应用。

怎样才能做到有方有药？

秦伯未老先生在《谦斋医学讲稿》里谈到病因、病位加症状的处方格式很好，我应用于临床，效果不错。由于疾病是由病因、病位、病性、病态和表象构成的。所以，我们只要根据这些来组织处方，就很好。我给起了个名字叫类秦伯未格式。

表象包括症状和体征，所以，处方格式就是病因＋病位＋病性＋病态＋症状或体征。以前已经说过了，病因就是疾病发生的原因；病位就是疾病的位置，在上在下、在表在里、在脏在腑、在经在络等；病性就是寒或热；病态就是虚或实。

如临床上见一顽固性左头疼病人：西医检查未见异常，中医舌色紫暗，苔薄白，脉虚涩。证属气虚血瘀。我们来看一下，病因就是气虚血瘀；病位在头；病性为寒；病态为虚实夹杂；症状为疼痛。临床处方格式为：黄芪，当归（去病因、修复病态），川芎（达病位），附子（平病性），元胡（消症状）。这是基本格式，当然也可以根据病情的轻重进行加减：如气虚严重的，在增加黄芪用量的基础上可加党参、山药、茯苓等；血瘀严重的，可加用丹参、桃仁、蜈蚣、全虫、地龙等；达病位的可加柴胡、桂枝、白芷等；平病性的可加肉桂、干姜等；消除症状的可加细辛等。不过，在用药时一定要照顾脾胃，还要针对气虚的病因进行治疗。

这样处方的好处在于：

（1）促使诊断更明确。如果诊断不明确，层次不清，其用药也将是一塌糊涂。

（2）让治疗更结合诊断。只要能准确诊断疾病，只要记住了中药的功效，就可以在临床上直接开药方。

（3）用药层次清楚，不混乱。

（4）效果确切。

第三章
补虚药

第一节　补气药

> 脏腑功能发挥靠的是气。补气药，实际上就是能快速提高脏腑功能的药物。

补气药，又称为益气药，就是能治疗气虚病证的药物。

常用的补气药主要有人参、太子参、党参、黄芪、白术、山药、白扁豆、甘草、大枣、黄精等，下面我就简单谈谈。

人　参

> 《中药学》上的功效：大补元气，补肺益脾，生津，安神。

一、功效来源

我们能见到的人参有两类：一种是人工种植的，称为园参，另一种是野生的，称为野山参。

（1）药用部位　人参的药材为五加科植物人参的根。

（2）气味　人参的味道，我们一尝就可知，是甘、微苦的。

（3）药性　人工种植的，在 9～10 月份采集，此时采收的人参，其性应为凉，如《本草新编》上就这么说；而野山参为 5～9 月份采集，此时采集的，其性应热；甘味属阳为温，微苦属阳为凉，综合之后，秋人参之性为平，夏人参之性为热。

人工种植的人参，其性平；野生人参，其性热，故而，人工种植的人参可适用于所有需要应用的病证，而野人参则只能适用于寒性病证。

记得当年上大学的时候，老师给我们谈到人参功用时说"人参大热，大量服用人参一周，会七窍出血"。现在，很多网友都说，人参并不像人们谈的那么神，一天30克，连服7天，也不会出现出血现象。我想，其中原因应该是现在我们用的人参都是人工种植的。

（4）功效归纳 我们现在应用的人参，更多的是人工种植的，是秋季采挖，而秋季为肺所主，故而，人参能入肺。

因于甘味补脾，所以，人参能补脾气，提高脾功能；苦味补心，所以，人参的另一个作用就是补心气，提高心功能；因于人参是秋季采挖，故而，能助肺排浊。

二、药物炮制

根据炮制方法的不同，又有红参、糖参、生晒参等称谓。

红参：就是把园参剪去支根和须根，洗刷干净，蒸2~3小时，至参根成黄色，皮呈半透明状为宜，取出烘干或晒干即可。

糖参：有一种就是我们常说的白人参。把新鲜的园参洗刷干净，置沸水中浸泡3~7分钟，捞出，再入凉水中浸泡10分钟左右，取出晒干，再经硫黄熏过。然后用特制的针沿参体平行及垂直方向扎小孔，浸于浓糖汁中24小时。取出后曝晒一天，再用湿毛巾打湿使其软化，进行第二次扎孔，浸于浓糖汁中24小时。取出后冲去浮糖，晒干或烘干即成。

生晒参：取鲜参洗刷干净，日晒一天后，再用硫黄熏过晒干而成。

三、临床应用

1. 补脾气

人参味甘能补脾。脾的功能就是运化运化营养物质入血而补充血的不足；运化水液，使得布散及代谢正常。所以，对于脾虚之证，都可以应用人参来做治疗。可单用，更可配伍应用，如四君子汤、参苓白术散、补中益气汤等。

治疗脾虚证：如1984年的《重庆医药》上，涂喜梅等介绍：用红参，3岁以下3克，煎水30毫升；3岁以上，5克，煎水60毫升，并加适量蔗糖，分2次服，7~14天为1疗程。治疗住院病儿具有脾虚证者10例，在常规治疗同时加用，均取得较好效果，有开胃止汗增加体重，使面色好转等效果。

对于病后的虚弱：1985年的《中成药研究》中，王筠默介绍：用人参皂苷片治疗 35 例，均取得较好疗效，体重和食欲增加，睡眠及某些自觉症状均有改善。

对于脾虚的泄泻：1981 年《中成药研究》上，陈秉焕介绍：治一患儿陈某，男，2 岁。因呕吐腹泻，经中西药治疗 1 个月未愈。患儿精神萎靡不振，面色无华，四肢不温。用人参精每次 6 克，日 2 次，立见效果，服至半瓶，恢复健康。以后凡遇慢性腹泻、体虚者用之无不奏效。

对于西医谓之溃疡病、慢性胃炎、肝炎等属于脾虚之病证者，均可临床应用。

对于脾虚的呃逆：《中西医结合杂志》1989 年上的一篇文章中介绍"黄某，男 63 岁，有冠心病史，午餐后出现频繁呃逆，持续发作，每分钟 1 ~ 3 次，曾服西药不效。呃声不扬，不能平卧，自汗出，皮肤湿冷，面色萎黄，疲惫不堪，精神萎靡不振，舌质淡润，苔薄白，脉虚细。用参陈代茶饮（人参 10 克，陈皮 3 克浓煎代茶），下午 4 时开始慢慢饮服，1 小时后呃逆逐渐减轻至停止"；在《云南中医杂志》1990 年上也有一篇文章"姚某，女 26 岁，有呃逆病史 10 余年，每遇劳累和受寒即发，经中西医治疗，时轻时重，缠绵不愈，近来又加重。症见呃声低微，连续不断，神疲食少，舌淡苔白，脉细弱。证属脾胃虚弱，胃失和降。治宜补气健脾，和中止呕。用人参 15 克，研末，分 3 次温开水冲服，服一次病情显著减轻，又连续服 2 日痊愈，随访至今未复发"。

对于血虚之证，也可用人参来做治疗，这是因为人参有健脾助运化而充血的缘故。现代药理也证明人参有升红细胞和血红蛋白的作用。所以对于西医所谈的各种贫血及白细胞减少证，就可用人参来取效。

对于严重饥饿症，人参治疗的效果也很好：脾主运化，脾虚之后，营养物质运送不及时，就出现了饥饿症，而人参能健脾助运，所以，人参可治疗饥饿症，如 1989 年《中医杂志》中介绍：用红参 10 克，知母 12 克，石膏 30 克，甘草 10 克，粳米 12 克，加水 500 毫升，煮至米熟汤成去渣，分 2 次温服。治疗 14 例，服药后食量减少，体重下降，气虚症状改善，1 个月内均恢复正常。服本方 6 剂治愈者 3 例，9 剂治愈者 6 例，12 剂治愈者 3 例，18 剂和 30 剂治愈者各 1 例。

人参也可减肥：肥胖，是肥肉的堆积，直接诊断（这里不谈寻根诊断）是脾虚运化无力所致，而人参能提高脾功能，增强运化，使得这些肥肉中的营养物质能快速运到需要的地方以被人体利用而消耗，故而，人参也有减肥之作用。这个可以看看 1991 年的《实用中西医结合杂志》。

对于西医上的肝硬化腹水，可用人参、茯苓同治，其道理就是人参能提高脾功能而助运化、茯苓能健脾利水，合用之后，标本同治，效果较好。

对于西医上的高血脂、高血糖，也可用人参来治疗，原因是这些都是人体所需的营养物质，人参能健脾助运，所以人参能促使"脾"把这些有用的物质运到该去的地方，被人体利用之后，血中的含量自然就下降。

至于更多书上谈到人参有生津的功能，实际上是人参助脾健运的结果。由于水液的运化靠的是脾，脾功能增强之后，水液的布散正常，以前津液少的地方，现在水液得到补充，所以，表面看起来，就好像人参有生津的作用。

2. 补心

心主脉，所以，人参能治疗血脉之病变，如西医上说的冠心病、脑动脉硬化等。如多人报道称单用人参皂苷片治疗冠心病、用人参配伍枸杞、牛膝等治疗脑动脉硬化，都取得较好疗效。

心藏神，所以，对于神志病变如失眠、多梦等西医上说的神经衰弱病证，也可用人参做治疗。如 1983 年《吉林中医》上，王本祥介绍：用 3% 的人参酊，每次 5 毫升，日服 3 次，服药 25~28 天。治疗多例神经衰弱病人，取得较好效果，可使乏力、头痛、失眠、食欲不佳等症状消失。

3. 入肺

肺主呼气，如果遇到呼气功能下降时人体出现的咳喘病证，就可以应用人参来治疗，这是因为人参能入肺排浊，助肺呼气，故而，人参能治疗咳喘。这也是一些书上谈到人参"治喘神效"的作用机制。

治疗咳嗽喘息，可用人参 25 克、核桃仁 15 克，共研细末，每次 5 克，一天服用 2 次来治疗（《实用中草药大全》）。

4. 综合运用

由于人参的生长期长，质地较硬，味甘微苦，补益之力很强，用人参之后，人体脾、心之机能很快可以得到加强，所以，在临床上人参是治疗虚脱之急症、虚劳之内伤的第一要药，如大病、久病、大失血、大汗出、大吐、大泄及虚脱之证，都可用人参来取效。独参汤、参附汤、生脉散等都是应用人参的著名方剂。

肿瘤，是西医上的名词，属于中医上癥瘕的范畴。中医的直接辨证总为痰湿血瘀凝滞导致的实证，由于人参能增强脾、心功能，脾运化水湿、心主血脉，对于痰湿凝滞之证很是对症，故而，人参就可以治疗"肿瘤"。

脾能运化水液，且可入肺，所以对于痰阻于肺的病证，应用人参治疗，效果很好。

心主血脉，脉能固血，所以，对于脉不固血而出现的出血，如痰中带血的病证，人参单用或配伍他药治疗，效果不错。

阴茎的勃起，需要更多的血量，脾主运化而充血、心主血脉而行血，由于人参能补脾益心，故而，对阳痿有很好的治疗作用，如1983年《吉林医学》中王本祥介绍：用人参治疗阳痿，第1个10天，每晨空腹口服0.1克；第2个10天，每晨空腹口服0.2克；第3个10天，每晨空腹服0.3克；第4个10天，每晨空腹口服0.2克；第5个10天，每晨空腹口服0.1。共治疗阳痿27例，其中15例性功能完全恢复，9例明显好转，3例无效。又以口服人参提取物500毫升/日，治疗老年继发性阳痿和性交次数减少、勃起困难、早泄、射精不足或丧失性欲者，均有一定疗效。

四、功效区别

至于诸种人参功效的区别，可以从质地、颜色及味道上来推理。

红参：色红入心，甘能补脾，苦能补心，但因其质地硬而重，故而不在上中焦停留而直接下沉，入肾能振奋阳气，所以，临床上适用于急救回阳；又因甘补苦燥，所以，红参补益之中带有刚健温燥之性。

白人参（糖参）：苦味减少，甘味增强；质地相对轻软，其气上浮，更因色白而入肺，所以更善治疗痰湿阻肺之病证。

生晒参：自然加工，味甘而微苦，质地居中，主要作用于中焦，可补益心脾；硫黄能杀虫补肾，其味酸性温，经硫黄熏过而成的生晒参，其体内亦会有酸味残留，因酸味为肝所主，故而，生晒参也能入肝；因其色白，故而，也可入肺。

五、用药注意

1. 用量

人参的用法多种多样：可炖服，炖时要用文火（慢火）煮沸1小时以上，以便把人参的有效成分煎出，保证疗效，用量一般为3~9克；可吞服或嚼服，即在人参干燥后，研为细末，每次用量1克左右，这样用量小，可节省药物，且能保证一定的疗效；还可酒浸，即把人参，或配其他药物后共切碎，放入好米酒内浸泡，一般1个月后便可饮服，每次两三汤匙，一日2次。若要酿酒,可把人参粉碎为末,同用面米酿酒,每次两三汤匙,每日 2~3 次饮用。

2. 临床注意

服用人参时可以不用去芦。

虽然好多医书都记载"人参芦"有催吐作用,包括现代焦树德老先生编写的《用药心得十讲》,但《中医杂志》1981 年上有"首都矿山公司医院将人参芦配制成人参酊,治疗低血压,每人每次服 2 毫升,每日 3 次,连续 2~3 周,服药后无一例出现呕吐现象,而且还有人用人参芦当饮料用,先泡水代茶饮,后煎汤代茶饮,用量由 10 克渐增至 30 克,连服 1 个月,从未发生过呕吐反应"的报道;颜正华编写的由人民卫生出版社出版的《中药学》中也谈到"用人参芦泡酒或水煎,1 次用量竟达 50 克亦未发生呕吐反应";在 1981 年的《中成药研究》中也谈到"药理资料证明,未发现人参芦有催吐作用",故而,在用人参时可以不用去芦。

3. 禁忌

(1)服用人参时可以不忌萝卜 在 1991 年的《江苏中医》上谈到"传统认为进服人参不可同时食用萝卜,其理由是人参补气而萝卜破气。其实中医学中的气有多种含义,人参所补的是元气,即是增强整个人体生理活动的基本功能,而萝卜所破的是胃肠消化不良所产生的真正气体——胃肠胀气。近代营养学已研究证实,萝卜含有丰富的淀粉酶,能助消化而消除胃肠胀气。个别人服食人参后胸腹胀闷不适,正是消化不良之故,吃些萝卜帮助消化,不适之感自然解除。萝卜可以增强消化功能,有利于充分吸收人参的有益成分,而绝不会将人参的补气功用消除"。清代医家陈士铎在《本草新编》里还谈到用人参治咳喘时应该稍加萝卜子可起到更好消除喘胀的作用。

(2)人参不畏五灵脂 在 1985 年的《陕西中医》上赵命珊谈到:虽在"十九畏"中有"人参最怕五灵脂"之论,但古代方中亦有应用者,《珍珠囊药性赋·雷公炮制药性解》中,有四物汤加人参、五灵脂治血块的记载;《东医宝鉴》中的"人参芎归汤",亦有人参、五灵脂同用的记载。近代有通过临床实践或动物实验均证实人参、五灵脂同用而不减低药效的报道。笔者近年来,将人参与五灵脂配伍用于肝胃气痛、月经不调、瘀血等病的治疗中,均未发生副作用。故认为人参与五灵脂可以同用。

4. 毒副作用

中医上有句话"人参杀人无过,大黄救人无功",说的就是服用药物不当，很可能会产生毒副作用，人参更是一样。

（1）副作用　在1982年《浙江中医杂志》里谈到长期过量服用人参的副作用：近年有人观察到长期过量服用人参，可出现一系列不良反应，美国一位医生对100余名连续服用人参1个月以上的人进行观察，发现大多出现兴奋激动，烦躁失眠，咽喉刺激感、欣快感及高血压等过量效应，有的则表现为性情抑郁，食欲减退，低血压或出现皮疹、水肿、腹泻等，他把其中一部分称为"人参滥用综合征"，其发生机制可能与神经内分泌功能受到扰乱有关。

1996年曾荣香在《人参的使用情况与合理用药》一文中谈到：长期服用人参，可引起中枢神经兴奋和刺激症状。一次大剂量服用，亦可引起中毒性精神失常，出现头晕、目眩、面红灼热、烦躁不安、多汗、口干舌燥、失眠、精神恍惚等。如某学生为增强体质推注人参注射液致全身抽搐、口吐白沫、意识不清，另1例因乏力、头闷自认为体虚而水煎服人参12克，出现烦躁不安、鼻衄不止、失眠、呼吸急促、面色苍白，还有为进补红参而出现燥热失眠、心悸等中毒症状；在含人参的复方及中成药方面，有报道为抢救感染性休克静脉滴注参麦注射液致心动过速，抢救重度失血致疼痛性休克，口服人参蜂王浆致肾炎患者血尿加重。亦有服用人参引起胃肠功能紊乱者。人参化学成分复杂，生物活性广泛，药理作用独特，适用于气虚证。但气有余便是火，若过服人参，或实证热证用人参，致使气郁化火，火热扰动心神，神不安宁则烦躁、失眠；火热灼伤血络迫血妄行，则可出现鼻衄、吐血、尿血之症。使用注意：实证、热证忌服。注意人参反黎芦、畏五灵脂、畏皂荚、黑豆。中西药合用时的配伍禁忌：①不宜与强心苷类药物如去乙酰毛花苷注射液、毒毛旋花素K、地高辛等并用，以防引起强心苷的中毒。②不宜与硫酸亚铁、富马酸亚铁等含铁剂合用，可形成脂肪酸铁沉淀，降低药效。③不宜与中枢兴奋药如咖啡因等同服，易发生中毒反应。④不宜久服或过量，应遵医嘱。人参产生药理作用所需的剂量应适宜，过大过小均效果不佳。如人参皂苷Rb，抗低温的最适剂量是2.5～5毫克/千克，过大或过小则失去作用。婴儿出生后24小时内禁用，必要时亦不可超过0.5克。⑤对溃疡性疾病应慎用，据《医学中央杂志》（日）报道，人参对大鼠的应激性及幽门结扎性胃溃疡有恶化作用。⑥对于体质正常者，不可盲目进补。

吕广振在《黄河医话》中谈到：人参服之不当，会造成各种恶果，如清代《余听鸿医案》中报道5例服人参受害的病人：其中1例用2两（60克）

人参同鸭子煮食，服后当夜目盲，经治月余始愈；2 例服人参后发现痴呆；2 例因患疟疾，久病后体虚，服人参后，当夜皆亡。再如我目睹一农妇，年 50 余岁，春季服自泡的人参鹿茸酒，服后尿血，经治年余始愈。还有一人春季服人参酒喝，几日后，鼻子出血，口渴索饮。经服养阴增液药后始渐愈。

（2）毒作用　人参也有毒，口服 3% 人参酊 100 毫升，就会感到轻度不安，如服 200 毫升或服大量人参根粉，可致中毒，出现玫瑰糠疹、瘙痒、头痛、眩晕、体温升高及出血。出血为人参急性中毒的特征。国外曾有内服人参根酊剂 500 毫升而死亡的报道，近年来国内亦有 1 例成人内服 40 克人参煎剂和 1 例婴儿内服大量人参煎剂导致死亡的报道。

故而，临床上决不可滥用人参，"有是病，用是药"，这是原则。一旦误用人参之后出现了毒副作用，轻则可自消，稍重者就要做治疗：焦树德老先生在《用药心得十讲》里谈到，如果服用人参后腹胀太甚者，可用莱菔子（萝卜子）或山楂解之；对于人参中毒综合征可以用莱菔导气汤（莱菔子、柴胡、香附、麦冬、天冬、五味子、远志、钩藤、生甘草、大枣）治疗。

附　老姬杂谈

2005 年在门诊遇到一个 50 多岁的男性肺癌病人，咯血很厉害。病人的要求是能止血就成。我说可以试试，于是就处方人参、白及和麦冬三味药，外用法为热醋泡脚和大蒜捣烂敷脚心。

3 天过后，病人复诊，连我自己都没想到，效果很是不错，咯血大大减少。于是嘱咐病人家属用这 3 味药研末，长期服用，外用热醋泡脚。

对于癌症，我不能谈治愈，没有这个能力，但是完全可以缓解病人痛苦，延长生命。上面的这个处方是清代陈士铎在《本草新编》中说的。原文大意是"相传有一个盗匪，被官府抓住后知道自己要被处以死刑，人之将死，其言也善，就说道：以前，我被人抓住过，打个半死，吐血不已，很幸运的是遇到一个云游道士，说，我可以救你，但你以后不可再为盗，否则，因果报应，救病而不能救命，到时你就麻烦了。于是给了我一个方子：白及一斤、人参一两、麦冬半斤，研末后空腹服用三钱，我照方服用后很快就不吐血了，身体也强健了，但耐不住寂寞，重操旧业，没想到又被你们抓住，唉，真是后悔没有听道士的话啊。现在，我把方子献出来，让更多的人受益，这是惟一报答道士之恩的办法"。

邪之所凑，其气必虚。肺癌，是病邪导致的实证，对人体正气而言，却是虚证。人参大补元气，对于气虚之证很是有效，比如癌症患者在西医放疗、化疗的同时或之后服用人参，效果就很不错；且味苦入心，而心主脉，脉能固血，所以，应用人参之后，心功能同样得到提高，脉的功能增强，固摄力增加，血则不易外出。白及止血、麦冬养阴，共同应用之后，不但出血止，且气、阴复，所以，对于肺癌的出血很是对症。

2005 年，有一个 40 多岁的女性患者，腹泻 10 余年，虽然家里很有钱，可就是没把病治好。从一朋友处打听到我的门诊，过来之后，诊之：舌淡苔白，脉虚稍数。我说你的病很简单，就是一个脾失健运、气血两虚之证，只要补上就成。话刚说完，病人就说：不能补，我以前用 6 克黄芪就上火，腹泻更重。我笑了，说道：黄芪虽有健脾之功，但性燥耗血，故而，你的病是不能用的，补虚的药物很多，我给你选一种，人参，而且是白参，你少量多次服用，应该可以，但有个前提，你必须用白扁豆所煎之汤冲服。病人将信将疑，或是碍于情面、或是听朋友说到我的医术，只好先试试。3 天后复诊，进门就笑，连说效果不错。后来，我嘱其用白扁豆、白芍、生地煎汤冲服人参、山药之末。1 个月之后，病即痊愈。

太 子 参

> 《中药学》上的功效：补气养胃。

一、功效来源

（1）药用部位　太子参，又名孩儿参，药材为石竹科植物异叶假繁缕的块根。以条粗、色黄白、无须根者为佳。

（2）气味　太子参之味微甘。

（3）药性来源　太子参为大暑前后采挖，从采集时间来看，太子参之性为热；甘味为温性，综合之后，太子参之性为热。《本草再新》中谈到"味甘，性温"。

（4）功效归纳　根能补益，太子参味甘补脾，其性热，所以，增强脾功能是太子参的主要作用；大暑时采集可入心。

二、药物炮制

拣去杂质，摘除残留须根，筛去灰土即得。

三、临床应用

1. 补脾

凡是脾功能低下之病证都可以应用太子参来做治疗，如精神疲乏、全身无力、泄泻、便秘等气虚、血虚之证等。可单味取效，也可配伍应用。

有的书上还谈到，太子参也能治疗肺燥之证，说是有生津润肺之功，原因是这样的：太子参健脾，而脾主运化，不但能运送营养物质入血而充血，更能运送水液而使水液布散正常；肺燥，说明肺部的水液不足，由于太子参能健脾而使水液布散正常，故而，就可以治疗肺燥之证。推之，肝燥、心燥之证也可以用太子参来治疗。这里要说明的是：肺燥，是肺的阴血不足；而肝主疏泄，调气调血，心主血脉，所以，肝燥就是肝的阴血不足，心燥，就是心的阴血不足。肾为水脏，主津液，故而，肾燥之证一般是不会出现的；脾主运化水液，近水楼台先得月，所以，临床上也很少会出现脾燥之证。

至于《本草再新》中谈到太子参还有"消水肿"之功，就更好理解了：这是健脾之后，水液运化正常的结果。

推之：脾能运化水液，水饮留于心而导致的心悸可以用太子参来治疗，体内的各种痰湿水饮病证也可以用太子参来治疗；脾能运化营养物质，所以，因营养物质不足而导致的怔忡可以用太子参来治疗，因营养物质不足而导致的骨软无力也可以用太子参来治疗。

2. 入心

太子参健脾运化的同时还能入心而具有主血脉的功能，所以，对于血脉不充而导致的心慌、怔忡有很好的治疗作用。

心在液为汗，气虚自汗，也可以用太子参来治疗，如《陕西中草药》中就谈到治自汗：太子参三钱，浮小麦五钱，水煎服。

由于太子参药性为热，故而，对于心脾两虚的寒证很是适宜。

四、用药注意

1. 用量

研粉服用时，一般每次3克，每日2次；水煎服时一日量为9～30克。小孩酌减。

2. 禁忌

表实邪盛高热者不宜用。高热，是正邪抗争的结果，此时最应该做的就是祛邪，而不是补正。如果此时补正，则正邪抗争更甚，很有可能会导致高热更厉害，病情急剧加重。

附 老姬杂谈

对于上了年龄的人，用太子参冲水代茶饮，保健作用很好。这是因为上了年龄的人，人体各种功能都有所减退，而脾为后天之本，运化人体所需的营养物质，将人比作大树，此时的"脾"就相当于树根，补充着人体所需。太子参性热，不但能暖身体，更可提高脾功能，增强运化，不但为人体提供更多的营养物质，且能运送无用的水液到达人体该排之地，清生浊排，健康常在。

怕冷的女性用此法保健，效果也是不错。

党 参

《中药学》上的功效：补中益气。

一、功效来源

（1）药用部位　党参药材为桔梗科植物党参的根。以条粗壮、狮子盘头大、横纹多、质柔润、气味浓，嚼之无渣者为佳。

（2）气味　党参有特殊的香气，味甜。

（3）药性来源　单从采挖的时间是秋季来看，其性应为凉；甘为温，综合之后，党参应为平性。《本经逢原》和《本草再新》都说"味甘，性平"。

（4）功效归纳　甘味为脾所主，所以，党参有健脾之功；秋季采挖可入肺。

二、药物炮制

（1）党参片　取原药材，除去杂质，洗净，润透，切厚片，干燥。生党参片益气生津力胜。常用于气津两伤或气血两亏。

（2）米炒党参　将大米置热的炒药锅内，用中火加热至冒烟时，投入党参片拌炒，至党参呈黄色时取出，筛去米，放凉。气变清香，能增强和胃、健脾止泻作用。多用于脾胃虚弱、食少、便溏之证。

（3）蜜炙党参　取炼蜜用适量开水稀释后，与党参片拌匀，闷透，置热炒药锅内，用文火加热，不断翻炒至黄棕色，不黏手时取出，放凉。蜜党参增强了补中益气润燥养阴的作用。用于气血两虚之证。

三、临床应用

1. 补脾

党参有补脾之功，所以，凡是脾虚脾功能下降的病证都可以用党参来治疗，如用于治疗四肢困倦、短气乏力、食欲不振、大便软溏、舌淡或口干总想喝水（这就是《本草从新》上谈的"除烦渴"）等病证，对于血虚之病证，应用党参健脾充血生津，则效果更好。

2. 入肺

党参入肺，具有排浊之功，所以，肺虚排浊不力的病证如浊气郁结于胸而导致的咳喘、浊物郁滞于肠道而导致的大便难出和郁滞膀胱而导致的小便淋漓不尽排泄不畅的病证都可以治疗。《本经逢原》中谈到的"清肺"就是说党参有助肺排浊的作用。由于正常声音的产生是浊气正常外排的结果，所以，党参助肺排浊，能"开声音"。

由于党参味甘而健脾助运水液，且能入肺，故而可治疗肺燥的咳嗽、咽喉干燥、口唇干裂、鼻腔干燥不适等症。

培土生金，党参健脾入肺，所以，可以治疗肺气不足导致的咳声低微、短气喘粗、语言无力、自汗怕风、易患感冒、咳痰无力等症。

党参能运化无用之水液，故而，也可治疗痰湿阻肺之病证。

四、用药注意

1. 用法用量

煎汤，煎膏滋，入粥、饭、菜肴均可。

党参用量，一般为 6～15 克，大剂量可用到 30 克。

2. 临床注意

如果用量过大，如每剂超过 63 克，可引起病人心前区不适和脉律不整（停药后可自动恢复），具体内容见 1976 年的《中药研究参考》。

《用药心得十讲》中焦树德老先生谈到"急救虚脱时，一般多用人参（参附汤），如一时找不到人参，可用党参 30～90 克，加附子 6～9 克，生白术 15～30 克，急煎服，能代替独参汤使用"。

3. 使用禁忌

气滞及高热病证者禁用。

附　老姬杂谈

党参生津不燥，常规用量无任何毒副作用，因能补益，所以，长期服用，增强智力很是不错，这一点，现代药理也得到了证实。对于智力衰退之人，特别是老年人，可单用党参或配合微炒的益智仁泡水代茶饮，改善记忆，效果很好。

有一个治疗老年人气血不足的单方，效果不错，这就是：党参 250 克，洗净后蒸熟，每次吃饭前嚼食 20 克，一天 2 次。

黄 芪

《中药学》上的功效：补气升阳，固表止汗，托疮生肌，利水退肿。

一、功效来源

（1）药用部位　黄芪的药材为豆科植物黄芪或内蒙黄芪等的干燥根。以条粗壮、质韧、断面色黄白、无黑心及空洞、味甜、粉性足者为佳。

（2）气味　味微甜，嚼之有豆腥味。

（3）药性来源　从采集时间为秋季来看，其性为凉；从味上来看，甘为温，综合之后，黄芪之性为平，所以，《医学启源》上就说"味甘，平"。

（4）功效归纳　根能补益，甘味入脾，所以，黄芪能补脾气，提高脾功能；秋季采挖可入肺，所以，黄芪能助肺排浊。

虽然，黄芪的药材为根，能治疗下部病证，但是，黄芪质轻，有上浮之性，故而，黄芪就有升提之功。

二、药物炮制

生黄芪：除净泥土，晒干即成。

炒黄芪为黄芪片用麸炒至深黄色筛出晾凉入药者。健脾和胃功效增强。

炙黄芪又名蜜炙黄芪、蜜黄芪。为黄芪片用蜂蜜拌匀，炒至不黏手时取出摊晾，而后入药者。补气润肺功效增强。

三、临床应用

1. 补脾气，增强脾功能

脾主运化，运送营养物质和水液入血而补充血的不足，故而，脾有充血作用；运化津液，使之能到该到的地方，所以，脾有布散津液的功效。黄芪健脾，脾能充血，这就是本草中谓之"其功用甚多，而其独效者，尤在补血"的原因，在当归补血汤中，黄芪用量是当归的 5 倍，其原因也在此；脾能布散津液，故而，黄芪就有"利水"、"消肿"之功用；脾主肌肉，黄芪健脾，故而就有了更多医书上谈的"生肌"之作用。蜜制之后，甘入脾，则可使黄芪更能专一健脾，故而蜜制黄芪为"补中益气"之要药。

《陕甘宁青中草药选》中谈到治疗贫血：黄芪1两，当归3钱，何首乌5钱，水煎服。

临床上，凡是脾虚导致的所有病证，均可用黄芪来做治疗。

2. 入肺

黄芪又能入肺而具有排浊之功，所以，对于肺虚排浊不力而出现的咳喘、胸闷、小便不利等病证也可用黄芪来做治疗，如在《总微论》里用黄芪二钱，水二盏，煎一盏，温服（小儿减半）来治疗小便不通；而肺主皮毛，黄芪能增加皮毛的营养物质供应，增强抵御外邪侵袭的能力，所以说黄芪有"益卫固表"之功。

脓毒是人体的无用物质，靠肺的外排而外出的，所以，黄芪也有"托毒排脓"的作用。临床上凡是脓毒滞留的病证，都可用黄芪以建功。如慢性疮疡久不收口之证，可用黄芪100克，水煎，一天服2次来治疗（《实用中草药大全》）。

在《医学衷中参西录》里张锡纯谈到黄芪"善治胸中大气下陷"，其道理是：从"大气者，充满胸中，以司呼吸之气也"就可知道，大气，实际上就是我们常说的宗气。清升浊降，自然之理，现大气下陷，就说明宗气中的浊气过多，不能向上升散外排而滞留。黄芪入肺，能增强肺功能，可促使浊气更多外排，而浊气外排，则大气自然不再下陷，所以，黄芪可治疗"大气下陷证"。

张锡纯还说"愚自临证以来，凡遇肝气虚弱不能条达，用一切补肝之药皆不效，重用黄芪为主，而少佐以理气之品，服之复杯即见效验，彼谓肝虚无补法，原非见道之言也"。其实，这是黄芪助肺排浊之后而起到增强肝功能的作用。

体内之浊气到达体表，是肝在起作用；体表的浊气排出体外，是肺在起作用（可参考《其实中医很简单》一书）。如果肺功能下降，肺气虚弱，则体表的浊气不能外排，郁结占位之后势必会使得体内的浊气不得向体表输送（旧的不去，新的不来），这时，体内的浊气自然就会出现郁结，而我们的直接诊断则责之于肝，说是肝功能下降所致。应用黄芪之后，肺的外排浊气功能增强，体表的浊气畅排，体内的浊气则能快速的被运送到体表；体内浊气含量正常，"显"得肝功能增强，这就是张锡纯所说的重用黄芪、少佐理气之品能治疗"肝虚"的道理。由此我们也可以知道，这里的"肝虚"，是肝功能的相对下降，并不是真的虚弱。

3. 升提之功

黄芪质轻，有升提之功，故而对于下垂、下陷之病证都有很好的治疗作用，如脱肛、子宫下垂、胃下垂、大气下陷等效果不错。

内蒙古《中草药新医疗法资料选编》中谈到，治疗脱肛，用生黄芪四两，防风三钱，水煎服。

《实用中草药大全》中治老人遗尿或阴茎痛：黄芪 100 克，甘草梢 10 克，水煎，日服 2 次。

四、名医经验

1. 邓铁涛经验

邓铁涛教授用黄芪治疗脏器下垂（如胃下垂、子宫下垂、脱肛、肾下垂等等）、重症肌无力、肌肉痿软、呼吸困难、眩晕等属气虚下陷者，效果不错。比如对于胃黏膜下垂者，就用四君子汤加黄芪 30 克、枳壳 3 克来治疗；对于脱肛病证，则用黄芪 120 克、防风 9 克来治疗；对于子宫脱垂，治以补中益气汤加何首乌。当使用补阳还五汤治疗偏瘫时，邓老谈到需注意二点：一者辨证须是气虚血瘀之证，二者黄芪必需重用至 120 克，不宜少于 60 克方效，其他药量亦可略为增加，但决不能轻重倒置。（《中国名老中医经验集萃》）

2. 岳美中经验

岳美中对于老年高血压病人其舒张压高，不容易降，中医辨证为气虚者，用大量黄芪（50 克以上）再配陈皮 10 克来治疗，有时可有一定作用。（1979年《吉林中医药》）

3. 杨达夫经验

杨达夫对于老人癃闭、西医名前列腺肥大病，以生黄芪 18 克、甘草梢 3 克来治疗，效果很是不错。（《津门医粹（第一辑）——天津市名老中医学术经验选编》）

4. 蔡小荪经验

蔡小荪认为治疗阴挺，也就是现代医学所说的子宫脱垂或阴道壁膨出，可用补中益气汤益气来治疗，但黄芪分量宜重，一般剂量为 30～90 克；对于中风偏瘫，血压偏高，辨证属于中医上的气虚者，用黄芪治疗的时候，其量宜在 50～70 克，因黄芪用量在 15 克左右有升高血压的作用；对于肾病综合征的治疗，重用黄芪 70～100 克可促进尿蛋白的消退。（《蔡小荪——中国百年百名名老中医临床家丛书》）

五、用药注意

1. 用法用量

黄芪食用方便，可煎汤、煎膏、浸酒、入菜肴等。一日 10～30 克，大剂量可用至 60～90 克，甚至更多。

（1）张仲景用黄芪有一个剂量段：黄芪大量治疗水气、黄汗、浮肿（5两），中量治疗风痹、肌肤不仁（3两），小量治疗虚劳不足（1两半）。现代应用可以根据张仲景的用药经验适当变化。如用于治疗浮肿，量可达 60～100克，治疗半身不遂，可用 30～60 克；用于上消化道溃疡，可用15～30 克。

（2）每天单用黄芪 5～10 克左右，开水泡 10～20 分钟后代茶饮用，可反复冲泡，对于气虚不固的自汗效果不错。

（3）每天单用黄芪 30 克左右，水煎好后代茶饮用，或用黄芪 30 克，枸杞子 15 克，水煎后服用，对气血虚弱的人效果很好。

（4）取黄芪 50 克左右，煎汤以后，用煎过的汤液烧饭或烧粥，就变成黄芪饭、黄芪粥，也很有益。

（5）还有些人喜欢在做烧肉、烧鸡、烧鸭时，放一些黄芪，增加滋补作用，效果也不错。

2. 临床注意

（1）黄芪质地干燥，有伤阴血之弊，所以，应用黄芪时最好配伍滋阴养血之品。

（2）有经验说黄芪量大降压，量小升压，临床可作参考。

3. 使用禁忌

从体质上来说，黄芪最适合气虚有湿之人，这种人往往身体虚胖，肌肉松软，尤其是腹部肌肉松软。而身体十分干瘦结实的人则不宜。从身体状况来说，感冒、经期不要吃黄芪。从季节来说，普通人春天不宜吃黄芪。

为什么感冒不能喝黄芪粥呢？因为黄芪是固表的，它帮助身体关闭大门，不让外邪入侵。可是当身体已经感受外邪的时候，就会变成闭门留寇，把病邪关在体内，无从宣泄了。同理，春天是升发的季节，人体需要宣发，吃黄芪就不太适宜了。

附 老姬杂谈

我曾经治疗过一个病人，是气虚导致的头晕，病程较长，病证较重，因病人家属要求速效，故而，一剂药之中黄芪的用量达300克。用后，当天就出现了严重的腹泻情况，病人自述上厕所都来不及，但身体没有其他的不适。第1天腹泻10余次，第2天腹泻5、6次，第3天基本无腹泻，用药3天之后，头晕消失。

这里有个问题，用大剂量黄芪之后，为什么会出现腹泻现象？

有是证，用是药，病人是气虚所致，用黄芪补气为正治，但黄芪药材为根，大剂量应用之后，沉重下达，健脾而利腹部之湿，由于剂量过大，故而，腹泻严重。湿邪渐少，所以，腹泻次数减少。治病求本，气虚得补，头晕之证自然得消。

白 术

> 《中药学》上的功效：补脾燥湿，利水，止汗。

一、功效来源

（1）药用部位 白术药材为菊科植物白术的根茎。以个大、质坚实、断面色黄白、香气浓者为佳。

（2）气味 白术气清香，味甘、微辛。

（3）药性来源 白术是霜降至立冬采挖，除去茎叶和泥土，烘干或晒干，再除去须根即可。烘干者称"烘术"，晒干者称"生晒术"，也称为"冬术"。

单从采挖时间来看，白术应为寒凉之性，故而《神农本草经》谓之可"除热"；《药类法象》谓之可"除胃中热"；张元素谓之可"除脾胃热"、"主肌热"等；但甘味属阳为温、微辛也属阳为温，中和季节之性后，白术应为温性，如《本经》中就说性"温"。

（4）功效归纳 根能补益，甘味入脾、辛味入肺，故而，白术能补气而增强脾、肺功能；冬季为肾所主，白术为冬季采挖，故而，可入肾。

二、药物炮制

生白术：除去杂质，洗净，润透，切厚片，干燥。

炒白术：又名炙白术，将蜜炙麸皮撒入热锅内，待冒烟时加入白术片，炒至焦黄色、逸出焦香气，取出，筛去蜜炙麸皮。每100千克白术片，用蜜炙麸皮 10 千克。健脾和中功效增强。

土白术：又名土炒白术。取白术片，用伏龙肝细粉炒至表面挂有土色，筛去多余的土。每 100 千克白术片，用伏龙肝细粉 20 千克。健脾和胃、止泻止呕作用增强。

焦白术：又名焦术、白术炭。为白术片用武火炒至外面黑褐色，里面棕黄色，取出摊晾入药者。收敛止泻作用增强。

三、临床应用

1. 补脾

白术可治疗因脾气虚弱而导致的各种疾病。

单用即可，如《千金良方》中的白术膏，即单用白术熬膏服，以补气健脾。当然，根据不同的病情，可配伍不同的补气药，如病后元气虚损者，可配伍人参，如《集简方》中的参术膏；气虚的积食，可配伍枳实，如《兰室秘藏》中的枳术丸。

对于气虚的便秘，可单用，更可配伍应用，如 1990 年《浙江中医药杂志》上董自强等介绍：胡某，女 23 岁，便秘已有 2 ~ 3 年，需七八日方解 1 次，干结如球状，平素自觉腹胀，纳食欠佳。证属脾胃虚弱，津液不足，运化失职所致。予生白术 3000 克，粉碎成极细末。每次 10 克，每日 3 次。治疗 10 日，排便改善，1 ~ 2 日一解，便质变软，腹胀以消，纳食增加。上法续用 10 日，大便正常，每日一行，余证皆除。更予 10 日量，以资巩固。用此法治疗虚证便秘 20 余例，均获良效；1990 年《中医药学报》上刘树民等介绍：重用白术，少则 60 克，重则 120 ~ 200 克，治疗脾气虚弱之肠燥便秘多例，均获较好疗效；1979 年的《新医药杂志》里范华光等介绍：用生白术 60 克、生地黄 30 克、升麻 3 克，每日 1 剂，水煎服。治疗 50 例妇科术后便秘患者，其中 36 例服 1 ~ 2 剂后，开始肠鸣矢气，随后排便 1 ~ 2 次，仅 7 例无效。

治气虚发渴，张锡纯也谈到：一少年咽喉常常发干，饮水连连不能解渴。诊其脉微弱迟濡，当系脾胃湿寒，不能健运，以致气化不升也。投以四君子汤加干姜、桂枝尖，方中白术重用两许，一剂其渴即止。

气虚下血，张锡纯也谈到：一妇人因行经下血不止，服药旬余无效，势极危殆。诊其脉象浮缓，按之即无，问其饮食不消，大便滑泻。知其脾胃虚甚，中焦之气化不能健运统摄，下焦之气化因之不固也。遂于治下血药中加白术一两，生鸡内金一两，服 1 剂血即止，又服数剂以善其后。

因土克水，故而，用土炒白术，能增强健脾利水祛湿之功能，对于脾虚腹泻，可单用而取效。

对于腹水，可参考 1984 年《安徽中医学院学报》上曹可允等介绍的经验：重用白术 30～60 克，治肝硬化腹水，迁延性肝炎用 15～30 克，原发性肝癌用 60～100 克。

水湿所致的眩晕，白术配伍泽泻则效更好，如《金匮要略》里的泽泻汤。

对于小儿流涎，可仿 1986 年《辽宁中医杂志》上郭剑华介绍的治法：将生白术 10 克，切碎，放碗中加水适量，蒸汁，或再加食糖少许，分次灌服。治婴幼儿流涎，疗效良好。

对于湿痹，可与祛风湿药配伍，如《金匮要略》里的麻黄加术汤，当然也可与活血化瘀药同用，如 1982 年《中级医刊》里就说对于慢性腰腿疼，李毅介绍：以白术 30 克，炙穿山甲 6 克，加入 20～30 度白酒 100 毫升（以药材浸没为度），加盖，加热至沸后减弱火力，保持微沸至半小时，将药液倾出。依上法重煎一次，2 次煎液合兑，早、晚分 2 次服，每日 1 剂，连服 2～3 天，疗效满意。

2. 补肺

（1）对于气虚的咳喘　张锡纯在《医学衷中参西录》里谈到：一人年二十二，喘逆甚剧，脉数至七至，投以滋阴兼纳气降气之剂，不效。后于方中加白术数钱，将药煎出，其喘促亦至极点，不能服药，将药重温三次，始强服下，1 剂喘即见轻，连服数剂痊愈。后屡用其方以治喘证之剧者，多有效验。

（2）气虚的自汗证　《备急千金方》单用白术为末服用，治自汗不止；《全幼心鉴》治脾虚自汗，老小虚汗，单用本品煮服即可；《世医得效方》里的"玉屏风散"就是把白术和黄芪、防风同用来治疗体虚的感冒，效果不错。

（3）气虚导致的胎动不安证　单用白术粉即可；热重的可配上黄芩；气虚严重的，可配伍人参、黄芪等。

3. 白术可入肾

腰为肾之府，对于湿邪留滞腰部而导致的腰痛，可单用白术以建功，如陈士铎在《本草新编》里谈到"如人腰疼也，用白术二三两，水煎服，一剂而疼减半，再剂而痛如失矣"。我在临床上对于寒湿所致的腰腿疼，嘱病人用一瓶黄酒和一瓶水煎服 90～180 克的生白术，晚上顿服，效果很好。

四、名医经验

1. 魏龙骧白术通便秘经验

便秘一证，医书所载，治方不少。然有效亦有不效者，轻则有效，重则无效；暂用有效，久则失效。孟浪者，但求一时之快，猛剂以攻之，以致洞泄不止，不但无益，反而有害。东垣所谓"治病必求其源，不可一概用牵牛巴豆之类下之"。源者何在？在脾胃。脾胃之药，首推白术，尤需重用，始克有济。然后，分辨阴阳；佐之他药可也。或曰："便秘一症，理应以通幽润燥为正途，今重用燥脾止泻之白术，岂非背道而驰，愈燥愈秘乎！"魏老解之曰："叶氏有言，脾宜升则健，胃主降则和。又云，太阴湿土得阳始运，阳明阳土得阴自安，以脾喜刚燥，胃喜柔润也，仲景急下存津，其治在胃，东垣大升阳气，其治在脾。"大便干结者，阴不足以濡之。然从事滋润，而脾不运化，脾亦不能为胃行其津液，终属治标。重用白术，运化脾阳，实为治本之图。故余治便秘，概以生白术为主，少则30~60克，重则120~150克，便干结者加生地黄以滋之，时或少佐升麻，乃升清降浊之意。若便难下而不干结，或稀软者，其苔多呈黑灰而质滑，脉亦多细弱，则属阴结脾约，又当增加肉桂、附子、厚朴、干姜等温化之味，不必通便而便自爽。以下为魏老验案。

1977年6月，患者于某来诊。谓患便秘六七年。多年来，服汤药数百剂，滋阴如麦冬、沙参、玉竹、石斛、知母有之；润下如火麻仁、郁李仁、柏子仁、桃仁有之；泻下如大黄、芒硝、番泻叶有之；补益如党参、黄芪、太子参、淮山药、肉苁蓉、狗脊、巴戟天有之；丸药如牛黄解毒、牛黄上清、更衣丸、槐角丸、麻仁滋脾丸，他如开塞露、甘油栓等，且常年蜜不离口。然便秘之苦不解，颇为失望。余诊之，心烦易汗，寝食日减，脉细，舌苔薄滑。上症皆由便秘过久，脾胃功能失调所致。当授生白术90克，生地黄60克，升麻3克。患者半信半疑，以为仅仅三味又无一味通下药，默然持方而去，实则并未服药。终因便不自下，姑且试之。不期4小时后，一阵肠鸣，矢气频转，大便豁然而下，为数年之所未有如此之快者。此后，又继服20余剂，六七年之便秘，竟获痊愈，患者喜出望外，称谢而去。

高龄患便秘者实为不少。一老人患偏枯，步履艰难，起坐不便，更兼便秘，查其舌质偏淡，苔灰黑而腻，脉见细弦。此乃命门火衰，脾失运转，阴结之象也。处方以生白术60克为主，加肉桂3克，佐以厚朴6克，大便遂能自通，灰苔亦退，减轻不少痛苦。（《名老中医医话》）

2. 颜德馨经验

止血：曾治大咯血患者，气脱频危，有形之血不能速生，无形之气所当急固，施以白术100克，米汤急火煎服1大碗，药后2小时血止神清，肢和脉起，竟未复发。亦以之治肺结核大咯血，居经不行，每晨晚各以米汁调服白术粉1匙，1个月后血止经行，体渐康复。血证当以胃药收功，土厚火敛，信而有证，可供玩味。

通便：人知白术止泻，殊不知白术既能燥湿实脾，复能缓脾生津，津润则便畅，凡老年人便秘，以白术30克煎汤服之，可治肠液枯燥，使大便通畅。

消肿：白术与赤豆煎服。在自然灾害时期，浮肿病比比皆是，投之多验。

治小儿单纯性泄泻：生白术、生扁豆同煮元米粥，日服2次，颇效。

预防哮喘：夏令以白术煎服，日服2次，培土生金，冬病夏治，常服可控制哮喘病发作。

治耳源性眩晕：白术与茯苓各15克，煎服其汁，有治疗效果。

保健：《神农本草经》曰，久服轻身。寇宗奭称：稽康曰："……饵术，黄精，令人久寿。"颜老则从"脾统四脏"之理论出发，嘱久病者服之，促进康复，收效颇捷。(《中国名老中医经验集萃》)

3. 何任经验

何老用白术，认为按仲景诸方用之确当，多有显效。治肝硬化腹水或妇科卵巢肿瘤等腹水者，病人服西药"双克"后，有四肢怠乏等不良反应出现，常以真武汤方加减，略得小便而腹水缓解，较极度利尿为妥。以下为何老用白术的治验。

（1）以玉屏风散治气虚自汗。黄芪1两，白术2两，防风1两为末。若不用全方，单以白术30克煎服亦往往可以得益气、固表、止汗之功。

（2）口腔溃疡，久治不愈。除用补中益气汤全方之外，仅用黄芪、白术亦常能得减轻症状，减少复发之功。对脾虚中气不足者宜之。

（3）白术治脾虚久利比较易见效。而急迫的类湿热之新病泄泻，则宜用苍术10克、薏仁15克同煎服见效快，而用白术反不易见功。

（4）白术安胎，宜与枯黄芩、桑寄生合用，远较单味效佳。

（5）小儿流涎。视其年龄长幼，以白术10～30克蒸水，缓缓饮之，每有捷效。(《何任医学经验集》)

五、用药注意

1. 用法用量

一般用量为6~12克，大剂量可用到30~240克。

2. 临床注意

药理证明，白术对胃肠道有双向调节作用，小量能治脾虚泄泻，大量则治气虚便秘，故凡脾虚所致的泄泻、便秘均可配用。

3. 使用禁忌

阴虚燥渴，气滞胀闷者忌服。

附　老姬杂谈

我在临床上有一单方，治疗胃下垂多人，效果很是不错，一般一次即愈，重者两三次：白术60~150克装在洗干净的猪肚中，加适量的水煎煮，不放任何其他东西。喝汤（顿服），能吃猪肚则更好。

1993年秋天，我的母亲患胃痛，在医院检查，B超提示，中度胃下垂。当时，仿照书本上说的补中益气汤加减治疗，有效，但进展缓慢。后又查阅资料，说是加用大量的益母草和枳壳，效果好，于是，在补中益气汤的基础上加用益母草60克、枳壳60克，胃痛明显好转。

1个月后，因饮食不注意，胃痛又犯了，仿照前面的治法治疗，效果不明显。当时我就想，胃下垂，补气升提为第一；消食导滞之后，胃体负担减轻，升提更快为第二；活血之后，营养物质快速到达胃体，胃体强健为第三，于是，自制药方，补气升提、消食导滞、活血化瘀，用药1周，胃痛明显缓解，继用1周，胃痛消失。

1年过去了，感冒后又吃点凉东西，胃痛又做，刚准备用前法治疗，这时，无意间想到民间一方，就是白术猪肚煮汤服用，据说效果很好。随后，就决定先用这个方法试试，于是，买来一个猪肚子，用120克白术填充之后，凉水煮，水开后用小火煮1小时左右，啥也不放，取汤给母亲饮用。没想到，一次就好。

以后，凡是遇到胃下垂的病人，我都用这个办法来治疗，不用辨证，只要是西医上检查出的胃下垂，都可以用。我遇到的重症病人，一般服用三次即愈。

2年前，我的岳母也患了胃下垂，我也是用这个办法治好的。

这里，有三点需要注意：一是由于饮食的原因，胃病容易复发，对于胃下垂的复发，这个方法照样可以应用而获效；二是在治病的时候，最好用生白术；三是白术的用量，一般是60~150克不等，视病情轻重而定。

山 药

> 《中药学》上的功效：补脾胃，益肺肾。

一、功效来源

（1）药用部位　山药药材为薯蓣科植物薯蓣的块茎。以质坚实、粉性足、色洁白者为佳。

（2）气味　山药，味淡微酸，嚼之发黏。

（3）药性来源　山药是 11～12 月采挖，从采集时间来看，山药性寒；甘味属温，微酸之味其性微凉，综合之后，山药之性为凉，所以《药性类明》中说山药"性凉而润"，《伤寒蕴要》中说"补不足，清虚热"。

（4）功效归纳　淡味入脾，酸味入肝，所以，山药有健脾养肝的作用；冬季采挖而入肾，故而，山药能入肾；山药色白，白为肺所主，故而山药也能入肺而助肺排浊。

二、药物炮制

生山药：拣去杂质，用水浸泡至山药中心部软化为度，捞出稍晾，切片晒干或烘干。

炒山药：先将麸皮均匀撒布于热锅内，俟烟起，加入山药片拌炒至淡黄色为度，取出，筛去麸皮，放凉（山药片 100 片，用麸皮 10 斤）。

三、临床应用

1. 补脾

脾虚运化无力导致的积食和血虚之证可用山药来治疗；脾虚，津液布散失常而导致的泄泻、水肿等更可以用山药来治疗。

山药药材为生长在地下的块茎，取象比类，对于人体下部疾病有很好的治疗作用。山药健脾，脾主运化，对于运化不力导致的带下有很好的治疗作用。故而，更多的书上就把山药"止带下"特意提出。

一些书上谈到山药有"益阴生津"的作用，这是健脾之后，津液正常布散的结果。

脾主肌肉，山药补脾，故而，《本经》中就谈到"补中益气力，长肌肉"。

《濒湖经验方》中谈到治疗湿热虚泄：山药、苍术等份，饭丸，米饮服。

《陕甘宁青中草药选》中谈到治疗糖尿病：生山药、生黄芪各 1 两，天花粉 5 钱，知母、鸡内金各 3 钱，水煎服。

2. 补肝

酸甘补阴，山药甘而微酸，可补肝之阴血，所以，临床上对于肝血不足之病证，可以用山药来治疗。但由于酸味不大，故而配用白芍则效果更好。

我在临床上，治疗血虚病人，在当归补血汤药方的基础上加用生山药 30 克，生白芍 30 克，取效甚捷。

酸性收敛，山药有健脾利湿之功，故而对于带下病证，标本兼治，效果很好。

我经常用一单方治疗白带增多病证，效果不错，这就是炒山药 30 克、炒白术 30 克、淫羊藿 30 克，水煎服，日 1 剂。

3. 入肾

山药味微酸而收敛，且能入肾，故而，对于肾虚所致的遗精、遗尿、乳糜尿等有消除表象的作用。如 1985 年《四川中医》上袁耀先介绍：用山药粉治疗肾虚遗尿，每次 6 克，每日 3 次，开水送服。症重者，加太子参等量拌服，均获良效。

4. 入肺

肺虚的咳喘可用山药治疗，因山药味微酸而有收敛之功，故而对于久病之人效果更好；肺虚的大便难也可用山药来治疗，一是可助肺外排浊物，二是可以健脾布散津液，改变"无水行舟"的情况；酸甘养阴，肺主皮毛，所以因肺虚而导致的皮肤干燥也可用山药来治疗。

《简便单方》中谈到治痰气喘急：山药捣烂半碗，入甘蔗汁半碗，和匀，顿热饮之。

四、名医经验

1. 何任经验

山药用治带下的名方是《傅青主女科》的完带汤。方用炒白术 30 克，炒山药 30 克，人参 6 克，白芍 15 克，车前子、苍术各 9 克，甘草 3 克，陈皮、荆芥炭各 1.5 克，柴胡 1.8 克。专用于健脾燥湿、疏肝理气以治白带。此方之特点除各药之配合外，更重要的白术、山药各用 30 克。临床上用此方按各药原用量比例，疗效就好，若山药、白术用量不足，就少疗效，屡试屡验。何老治白带，脾虚夹湿热者，以简方：山药 30 克，白术 30 克，加黄柏 10 克，有明显的效果。以山药治崩漏，旨在健脾以统血。以山药 30 克，炒地榆 10 克，茜草炭 15 克，血余炭 15 克，藕节 15 克，棕榈炭 15 克。往往 1~2 剂止。此为何老据验、便、廉原则的常用经验效方。

对面色不华之虚弱病人，何老常在健脾药中加山药与薏苡仁，亦能改善体质；对于前列腺增生的老年病人，常用山药、茯苓各等份，分别洗净，嘱病人煮粥服，效果也不错。

综观山药之用，入滋阴方中，多宜生用；入补脾药内，则宜炒黄用。（《何任医学经验集》）

2. 邓铁涛经验

对于糖尿病患者，重用淮山药 60 克以上再加粟米须 30 克，往往有降糖之效果。（《邓铁涛临床经验辑要》）

五、用药注意

1. 用法用量

山药药力缓和，用量一般要大：内服，研粉服用时一日 3~6 克，煎水服用时一日量 6~90 克；外用时取适量捣敷。

2. 临床注意

用山药时，有时会出现气壅、腹中胀闷、食欲不振等副作用，这时配用少许陈皮，可以消除这些副作用。

3. 使用禁忌

腹胀、中焦满闷者不宜用。

附　老姬杂谈

吃山药治疗及预防前列腺增生

据美国《健康》杂志报道，山药中的黏性成分是由黏蛋白这种糖分和蛋白质的复合体构成的。黏蛋白具有激活雄性激素的作用，因此，山药是患有前列腺增生男士的美食佳选。

现在，更多的人表现出虚弱之证；临床上，很多人也问我，自己吃的也不错，但为什么还会出现虚证？我说："虚证的产生只有两方面，一个是消耗过度，一个是产生不足。现在的人，有几个是消耗过度？故而，这点可以排除，那么，剩下的就是产生不足。而产生不足的原因却只有三方面，一个是摄入不足，一个是吸收消化不足，一个是运送不及时。现在的人，吃不饱饭的有几个？所以，摄入不足这点也可以排除，剩下的两个原因就是虚证的产生原因。而吸收消化的不好就是肾功能下降（这点已经在《其实中医很简单》里详谈过了）；运送不及时的原因，一个脾的运化功能下降，一个是有物堵塞、气机不畅，一个是旧的不去、新的不来，浊物不排，占位郁结而导致新的营养物质不能进入。而肝主疏泄，调理气机，所以，肝功能的下降是一个成因；肺主排浊，肺功能下降也是一个成因。综合之后，对于虚证，增强肾、脾、肝、肺功能是主要的，而山药补脾、肝、且能入肾和肺，为补虚之良药，所以，有好多地方就把山药当做蔬菜来经常食用。临床上，我也常常嘱咐病人多食山药，补虚很好。

白 扁 豆

《中药学》上的功效：健脾化湿。

一、功效来源

（1）药用部位　白扁豆药材为豆科植物扁豆的白色成熟种子。种子有补益之功。

（2）气味　白扁豆味微甘。

（3）药性来源　白扁豆的采收时间为 9～10 月，属于秋季，秋季采收，其性为凉，《食疗本草》上大概就是从这点考虑的，同气相求，因秋凉，就谓之"微寒"；甘味属阳为温，《别录》上大概就是从这点考虑的，所以就说"微温"；中和之后，白扁豆应为平性，故而，《日华子本草》谓之"性平"，在《中药大辞典》里也是这种说法。

（4）功效归纳　种子补益，甘味为脾所主，故而，白扁豆有很好的补脾之功；秋季采收能入肺，白色更为肺所主，所以，白扁豆也能入肺而助肺排浊。

二、药物炮制

采摘后晒干，为生白扁豆；炒过之后，则增强了健脾之功。

三、临床应用

1. 补脾

白扁豆可补脾，对于脾胃虚弱日久或大病后的"虚不受补"之人，先用白扁豆，最为适宜。对于其他的脾功能下降之病证，因白扁豆之力弱，故而一定要配用他药一起治疗才可。

2. 补肺

外邪侵袭之后，导致人体出现的病证，都需肺来向外排邪；中医上，常说的外邪有六种，风寒暑湿燥火；风寒需要发散、燥火需要滋润清解、暑湿需要清化；由于白扁豆能入肺而助肺排浊、健脾化湿、秋季采收性凉解暑，故而，也可治疗因暑湿而导致的病证。如夏季感受暑湿之邪而导致的呕吐、泻利、烦渴、头昏、胸闷者，可用白扁豆配合藿香、佩兰、荷叶、赤小豆等治疗。

四、用法用量

一般用量为 5～30 克，水煎服。做散剂时要炒用，一日量为 3～6 克。

附　老姬杂谈

临床上遇到一些虚不受补的病人，先嘱其用白扁豆煎煮，喝汤吃豆，然后用其他的药物补其虚，这样，不但用药顺畅，且没有弊端出现。

甘　草

《中药学》上的功效：补中益气，泻火解毒，润肺祛痰，缓和药性，缓急定痛。

一、功效来源

（1）药用部位　甘草生于向阳干燥的钙质草原、河岸砂质土等地，药材为豆科植物甘草的根及根状茎。以外皮细紧、色红棕、质坚实、断面黄白色、粉性足、味甜者为佳。

（2）气味　甘草味甘而特殊。

（3）药性来源　关于甘草之性，因为秋季采挖，故而《本草衍义》谓之"微凉"，但甘味属阳为温，中和之后，甘草之性应为"平"，如《本经》就说"味甘、平"。

（4）功效归纳　甘草味甘，甘为脾所主，故而，甘草有很好的健脾作用；因秋季采挖，所以，甘草能入肺；长期临床实践证实：甘草有很好的解毒作用。

甘草，又名国老，前人认为能"调和百药"，故而，更多的人都说甘草能调和药性，这又是怎么回事？

道理很简单，中医认为，土居中焦，有中和之功，甘草之味单一，是甘味，专事健脾而培土，且其性平，故而，无论寒热之证均可应用；味甘健脾，可适用于虚证，助肺排浊，可适用于实证，故而，虚实之证都可以应用。因此，焦树德老先生在《用药心得十讲》中谈到"与补、泻、寒、热、温、凉等各类药物配合应用，有调和药性的作用"。

二、药物炮制

生甘草：拣去杂质，洗净，用水浸泡至八分透时，捞出，润透切片，晾干。多用于清热解毒。生甘草梢能治尿道中疼痛，适用于淋病；生甘草节适用于消肿毒、利关节。

粉甘草，为去皮之生甘草，具有清热泻火之功。

蜜炙甘草：取甘草片，加炼熟的蜂蜜与开水少许，拌匀，稍闷，置锅内用文火炒至深黄色，不黏手为度，取出放凉。多用于补中益气。

三、临床应用

1. 健脾

对于脾气虚弱，运化能力下降所致的病证，都可以用甘草来治疗。这里要注意两点：一是要用健脾之力强的炙甘草；二是要注意用量，不能过大。

《实用中草药大全》中谈到治胃溃疡及十二指肠溃疡：甘草40克，海螵蛸50克，共研细末，每次5克，日服两次。

《陕甘宁青中草药选》中谈到用治胃肠痉挛：炙甘草与白芍配用。治疗溃疡病，生甘草5钱，水煎服。

便秘：1984年《湖北中医杂志》上石向东介绍"用生甘草2～3克，放入15～20毫升开水中泡服，日1次，一般服用7～15天即可，治疗5例婴幼儿便秘，全部获愈"。（甘草治疗便秘的机制是：脾主运化，肠道中的水液在脾的运化下得到补充，肠道润滑，加之甘草助肺排浊，故而，大便畅排。）

尿崩症：1989年《北京中医学院学报》上常章富等介绍"以甘草粉5克口服，每日4次，治疗2例，均获佳效"。（甘草治疗尿崩症的机制是：尿崩症，简单的说，就是尿量增加的病证，脾主运化，甘草健脾，助脾运化水液，水液布散正常，到达膀胱的量减少，尿崩症自然就可以治愈。）

前列腺炎合并阳痿：1989 年《江西中医药》上介绍"用生甘草为末，每日 20～40 克，开水泡饮。10 天为 1 个疗程，一般 1～3 个疗程。并配合提肛运动，深吸气时提肛，屏气 5～10 秒钟，再呼气，每日 2～3 次，每次练习 20～30 下。治疗 22 例，9 例痊愈，12 例有效，1 例无效"。（中医诊断为脾、肺气虚时应用，效果应该很好。）

治阴下湿痒，《养生必用方》上介绍"甘草一尺，并切，以水五升，煮取三升，渍洗之，日三五度"。（甘草治疗湿痒的机制是：甘草健脾，而脾能运化水湿；痒为风所致，风是浊气郁结所致，甘草也能入肺排浊，浊气得排，痒的表象自然消失。）

由于甘草之味为甘，为脾所主，中医上有句话"肝生于左，肺降于右，心阳布散于外，肾治于里，脾胃运行于中焦"，故而，甘草更多的可以治疗中焦病证，如中焦气虚导致的心悸等。在 1983 年的《北京中医学院学报》上麦小苓介绍"以生甘草、炙甘草、泽泻各 30 克，每日 1 剂，水煎，早、晚分服。治疗室性早搏 23 例，均获痊愈。服用 3～12 剂后症状消失，心电图复查正常"。

2. 入肺

甘草味甘而健脾，因脾主运化水液，故而，甘草有很好的润肺作用。

对于肺燥的咳喘，可单用甘草来治疗，如有人用甘草粉 5 克，每日 3 次，试治 3 例慢性顽固性支气管哮喘，取得显著效果，哮喘症状均在 1～3 天消失或改善，支气管笛音亦于 11 天完全消失，肺活量显著增加。（来源于《中药大辞典》）

近代研究证明，甘草为滑润性祛痰药，口服后能使咽喉黏膜减少刺激，适用于咽喉炎症。

肺主排浊，甘草入肺，对于排浊不力导致的咳嗽气喘，无论寒热虚实、有痰无痰，甘草均可治疗。由于甘草性平，故而，无论寒热均可治疗。

治小便频数及夜尿症：甘草 50 克，煎水常服。（来源于《实用中草药大全》）

肺主皮，在 1974 年的《新医学》上就有治疗皮肤皲裂的介绍：用甘草 50 克，加入 75% 酒精 200 毫升，浸 24 小时后去渣，再加甘油 200 毫升。用时将患处洗净，外涂。治疗 100 例，在随访 50 例中，2 年内未复发者 36 例，1 年内未复发者 11 例，无效 3 例。（甘草健脾，能运化水液，皮肤局部的津液充足，干裂现象自然消失。）

治疗汤火灼疮，《怪证奇方》上谈到"甘草煎蜜涂"。（脾主肉、肺主皮，甘草能补脾入肺，所以，对于肉、皮损伤之证都可以治疗。）

《养生必用方》中谈到治疗阴下湿痒：甘草一尺，并切，以水五升，煮取三升，渍洗之，日三五度。

3. 解毒

生甘草可"解百毒"，对于乌头、马钱子、砒霜、铅等的中毒及其他的无名肿毒，都可以用生甘草来做治疗。

对于食物、药物或农药中毒，可单用甘草解毒，也可以配伍绿豆、金银花等同用。

肺主皮毛，对于皮肤之毒，同样也可以用甘草解毒，如对于"红斑狼疮，1990年的《中医药信息》里刘桂华介绍：用甘草12克，红参8克，水煎服。代替皮质激素，治疗1例红斑狼疮。10天后病情开始好转，激素量渐减，甘草和红参量亦减；2个月后病人基本恢复，停用激素，经2年观察病情较稳定"。

四、名医经验

1. 贺本绪经验

40年来，将海藻、甘草同用，治疗再生障碍性贫血、血小板减少性紫癜以及各种失血症、各种结石等，效果都很理想。对癌症也有所试用，如乳腺癌、子宫癌、食管癌、胃癌等，也收到一定效果，没发生过任何问题。（《黄河医话》）

2. 李文瑞重用甘草经验

一般用量3～10克，重用15～25克，最大用至45克。用于治疗咽炎、喉炎、扁桃体炎等效果很好。服药期间，未出现浮肿、腹胀、钾低等副作用。

如治一女性29岁患者。患急性咽炎5天，症见咽痛音哑，咽部不爽，目赤干涩，纳食尚可，小便色黄，大便通调，舌微红，苔黄少津，脉滑数。证属热壅咽部，灼伤津液。遂予桔梗10克，生甘草30克，玉蝴蝶10克，蝉蜕5克，肥玉竹10克。服5剂后症状减轻，再进5剂病愈。之后随访未见复发。（1994年《辽宁中医杂志》）

五、用药注意

1. 用法用量

水煎服用时一般为6～12克，大剂量可用到30克，解毒时可用到60克，甚至更多。

1986 年《中药通报》上周平安认为：甘草应因地、因病、因人而异，一般短期单用量可稍大，常服久服量宜较小。如治肝炎、溃疡病、阿狄森综合征等，开始用量可用至 15～30 克，以后渐减，维持量 3～5 克；补气宜轻用，养阴宜重用；祛痰宜轻用，解毒要重用；调和药性宜轻用，缓急止痛要重用，可暂用至 15～30 克；洗胃解毒和外用时，当酌量而定，不限于常规量。一般每日 1～9 克，最大量不超过 30 克，而且在大量或长期服用时应加用补钾利尿药；伴有心肾功能不全者，最好不用。

1982 年《辽宁中医杂志》上林杰豪通过整理老中医的临床经验，发现老中医以甘草为主药，治多种病证疗效显著，而且甘草用量一般为 30～50 克，最大量用至 60 克，且方小量重，每方只有 3～4 味药，并配伍利尿、理气药应用，均取佳效。

2. 临床注意

中药"十八反"中，有甘草反甘遂、大戟、芫花、海藻之说，虽然近现代有人研究说它们同用不会出现什么问题，但是，我们在临床上还是要谨慎注意。

3. 使用禁忌

实证中满腹胀者禁用；长期大量服用可引起水肿、高血压。

附　老姬杂谈

这里摘录一下《本草新编》上的一点内容：

甘草解毒，无人不知，然尽人皆知解毒，而尽人不知用之也。愚谓甘草解毒，当分上、中、下三法。上法治上焦之毒，宜引而吐之；中法治中焦之毒，宜和而解之；下法治下焦之毒，宜逐而泻之。吐之奈何？用甘草一两，加瓜蒂三枚，水煎服，凡有毒，一吐而愈。和之奈何？用甘草一两五钱，加柴胡三钱、白芍三钱、白芥子三钱、当归三钱、陈皮一钱，水煎服，毒自然和解矣。泻之奈何？用甘草二两，加大黄三钱、当归五钱、桃仁十四粒、红花一钱，水煎服，毒尽从大便出矣。此三者，虽不敢谓解毒之法尽乎此，然大约亦不能出乎此。无论服毒、中毒与初起疮毒，皆可以三法治之。

我治疗的 2 例"红斑狼疮病"患者，都是先用生甘草来解毒，然后补虚，这样交替进行，效果还行。对于长久用激素类药物的病人，可以用红参 10 克、生甘草 30 克，水煎后服用，每天 1 剂，1 周后就可以减少激素类药物的用量。一般 20～30 天，就可以把激素减完，也就是说，不用再服用激素类药物，然后，减量继用一段时间，就可以停药了。

大　枣

《中药学》上的功效：补脾胃，养营安神，缓和药性。

一、功效来源及应用

大枣为药食同源之品。大枣药材为"果实"可滋补；秋季采摘，可入肺，其性应凉；色红，可入心补血，且色红属阳为温；其味甘甜，可补脾健运，且味甘属阳为温。故而，《日华子本草》和《本草新编》均谓之"润心肺"。

综合之后：大枣性温，味甘，可补气养血，提高肺脾心三脏之功能。

故而，凡是肺脾心三脏功能下降之病证均可应用。

二、这里我说两个单方

（1）冬季养胃方　白天用大枣、冰糖、生姜各适量，泡水代茶饮，效果好。

（2）三个乌梅七个枣，十个杏仁一块捣，十人胃病十一好。

三、食用时注意

大枣在生吃时，枣皮易滞留在肠道中不易排出，因此吃枣时应细细咀嚼。枣皮中含有丰富的营养成分，炖汤时应连皮一起烹调。

枣虽然可以经常食用，但一次最好别超过 20 枚，吃得过量会有损消化功能，引发便秘。过多食用大枣会引起胃酸过多和腹胀。

腐烂的大枣在微生物的作用下会产生果酸和甲醇，人吃了烂枣会出现头晕、视力障碍等中毒反应，重者可危及生命，所以要特别注意。

红枣具有补血的效果，一般认为最适合女性食用，但有些情况下却并非如此：月经期间有眼肿或脚肿、腹胀现象的女性不适合吃红枣，否则水肿的情况会更严重；体质燥热的妇女不适合在月经期吃红枣，否则会造成月经量过多。

四、名医经验

何任经验

用甘麦大枣汤来治疗"妇人脏躁，喜悲伤欲哭，数欠伸"，是极有效果的；除了用大枣补脾和胃、益气生津、调营卫、解药毒、和药性外，在治疗内科、妇科、神志病、血液病、恶性肿瘤时，也都是不可或缺的最常用药之一。例如曾有一脱肛痔血男性患者，中西药久治无效。我用魁红（一种西北产的特级大红枣）2两剪碎（即遵古法擘之意），加升麻6克，煎服数剂而愈。又用治血小板减少症数10例，一般每日都用30克以上，煎碎浓煎或配合他药有显著治疗效果；用于慢性肝病，改善肝功能效果也不错；对于癌症病人，作为扶正药，在放疗、化疗前后，每日用30克剪碎煎入他药，不但能减少放、化疗的副作用，且对保护气血、平宁神志都有良好作用。（《何任临床经验辑要》）

节后语

1. 补气药怎么用？

（1）补气药就是专门治疗气虚病证的药物，故而，凡是因气虚导致的病证就要用补气药。

不过须注意三点：

①临床上要根据严重情况来选用作用较强或较弱的药物，如气虚严重的，我们就要选用人参来治疗，一般的气虚证，我们可以用黄芪、党参等来治疗。

②根据气虚的不同脏来选用不同的药物，如补脾可选黄芪、补肺可选白术、补心可选人参等。

③根据气虚之证的表象或兼症来用药，如气虚的表象为大汗淋漓的，就要用人参来治疗；气虚的表象为咳喘的，就要用白术来治疗；气虚的表象为泄泻的，就要用山药来治疗；气虚的表象为胃溃疡的，就要用甘草来治疗；气虚兼有中毒的，更要用生甘草来治疗等等。

（2）根据气血结合的原则，在治疗血虚、血瘀证的时候，加用适当和适量的补气药，则效果更好。

2. 补气药的鉴别

药名	药材	气味	采集时间	药性	功用
人参	根	甘、微苦	人工：秋季 野生：夏季	人工：性平 野生：性热	人参补脾、心，入肺
太子参	根	微甘	夏季	性热	补脾入心
党参	根	有特殊香气，微甜	秋季	性平	健脾、助肺
黄芪	根	微甜	秋季	性平	补脾入肺，质轻上浮

续表

药名	药材	气味	采集时间	药性	功用
白术	根	味甘微辛	冬季	性温	补脾肺,可入肾
山药	根	味淡微酸	冬季	性凉	健脾养肝,入肺入肾
白扁豆	种子	味微甘	秋季	性平	健脾入肺
甘草	根茎	味甘而特殊	秋季	性平	健脾入肺,解毒
大枣	果实	味甘甜	秋季	性温	提高肺脾心功能、补气养血

(1) 从上表可知,补气药的药性不大一样,太子参性热,白术和大枣性温,人参(人工种植的)、党参、黄芪、白扁豆和甘草药性为平,山药药性为凉,故而,治疗气虚兼有寒象的病证,可用太子参、白术和大枣来治疗;对于气虚兼有热象的病证,可用山药来治疗;对于寒热表象不明显的病证,可用人工种植的人参、党参、黄芪、白扁豆和生甘草来治疗。

当然,药物经过炮制之后,其药性就会发生改变,如黄芪,炒制之后,药性为温,就可以治疗气虚兼有寒象的病证;甘草,经过蜜炙之后,药性为温,治疗脾气不足兼有寒象的病证,效果很好。等等。

(2) 补气药的作用强弱不一样,人参补气之功最强,白扁豆最弱。临床上对于气虚严重的病证,首选人参;对于病后气虚、需要慢慢调补之人,则需选用白扁豆来治疗。其他的气虚证,我们随证选用黄芪、党参、白术、山药等药物来治疗。

(3) 对于不同脏腑的气虚,要选用不同的药物,如脾气虚时,这里的补气药都可以选用,但心气虚时,最好选用人参和大枣,其次选用能入心的太子参;肺气虚时,最好选用人参和白术,其次可选用能入肺的党参、黄芪、山药甘草和大枣;肾气不足时,可选用能入肾的白术等。

从临床辨证的角度来说,当脾气不足兼有心气虚时,最好选用人参和大枣来治疗,其次选用太子参;当脾气不足兼有肺气虚的时候,首选药物为人参和白术,其次可选党参、黄芪、山药、甘草和大枣;当脾气不足兼有肾气虚的时候,则需用白术来治疗。

(4) 这些补气药的质地不一样,其中黄芪质地最轻,故而,黄芪有升提作用,可用以治疗气虚兼有气陷的病证,如治疗中气下陷证,就须用黄芪。

(5) 同为补脾药物,但偏重不同。

人参和太子参,偏于治疗血虚、津液亏少之证。

黄芪，偏于治疗血虚证的同时，更能治疗津液布散失常的水肿证。

白术，偏于治疗津液布散失常证，如津液减少的口渴、津液增多的痰湿水饮等病证。

山药，偏于治疗津液失常证，如治疗泄泻、带下、口渴等病证。

白扁豆，偏于治疗病后虚弱之证。

甘草，偏于治疗津液运化失常的便秘、外阴湿痒和胃溃疡等属于气虚者。

第二节 补 阳 药

> 补阳药，实际上就是治疗气虚加有寒象之病证的药物。

阳，古时写作"陽"，是一个"阝"加"昜（yang）"组成的。"昜"的意思为"气体发散"；"阝"是"阜"字作左边偏旁时楷书的写法，而"阜"字的本义为土山。

由此可知，阳的本义为"土山旁气体的发散"。后来，阳，有了引申含义，在人体之中，阳代表着上面、外表、后背、腑、功能、气等。

这里有个问题，补阳药补的是什么？是上面、外表、后背、腑、功能还是气？

呵呵，要知道答案，我们首先就要知道什么是阳虚？

中医的病机总纲里谈到"阳虚则寒"，也就是说，阳虚之后会出现寒象，那么，人体之中，能代表阳的上、外、后、腑、功能和气出现虚弱之后哪一种能出现寒？我们用排除法，只有气。因为气有温煦作用，气虚之后，温煦作用减弱，故而，可出现寒。气有余便是火，气不足便是寒。

所以，补阳药，实际上就是治疗气虚加有寒象的药物。

按理来说，补阳药的药性都应是温热的，这样，才可以祛寒，但有些药物，如淫羊藿，药性虽不是温热的，但有壮阳之功，故而，我在这里还是按照传统的药物分类法来谈。

临床上常用的补阳药有淫羊藿、巴戟天、仙茅、补骨脂、益智仁、菟丝子、肉苁蓉、杜仲、续断等。

淫 羊 藿

> 《中药学》上的功效：补肾助阳，祛风湿。

一、功效来源

（1）药用部位　淫羊藿药材为小檗科植物淫羊藿、心叶淫羊藿或箭叶淫羊藿的茎叶。淫羊藿的另一个常用名为仙灵脾。以色黄绿、叶整齐不碎、身干、杂质少（不得过3%）者为佳。

（2）气味　淫羊藿有青草气，味苦。

（3）药性来源　淫羊藿的采集时间为夏、秋两季，夏季采收的性热，秋季采收的性凉；苦味属阴为寒，综合之后，夏淫羊藿性平，秋淫羊藿性寒，故而，《本经》上就说"性寒"。

（4）功效归纳　前面谈了，叶子有排浊之功；淫羊藿味苦补心；秋季采收能入肺。

前人经验，淫羊藿有很好的壮阳作用，这是取象比类而得出的，且经过临床验证的：据记载，南北朝时的著名医学家陶弘景是个业精于勤、对中医药具有执着追求的人。一日采药途中，他忽听一位老羊倌对旁人说：有种生长在树林灌木丛中的怪草，叶青，状似杏叶，一根数茎，高达一二尺。公羊啃吃以后，阴茎极易勃起，与母羊交配次数也明显增多，而且阳具长时间坚挺不痿。谁知说者无心，听者有意。陶弘景暗自思忖：这很可能就是一味还没被发掘的补肾良药。于是，他不耻下问，虚心向羊倌实地请教，又经过反复验证，果然证实这野草的强阳作用不同凡响。后将此药载入药典，并由此得名"淫羊藿"。

二、临床应用

1. 排浊

叶子具有排浊之功，其中的道理在前面已经谈过了，故而，淫羊藿有很好的祛风作用，且上能治疗咳喘，下能治疗小便淋漓，外可治疗皮肤不仁。这些，《本经》和《医学入门》上都有谈述。（秋季采收的效果更好）

1979年《新医药学杂志》上曹仁人介绍：用补阳还五汤治疗中风偏枯，恒加淫羊藿以配合黄芪为主药，用量亦与之对等（至少60克以上）。认为两药配伍，更增补气温通之力，用治偏枯、麻痹不仁等证，较诸原方，收效尤捷。

2. 补心

淫羊藿味苦，《日华子本草》谓之能"强心力"。心主血脉，所以，淫羊藿可用于心血瘀滞所致的胸闷胸痛或血虚萎黄等病证，血瘀胸痹，可配伍川芎、元胡等；血虚，可配伍黄芪、首乌、熟地、补骨脂等，如《上海中医杂志》1989 年、1981 年上就介绍淫羊藿能治疗冠心病、再生障碍性贫血等。

对于脉不固血而形成的出血，淫羊藿也可以治疗：《浙江中医杂志》上介绍治疗血尿"用淫羊藿、黄芪、生地、紫草等，治疗 110 例，有效率达 90.9%"；1977 年《中医杂志》上朱良春也介绍"治疗崩漏常用本品"。

苦能燥湿，叶子能排浊祛风，故而，对于风湿痹证，淫羊藿也有很好的治疗作用。

《实用中草药大全》中说治风湿腰痛：淫羊藿 15 克，威灵仙 10 克，苍耳子 10 克，共研细末，黄酒调服，每次 5 克，日服 2 次。

用淫羊藿治白带，效果也不错，可单用，也可配伍炒山药、炒白术等一起应用。一般剂量为 30 克左右。

3. 壮阳

经验证明，淫羊藿有很好的壮阳作用；现代研究报道，本品有促进精液分泌的作用。

《实用中草药大全》中谈到治阳痿、半身不遂、腰膝无力：淫羊藿 500 克、白酒 1.5 千克，浸 7 天，去淫羊藿，滤过，每次 4 汤匙，一日 3 次，饭后用。

三、名医经验

周信有经验

"淫羊藿为补肾扶正之品。凡慢性疾患，须补肾扶正，增强免疫功能，我一般必用淫羊藿。医书记载，淫羊藿辛温偏燥，凡阴虚而相火易动者忌用。根据我的临床体会，淫羊藿之性味，应是甘温而偏平，温而不燥，升中有降，无升阳动火之不良反应，对一切虚证，或虚实夹杂之证，表现阴阳气血两虚，而需补肾培本者，均可选用。近代药理实验表明，淫羊藿还具有降血压、降血脂、降血糖和扩张冠脉治疗心绞痛的作用。可见，对淫羊藿的性味、功能的认识，在传统的基础上，应另有新意和补充。如培元复脉汤、消癥利水汤、益气补血汤等均选用淫羊藿。另我常用淫羊藿配伍黄芪、地龙、降香等治疗冠心病虚实夹杂，表现胸闷、心痛、疲乏、脉结代为特点者，常收桴鼓之效。用药为淫羊藿 20 克，党参 20 克，黄芪 20 克，赤芍 20 克，丹参 20 克，元胡 20 克，郁金 15 克，生山楂 20 克，广地龙 20 克，瓜蒌 9 克，桂枝 9 克，降香

6 克。"(《周信有临床经验辑要》)

四、用药注意

1. 用法用量

一般为 3～9 克，大剂量可用至 15～30 克。

2. 使用禁忌

性欲亢奋者忌用。

附　老姬杂谈

淫羊藿既能排浊气，又能疏通血脉，对于浊气郁结导致的咳喘有很好的治疗作用，特别是感冒后，咳嗽久治不愈的患者，加用淫羊藿，效果很是不错。更多时候，我单用一味淫羊藿治疗日轻夜甚的咳嗽，疗效很好。

一个朋友的小孩，12 岁，以前经常咳嗽，晚上更甚，我单用淫羊藿 20 克，嘱咐朋友用水煎煮后，晚上临睡前半小时给小孩一次性服用（如果水太多了，可以把药液放在煮药的锅里，加热，蒸发掉一部分水分）。一次见效，用药 3 天，小孩就基本不咳嗽了。

对于女性性冷淡之症，淫羊藿照样可用，剂量用 30 克，煎水服。

巴 戟 天

《中药学》上的功效：补肾助阳，散风祛寒湿。

一、功效来源

（1）药用部位　巴戟天药材为茜草科植物巴戟天的根。以条粗、显连珠状、肉厚、紫黑色、木心小者为佳。

（2）气味　巴戟天味甘而微涩。

（3）药性来源　巴戟天的采挖时间为冬、春二季，单从时间来看，冬天采挖者性寒，春季采挖者性温；味甘属温，味微涩属微凉，综合之后，冬巴戟天的药性为凉，春巴戟天的药性为温。

（4）功效归纳　根能补，味甘补脾，微涩补肝；冬巴戟天能入肾，春巴戟天能入肝。

二、药物炮制

巴戟天：拣去杂质，用热水泡透后，趁热抽去木心，切段，晒干。

炙巴戟：取甘草，捣碎，置锅内加水煎汤，捞去甘草渣，加入拣净的巴戟天，煮至松软能抽出木心时（此时余汤不宜多），取出，趁热抽去木心，晒干。

盐巴戟：取拣净的巴戟天，用盐水拌匀，入笼蒸透，抽去木心，晒干。

三、临床应用

1. 补脾

巴戟天味甘补脾，故而，对于脾虚不运之症有很好的治疗作用，如《日华子本草》上说"疗水肿"，《本草求原》上说"化痰"治"泄泻，食少"之症。

2. 补肝

巴戟天味微涩，酸涩收敛，对于小便不禁、遗精等症有很好的治疗作用，可单用以取功。

3. 入肾

冬巴戟天能入肾，肾主骨，对于骨中之风湿有较好的消除作用。

实践证明，巴戟天还有很好的壮阳作用。对于治疗兼有脾虚血虚及遗精等更为对症。

四、用药注意

1. 用法用量

内服剂量一般为 3～9 克。

2. 临床注意

祛湿宜用生巴戟天；补肾宜用盐巴戟天；增强温性宜用炙巴戟天。

3. 使用禁忌

阴虚火旺者忌用。

仙 茅

《中药学》上的功效：温肾壮阳，祛寒除湿。

一、功效来源

（1）药用部位　仙茅药材为石蒜科植物仙茅的根茎。以根条粗长、质坚脆、表面黑褐色者为佳。

（2）气味　仙茅微有辛香气，味微苦辛。

（3）药性来源　仙茅的采挖时间为春秋两季，单从此点来看，春仙茅性温，秋仙茅性凉；味之苦辛，寒热属性为平，综合之后，春仙茅性温，秋仙茅性凉。

《生草药性备要》上说"理痰祛火"，应该是对秋仙茅而言；其他更多的书上谈到"暖腰膝""治腰脚风冷挛痹不能行"等则是对春仙茅而言的。

（4）功效归纳　根能补，善治下焦病证；气香走窜，味苦补心，能活血通脉；味辛补肺，能助肺排浊；春仙茅性温入肝。

二、药物炮制

酒仙茅：取净仙茅用黄酒拌匀，润透后，置锅内微炒至干，取出，晾干。

三、临床应用

1. 补心

仙茅气香走窜，味苦补心，可以活血止血，对于血脉不通及出血之症有很好的治疗作用，如痈疽、瘰疬、妇女的崩漏等，如《滇南本草》中就说"治妇人红崩下血，攻痈疽"，《中药大辞典》中谈到治"瘰疬"等。

2. 补肺

仙茅味辛补肺，能助肺排浊，故而，《海药本草》上说"主风"；《玉楸药解》上说"治皮肤风癞"；《滇南本草》上说"排脓"。

在《贵州草药》上载"治疗老年遗尿，用仙茅一两，泡酒服"，它的治疗机制就是：前阴口的闭合正常，则不会出现遗尿现象；现在出现遗尿，只能说明两个问题，一个是膀胱内的浊气太多，迫尿外出（尿液的外出是在肺的排浊作用下进行的），一个是肾的固摄前阴作用不足所致；老年人的遗尿，与肾的固摄作用下降有很大的关系，但如果膀胱中的浊气含量正常，何来遗尿？仙茅补肺排浊而使膀胱中的浊气含量正常，遗尿自然消失。

3. 入肝

春季采挖的仙茅能入肝，肝主疏泄而调气调血，对于气血不畅的病证就可以加用春季采挖的仙茅来治疗。

4. 功效异议

更多书上谈到仙茅有治疗阳痿的作用，如《贵州草药》上就说"治阳痿、耳鸣：仙茅、金樱子根及果实各五钱。炖肉吃"，但是，陈士铎在《本草新编》里却谈到"或问仙茅闭精，而不能兴阳，其说甚创，然子论之辨，岂亦有试之而云然乎？曰：余论其性耳，何试为然，而余亦曾自试之矣。予平日之阳，亦未甚衰也，服仙茅半年，全然如故"。

这里，我要说的是，中药功效的真实性，一定是单味药的临床经验，而且还要搞清楚药物的作用机制才可。

四、用药注意

1. 用法用量

一般用量 3~9 克。

2. 临床注意

仙茅有毒，临床一定要注意用量，如果中毒，经验认为口含一片大黄即可。

3. 使用禁忌

阴虚者不宜用。

补 骨 脂

《中药学》上的功效：补肾助阳。

一、功效来源

（1）药用部位　补骨脂药材为豆科植物补骨脂的干燥成熟果实。又名补骨脂。以粒大、饱满、身干、杂质少（不得超过5%）、色黑、气味浓者为佳。

（2）气味　补骨脂气香，味辛微苦。

（3）药性来源　由于采收季节为秋季，故而，补骨脂的季节之性为凉；味辛为热，微苦为凉，综合之后，补骨脂的药性为温。

（4）功效归纳　气香走窜；果实补益，味辛补肺，味苦补心；性温除寒。

二、药物炮制

补骨脂：簸净杂质，洗净，晒干。

盐补骨脂：取净补骨脂用盐水拌匀，微润，置锅内用文火炒至微鼓起，取出，晾干。

三、临床应用

1. 补肺

补骨脂气香走窜，味辛补肺，有很好的排浊作用：上面补肺排浊，能治疗浊气郁结的咳喘之证，如《医林纂要》上说"治虚寒喘嗽"；下面补肺排浊，能治疗浊气过多，外出带物的病证，如浊气太多，外排时带动大便外出而出现的泄泻，带动精液外出而出现的遗精，带动小便外出而出现的频数等症。

有一药方，对于顽固性遗尿用补骨脂3克，麻黄0.5克，研末冲服，每日2次，效果不错。这里，麻黄宣肺排浊，补骨脂补肺排浊，体内浊气畅排，何来过多带浊物外出之现象？

肺在体为皮，补骨脂补肺，可以治疗皮肤损伤的病证，如银屑病、白癜风、斑秃、汗斑、外阴白斑、鸡眼等。

1983年《山东中医杂志》上崔相波介绍治疗汗斑：用补骨脂40克，95%酒精300毫升浸泡，待颜色呈碘酒色即可使用。每日涂患处4~5次，连涂2~3日。治疗14例，均痊愈。

1978年《中草药通讯》上郭朝广介绍治疗鸡眼：用补骨脂酊（补骨脂30克打烂，加入95%的酒精100毫升，密封，浸渍7天，滤出浸出液，加活性炭1克吸附，用滤纸过滤2~3次，分装小瓶内备用）0.2毫升，直接注入鸡眼中心，获针感后慢慢推药，注射1次即可。共治疗163例，复诊94例，1次用药治愈79例，未愈15例，再按本法注射1次均愈，获得显著效果。

2. 补心

补骨脂气香走窜，味微苦能补心，心主血脉，药性为温，且补骨脂是果实类药材里质地较为沉重的，故而，对于血脉不通的下焦病证有很好的治疗作用，如《仁斋直指方》上谈到"治打坠腰痛，瘀血凝滞：补骨脂（炒）、茴香（炒）、辣桂等份。为末，每热酒服两钱"。

有人会问，《经验后方》里谈到"治腰疼：补骨脂为末，温酒下三钱匕"的作用机制是什么？

疼痛的发生机制有三：不通则痛、不松则痛、不荣则痛，补骨脂气香走窜，加之性温，故能疏通经脉而治疗不通则痛和不松则痛，温酒冲服，增强疏通之力。

苦能燥湿，故而，对于水湿之证，补骨脂也有一定的治疗作用。结合排浊之功，补骨脂治疗泄泻，效果不错。

经验证明，补骨脂有治疗阳痿的作用，用于阳虚导致的阳痿可收一定的疗效。

四、用药注意

1. 用法用量

一般为 3～9 克。

2. 临床注意

使用补骨脂有时会引起过敏反应，如 1991 年《实用中西医结合杂志》上说，一患者，当其皮肤暴露于中午阳光下后，即出现红斑，晚上发痒，次日患处起泡。患者有广泛性白癜风 20 余年，详问病情，患者一直自服一种治白癜风的补骨脂浸剂，因未用其他药，考虑为其所致，停药 3 天，感光过敏消失，但重服该药后，又再次出现以上症状。

3. 使用禁忌

阴虚火旺者忌用。

附　老姬杂谈

前一段时间，有个 4 岁的小孩总是出现尿裤子的情况，因不能服药，故而就用补骨脂 10 克、金樱子 10 克，煎煮后取药液拌 10 克山药粉，用适量放于肚脐，外用胶布固定日 1 次。3 天过后，尿裤子情况消失。

益 智 仁

《中药学》上的功效：补肾固精，缩尿，温脾止泻，摄涎唾。

一、功效来源

（1）**药用部位**　益智仁药材为姜科植物益智的干燥成熟果实。以粒大饱满、气味浓者为佳。

（2）**气味**　益智仁有特异的香气，味辛、微苦。

（3）**药性来源**　益智仁的采集时间为夏秋之间，这个时间段刚好是中医上所说的长夏，为脾所主，此时采收的药物其性为温；味辛属热，微苦属凉，综合之后，益智仁的药性为热。故《本草便读》上就说"性热"，陶弘景也说"热"。

（4）功效归纳　气香走窜；果实能补，味辛补肺，味苦补心；长夏采集而入脾。

二、药物炮制

益智仁：取益智置锅内，炒至外壳焦黑，取出冷透，除去果壳，取仁捣碎用。

盐益智：取益智用盐水拌匀，微炒，取出放凉。

三、临床应用

1. 补肺

益智仁味辛补肺，气香走窜，故而，对于浊气不能畅排之证有很好的治疗作用。如刘完素就说"开发郁结，使气宣通"，《本草拾遗》中谈到"利三焦，调诸气"，《会约医镜》上说"益智仁，其性行多补少，须兼补剂用之，若独用则散气"。

故而，腹胀腹满之病证，可用益智仁来治疗；浊气郁结过多，外排时带动浊物外出而出现的小便频数、余沥不尽、遗精、泄泻等症也可用益智仁来治疗。

2. 补心

心主血脉，益智仁补心，故而，对于脉不固血而导致的崩漏、大小便中带血等证有很好的治疗作用；其性走窜，对于血脉不通的病证也能治疗，如癥瘕积聚等。这些，有前书为证，如《本草纲目》中谈到治"吐血，血崩"，《经效产宝》上说"治妇人崩中：益智子，炒研细，米饮入盐服一钱"。

苦能燥湿，对水湿为患的病证，益智仁也能治疗，如白带的增多等。

3. 入脾

脾开窍于口，益智仁排浊燥湿，故而，对于口中涎、唾增多之症，单用本品含于口中即可取效。

焦树德老先生在《用药心得十讲》中谈到"我曾治疗一位26岁的男性病人，主要症状是严重流口水，每夜都把枕头浸湿半边，每日须晒枕头，二三年来很痛苦。用益智仁配合苍术、茯苓、诃子、半夏、陈皮等随症加减，服用五六剂，即止住涎水"。

四、用药注意

1. 用法用量

一般用量 3~9 克。

2. 临床注意

在《长江医话》上李兰舫介绍说"益智仁可引起鼻衄"：

"1981 年秋，余治 1 例 12 岁男孩遗尿症，投以缩泉丸煎剂，方中用益智仁 12 克。服药后患儿鼻衄如泉涌，停药后衄止。复诊时察其苔脉，并无阳热体征，余意前次出血，乃病情巧合，仍予原方加煅龙骨、煅牡蛎以增强潜降收涩之力，但药后又见鼻衄。详询其母云患儿素有便燥之症，半月前患肺炎，始悟其为素体肠燥津亏，风温热邪又复伤阴。《本草从新》云：'血燥有热者，不可误人'，信不诬也。医者临证，苟不四诊合参，详于审辨，每易偾事。"

3. 使用禁忌

一切燥热之证均忌用。

附 老姬杂谈

生活当中，对于咳嗽时就遗尿或平时也遗尿的老年人，用生姜和益智仁泡水喝，效果很好。

对于记忆力下降的人，用适量黄酒把益智仁炒成焦黄色，研粉冲服，有一定的疗效。

杜 仲

《中药学》上的功效：补肝肾，强筋骨，安胎。

一、功效来源

（1）药用部位 杜仲药材为杜仲科植物杜仲的干燥树皮。以皮厚、块大、去净粗皮、内表面暗紫色、断面橡胶丝多者为佳。

（2）气味 杜仲气微，味微苦。

（3）药性来源 单从杜仲的采集时间为 4~6 月来看，杜仲性热；微苦属阴为凉，综合之后，杜仲药性为温。

（4）功效归纳 首先，用取象比类的思维来看：在前面我们已经谈过，树皮有保护、疏通和解毒作用，能运送营养物质，和人体中脾主运化的功能相符，故而，杜仲有祛湿之功，如《本经》上就说"除阴下湿痒"，《玉楸药解》上说"去关节湿淫"；杜仲撕开，有丝相连，取象比类，此丝，相当于人身中之筋，所以，杜仲有很好的补肝强筋之功用。这也许就是《本草再新》中谈到杜仲能"充筋力"的原因。

其次，苦味入心，夏季采集更能入心。

二、药物炮制

杜仲：除去粗皮，洗净，润透，切成方块或丝条，晒干。

盐杜仲：先用食盐加适量开水溶化，取杜仲块或丝条，使与盐水充分拌透吸收，然后置锅内，用文火炒至微有焦斑为度，取出晾干。

三、临床应用

1. 祛湿

杜仲质地稍重，能治疗下焦之病。杜仲祛湿，能治疗关节湿痹、阴下湿痒、腿脚沉重之病证。

2. 补肝

膝为筋之府，杜仲补肝，能"充筋力"，可治疗下肢筋软无力之证，如《本草纲目》中谈到"一少年得脚软，且疼甚，医做脚气治不效。路钤孙琳诊之，用杜仲一味，寸断片折，每以一两，用半酒半水一大盏煎服，三日能行，又三日痊愈"。

3. 入心

杜仲味苦入心，心主血脉，对于下肢血脉不通的病证可以加用杜仲治疗。

4. 壮阳

临床经验证明，杜仲还有壮阳作用，如《本草再新》中就谈到"强阳道"。

四、用药注意

1. 用法用量

内服用量一般为 3~9 克。

2. 使用禁忌

阴虚火旺者慎服。

续 断

> 《中药学》上的功效：补肝肾，强筋骨，续伤折，治崩漏。

一、功效来源

（1）药用部位　续断药材为川续断科植物川续断的干燥根。以条粗、质软、内呈墨绿色者为佳。

（2）气味　气微香，味苦、微甜而后涩。

（3）药性来源　从采挖时间为秋季来看，续断性凉；味苦属寒，微甜属温，涩味属凉，综合之后，续断药性为寒，故《药性论》中说"去诸温毒"。在《百草汇言》中有一方，也可以佐证，这就是"治乳痈初起可消，久患可愈：川续断八两（酒浸，炒），蒲公英四两（晒干，炒）。俱为末，每早晚各服三钱，白汤调下"。

（4）功效归纳　根能补益，味苦补心，味甜补脾，味涩补肝，秋季采挖能入肺。

二、临床应用

1. 补心

续断补心，能治疗血脉病变，如《日华子本草》上说"调血脉"、"破癥结瘀血"，《别录》上说"主崩中恶血，金疮血内漏"、"踠伤，恶血"。《滇南本草》上说"破瘀血、落死胎"等。

由于续断药性毕竟为寒，故而，治疗因热而导致的出血病证，效果不错；治疗癥瘕积聚日久有热的病证，效果也很好。

2. 补脾

脾有运化充血之功，续断补脾，可以补血，故而，《滇南本草》上就说"生新血"。

续断药材为根，取象比类，续断能治疗下部疾病，所以，对于腿脚部血虚血瘀之证，就可以应用续断来治疗，不过，续断药性较寒，须配伍温性之药则效果更好。

脾主肉，腿部肌肉萎缩之证也可以用续断来治疗。如《别录》中就谈到"生肌肉"。

3. 补肝

续断有涩味，补肝疏泄的同时有收敛之性，祛邪而不伤正，故而可以久用。

4. 入肺

秋季采挖能入肺而具有排浊之功，如《滇南本草》上说续断能"止咳嗽咳血，治赤白便浊"，《日华子本草》上说"缩小便、止泄精"等。

三、用法用量

续断的一般用量为 5～10 克，大剂量也可用到 25～30 克。

附　老姬杂谈

续断既补血又活血，既能生新又能排浊，是老年人很好的一味保健品，可每日用 10 克泡水代茶饮，因其性寒凉，故而加用肉桂 3 克一起用，则效果更好。

○节后语

1. 补阳药怎么用?

（1）对于气虚兼有寒象的病证，就可以直接用补阳药来治疗。

（2）善补阴者，必阳中求阴，故而，在用补阴药治疗阴虚证的时候少佐一些补阳药，则阴更得补。

2. 补阳药的鉴别

药名	药材	气味	采收时间	药性	功用
淫羊藿	叶	青草气，味苦	夏、秋	夏：性平 秋：性寒	排浊，补心入肺，壮阳
巴戟天	根	味甘、微涩	冬、春	冬：性凉 春：性温	补脾、肝，入肾
仙茅	根茎	辛香气，味微苦辛	春、秋	春：性温 秋：性凉	气香走窜，补心、肺，入肝
补骨脂	果实	气香，味辛微苦	秋季	温	气香走窜，补肺、心
益智仁	果实	有特异香气，味辛、微苦	长夏	热	气香走窜，补肺、心，入脾
杜仲	树皮	味微苦	夏季	温	祛湿、补肝、入心，壮阳
续断	根	气微香，味苦、微甜后涩	秋季	寒	补心脾肝，入肺

（1）从药性的温热程度来看，阳虚之证的首选药物应该是益智仁，其次是补骨脂、杜仲和春季采挖的巴戟天和仙茅。

（2）具有明显壮阳作用的药物为淫羊藿和杜仲，故而，对于阳痿的患者，我们首先就要想到应用这两味药物，不过，病证属寒的要用杜仲，病证属热的要用淫羊藿。

（3）淫羊藿、仙茅、补骨脂、益智仁这几种药物都能补心而治疗心阳虚证，即心气虚兼有寒象的病证，不过，益智仁效果最好，补骨脂次之，仙茅和淫羊藿为后选。补心就能活血通脉，仙茅、补骨脂、益智仁都有香气，善于走窜，不过，益智仁药性为热，通脉作用最好，其次是补骨脂和仙茅，所以，治疗阳虚兼有血脉不通的病证时，我们就要首选用益智仁。

苦能燥湿，对于湿邪为患的病证，我们就要选用苦味之药，淫羊藿和续断都是味苦之品，故而，需首先选用；仙茅、补骨脂、益智仁和杜仲都是微苦之品，故而，燥湿之功次之。

（4）脾阳虚的病证，我们的首选药物应该是巴戟天；肝阳虚的病证，我们的首选药物应该是杜仲，其次是巴戟天；肺阳虚的病证，我们的首选药物则为益智仁。

第三节　补血药

> 补血药，就是用来治疗血虚证的药物，即治疗华失光彩病证的药物。

血，是脉管里流动的含有大量水液和营养物质的红色液体，有很强的滋养作用。现在，我们都知道，血液分为动脉血和静脉血两种，只有动脉血富含营养物质（肺动脉血和肺静脉血则相反），故而，动脉血才相当于中医里的"血"。

五脏各有其华：心之华在面、脾之华在唇、肺之华在毛、肾之华在发、肝之华在爪。华为光彩之意，血充则有光彩，其华正常，血虚失养，其华暗淡，没有光彩，故而，根据其华可以判断血虚与否：心血虚，面色淡白；脾血虚，唇色淡白；肺血虚，毫毛干枯；肾血虚，头发干枯；肝血虚，爪甲淡白。

补血药，就是用来治疗血虚证的药物，即治疗华失光彩的药物。

食物如同灯之油，药物如同拨灯芯。日常生活中的饮食物，通过人体吸收之后而入血，使脉管内之血得充，这才是真正的补血。不过由于血是红的，含有大量的营养物质和水液，且是温热的，故而，应用象思维，凡是属性为温热的含有大量人体所需的营养物质和水液的、最好是红色的物质，则可以起到很好的补血作用。比如，以血补血为最快最好之法；配合喝温热之水、食用红色的温热属性的红枣、红萝卜等也可以补血，等等。

常用的补血药有当归、阿胶、熟地黄、枸杞子和龙眼肉等。

只要是血虚之证，就可以直接用补血药来治疗，在明确诊断五脏之血虚后，加用引经药，可使血虚之处更快得补。比如给贫困户发补助：有了社区工作人员的引导，上面发的补助就可以很快到达贫困户的手中；如果没有社区工作人员的引导，则上面来的人的还得查找贫困户，等找到之后才能对贫困户发放补助物资，这样无疑就浪费了好多时间。

引经之药：白色入肺，山药、百合可用；黄色入脾，黄芪、党参可用；红色入心，红花可用；青色入肝，青皮可用；黑色入肾，熟地可用。

当　归

《中药学》上的功效：补血调经，活血止痛。

一、功效来源

（1）药用部位　当归药材为伞科植物当归的干燥根。以主根粗长、油润、外皮色黄棕、断面色黄白、气味浓郁者为佳。柴性大、干枯无油或断面褐绿色者不可供药用。

（2）气味　当归香气浓郁，味甘、辛、微苦。

（3）药性来源　从当归的采挖时间为秋末来看，当归性凉；味甘属温、味辛属热、微苦为凉，综合之后，当归之性为温。

（4）功效归纳　根能补益，气香走窜，味甘补脾、味辛补肺、味苦补心，温能疏通。

二、药物炮制

当归片：拣去杂质，洗净，闷润，稍凉至内外湿度适宜时，切片晒干。

酒当归：取当归片，用黄酒喷淋均匀，稍闷，置锅内用微火炒，取出，放凉。黄酒,不但有酒的发散作用,更有补益作用,故而,酒当归有更好的补血活血作用。

三、临床应用

1. 补脾

脾主运化,能把人体吸收的营养物质和水液进行运送而转化为血,所以,脾统血实为脾充血。

当归味甘补脾,具有很好的补血作用,因其性温,故而,只要在临床上见到寒性血虚之证,都可以应用当归进行治疗。

脾主肉,当归补脾,可以生肌肉,所以,《别录》中就说当归能"生肌肉"。

2. 补肺

肺主排浊,当归味辛补肺,因其为根,能治下部疾病,故而,能很好地外排肠道中的浊物;又因当归补脾而使水液运化正常,肠道中的水液得到补充,基于这两点,当归有很好的润肠通便作用。《圣济总录》上就谈到"治大便不通:当归、白芷等份为末,每服两钱,米汤下"。

肺主皮,当归补肺排浊,也可以治疗皮肤病变,如1961年《中华医学杂志》上黎中区等介绍治疗带状疱疹"每次口服当归粉 0.5~1 克,每 4~6 个小时 1 次,连服 3~4 天,共治疗 54 例,均于 6~7 天治愈,一般服药后 1~2 天痛止,3 天后疱疹开始枯萎"。

浊气郁结于胸,更需要肺的功能发挥而外排,故而,《本经》上就说当归"主咳逆上气",1985年《浙江中医杂志》上介绍"当归治咳喘必须重用,一般用 15~30 克"。

3. 补心

心主血脉,当归味苦补心,不但能治疗因血脉不通而出现的癥瘕积聚,也可以治疗因血脉不固而导致的出血病证,如《珍珠囊》中就说"头破血、身行血、尾止血"。

1984年《辽宁中医杂志》上江克明等介绍"应某,男,22 岁。患十二指肠溃疡,大便潜血(++++)。予当归粉吞服,每次 4.5 克,日 3 次。服药第 2 天腹痛缓解,大便潜血(+),第 4 天大便潜血转阴,继服药 2 周,病告痊愈"。

四、名医经验

1. 马龙伯经验

"有人认为治崩漏出血不用当归，吾不敢赞同。由于60年来所治崩漏，不论是需要四物化裁者，或适于补中加减者，或应投归脾以及当归补血者，其中当归一向是照用，并不影响疗效；尤其是傅青主治老年妇女血崩之方，用生黄芪、当归各30克，桑叶14片（约4.5克），三七粉10克（分2次冲），热象明显者加生地黄30克。历用甚效，可见治崩漏不用当归之说，不太足信也。"（《名老中医医话》）

2. 孟景春用当归治久咳、夜咳的经验

"当归性温、味甘辛，归心、肝、脾经。功能补血活血，调经止痛，为妇科要药。临床用于治疗咳嗽并不多见。近几年来有人报道，据《神农本草经》当归'主咳逆上气'，及《本草从新》当归'治虚劳寒热，咳逆上气'的记载，用于治疗久咳、夜咳，颇有良效。其用法，大多以辨证施治为前提，再于方中重用当归20克左右，而取效。"（1995年《江苏中医》）

五、用药注意

1. 用法用量

一般内服为3~10克，大剂量也可用到15~30克。

2. 使用禁忌

大便溏泄者慎用。

附 老姬杂谈

对于痰咳日久的病证，我在临床上常嘱咐患者单用当归泡水代茶喝，效果不错，原因是：当归味甘补脾，能布散津液而除痰；味辛补肺，能排浊消痰止咳；病久必有瘀，当归味微苦而补心，能活血通脉而除瘀。

当然，对于慢性咳喘病人，不管有痰还是无痰，都可以每天用当归10克，泡水代茶饮以缓解病情。

阿 胶

《中药学》上的功效：补血止血，滋阴润肺。

一、功效来源

（1）药材 阿胶药材为马科动物驴的皮去毛后熬制而成的胶块。以色匀、质脆、半透明、断面光亮、无腥气者为佳。

（2）气味 气微弱，味微甜。

（3）药性来源 从味上来看，甜味属温，故而，阿胶的性应为微温。看看《别录》，上面就说阿胶"微温，无毒"。

（4）功效归纳 阿胶为血肉有情之品，味微甜而补脾，脾主运化而充血，故而，阿胶有很好的补血作用。

二、临床应用

（1）阿胶补血，人人皆知。凡是血虚之人，直接治法就是补血，而阿胶就是最常用的补血之品。

（2）阿胶为微甜之品，有健脾之功，因脾主肉，故而，阿胶有生肌之功。

1987年《浙江中医杂志》上盛德甫等介绍治疗乳瘘、腋瘘：朱某，女，27岁。左乳乳晕处生痈，切开引流后已3个月，创口一直未敛，形成乳瘘。左乳乳晕后上方溃口约0.5厘米×0.5厘米大小，触之有条索状硬块通向乳房，且见稀乳状分泌物，以阿胶条插入，1次即愈；吴某，女，36岁。右腋窝部肿疡化脓破溃后，2个月来不断流脓，创口凹陷，四周皮肤呈紫褐色，触之有硬结，且见脓水外溢，探针试探创口越2厘米。以阿胶烘软搓成与创口差不多大小的栓条，插入创口，3日后复诊，仅存创面未结痂，已无分泌物。继以阿胶烘软压平，如5分钱硬币状贴盖创面，又过3日后，创面愈合，迄今未见复发。

三、用药注意

1. 用法用量

内服，5~10克，黄酒或开水化服，入汤剂应烊化冲服。

2. 临床注意

在1999年《湖南中医杂志》上谭克陶介绍胸痹忌胶：

"退休女教师杨某，住长沙市北区，患鼻咽癌经化疗后，癌细胞已被抑制，病情稳定，因四肢皮下出血甚多，求治于余。症见面色白无华，精神疲惫，四肢紫癜密布，舌燥色绛，口渴引饮，食欲睡眠尚可，大小便正常，脉象细弱结代。仿犀角地黄汤加藕节、白茅根等味，以水牛角代犀角，用量重至 30 克，服 7 剂后紫癜显著减少。复诊时考虑其体虚贫血，守原方加驴胶 10 克，再进 7 剂。不料服完 1 剂后，患者觉胸闷不适，自谓阿胶气腥难闻，乃令去之，果见胸闷解除，尽剂而紫癜全消。后询其故，原来患者素有冠心病，因现无自觉症状而临诊时未予陈述。窃思阿胶其性凝滞，可增高血液浓度，影响血液运行，出现胸闷等现象，当与胸痹症不宜耳。回忆 20 多年前，吾父素患胸痹症，曾在处方中用过阿胶，服后亦感胸闷气短加剧，始悟其然也。"

3. 使用禁忌

脾胃虚弱者慎服。

附 老姬杂谈

阿胶，假的很多，治疗效果不好的就更多了，故而，我们用阿胶时一定要买真阿胶，治疗效果才会好。我记得以前的阿胶，在桌子上轻轻一碰，立刻就碎了，可现在的阿胶，你用榔头砸，还得费好大的劲才能碎开。

关于阿胶的真伪鉴别问题，网上多的是，我就不说了，有找真阿胶的时间，也许你自己都把阿胶制出来了。

呵呵，不要不相信，你完全可以自己制阿胶，这样，不但干净卫生，且真材实料，服用很是放心。

在卖驴肉的店里去买驴皮，买到后，给锅里倒适量的凉水，加上一点皂角水或碱水，开火，等水煮沸后我们把驴皮洗干净；然后，给锅里加水，放上干净的驴皮用火慢慢的煎煮就成了。至于煎煮到什么程度，你可以看看锅里含水量的多少，当水只剩下 20% 左右的时候，这就成了，放冷后切片阴干，你的阿胶就做成了。当然，在熬制的过程中加点糖和黄酒则更好。

如果你熬制的阿胶不是用来治疗外科病的，而是想滋补身体的话，可以在自制阿胶的时候用人参、鹿角、茯苓、山药、当归、川芎、生地黄、白芍、枸杞子、贝母等 10 味药物的药液来煎煮驴皮，这样，阿胶的滋补作用更好。

如果在当地没有买到驴皮，你也可以用猪皮来代替，效果虽然不如驴皮好，但还是有一定滋补之效的。

阿胶虽好，但有些人还是不能服用的，这是因为阿胶的性质黏腻，能妨碍消化，所以，平时脾胃虚弱、不想吃饭或吃饭后不容易消化的、有恶心拉肚子的人就不能吃。

熟 地

《中药学》上的功效：补血，滋阴。

一、功效来源

（1）药用部位　熟地药材为玄参科植物地黄的块根经酒炖或蒸制而得的加工品。

（2）气味　熟地色黑味甜。

（3）药性来源　酒炖或蒸制，使得药性变温；味甜属阳为温，故而，熟地性温。

（4）功效归纳　根能补益，味甜补脾，色黑入肾，温能祛寒。

二、临床应用

1. 补脾

脾主运化：一个是运化营养物质入血而补充血液的不足，故而，对于血虚之证，应用熟地黄治疗，效果很好；一个是运化水液，故而，熟地黄对于津液布散失常的泄泻、便秘、水肿等都有很好的治疗作用，这点，可看看写在后面的张锡纯的经验。

2. 入肾

熟地色黑入肾，根能补益，故而，熟地有很好的补肾作用，肾藏精而主骨，所以，更多的书上就说熟地能益精填髓。

肾主纳气，熟地补肾，能助肾以摄纳，故而，可治疗肾虚的咳喘证。

三、名医经验

1. 阎伯伍介绍熟地和参术配伍的经验

阎氏用熟地宗景岳熟地为"精血形质中第一品纯厚之药"，具有大补血衰、滋培肾水、填精髓、益真阴的功效之观点，对真阴精血亏损，孤阳无归，水亏火旺，躁烦热甚及阴虚水肿、痰饮等证，皆可制方配伍使用。在此基础上，结合个人临床经验，又提出熟地黄与人参、白术相配伍，是治疗脾肾双虚的基础方药，取名虚劳基础方。由熟地黄 24 克、白术 15 克、白参 9 克组成，以此基础方加味，治疗一切虚劳病患，久病体虚者，疗效极佳。（《津门医粹（第一辑）——天津市名老中医学术经验选编》）

2. 高阳介绍施今墨经验

熟地黄甘温，补血生津，滋养肝肾；细辛辛温，发散风寒，祛风止痛，温肺化饮。熟地黄以守为主，细辛以走为要；熟地黄滋腻，易于助湿碍胃，细辛轻浮上升，气味辛散，易于伤正。二药配伍，一守一走，互制其短，而展其长，有补真阴、填骨髓、止腰痛之妙用。

王某，男，67岁。腰酸腰痛10年。曾服用中西药物数年，虽见减轻，惟不能根治。每当阴雨天气，则腰重如坠五千钱，腰痛如裂。患者平素身体虚弱，气短、胸闷、耳鸣，双目干涩，舌质淡红、苔薄白、脉弦细。药用：熟地黄30克，细辛、独活、秦艽、牛膝各12克，杜仲、桑寄生各15克，黄芪、丹参各20克。守方服用月余，10年顽疾尽除。（1994年《四川中医》）

3. 王金荣介绍用大剂量熟地治疗阴虚癃闭的经验

多见于癃闭日久，阴精灼伤，或阴亏之质，继患癃闭。其见证，或为虚实夹杂，或纯虚无邪，而纯虚者病情重，治疗亦难。王老经过认真研究，确立重用熟地黄为主，少佐白芍以为引导，每可收立杆见影之效。如治娄某，女，75岁。1992年5月20日诊。患者1个月前，卒患中风，昏迷、偏瘫、二便失禁。经抢救后，神志恢复，仍言语不利，左侧肢体瘫痪。近1周来，又加小溲量少不利，渐至涓滴全无。导尿不慎，又引发尿路感染。西药治疗无功，转邀中医救治。查其形体瘦小，言语謇涩，左下肢稍能抬动，上肢拘挛，功能丧失。伴神萎气短，心悸不安，口燥咽干，欲饮而不敢饮，食欲不振，大便干燥如羊屎，小溲不通。舌质光红无苔，以手扪之干燥，脉沉细无力，时现微数。断为阴虚癃闭重证。处方：大熟地黄120克，台党参24克，白芍18克，甘草9克。水煎服。1剂即知，2剂溲通，续服2剂，小便复常。后转方调治偏瘫等证。（1999年《浙江中医杂志》）

4. 张锡纯用熟地黄的经验

张锡纯认为熟地黄"性微温，甘而不苦"，临床应用可"治阴虚发热，肾虚不纳气作喘，劳瘵咳嗽，肾虚不能漉水，小便短少，积成水肿"，各脏腑阴分虚损者，"熟地黄皆能补"。其应用经验主要有以下几个方面：①滋补肾阴：熟地黄为"滋阴补肾主药"，在《医学衷中参西录》中，有5首方剂均以熟地黄滋补肾阴而治肾阴不足之证。②滋阴退热：张氏主张用熟地黄等滋阴药配发汗之品发汗，治疗温病阴虚无汗而热不退者。指出"若阴分虚损者，可用滋阴之药助之出汗"，宜以"熟地、玄参、生山药、枸杞子之类，峻补真阴"。认为其病机制，无汗是因"真阴大亏，阳升不能应，即服后将汗发出，其人几何不虚脱？"治疗此证，"当先置外感不问，而以滋培真阴为主"从而达到"俾阴分充足，自能与阳气化合而为汗，汗出而病愈"的目的。③止咳平喘：张氏以熟地黄治疗咳嗽，皆为阴虚而致者。认为治虚劳咳嗽宜用"地黄、枸杞子、玄参诸药，以滋阴养肺"，同时据病证不同，注意药物配伍。用熟地平喘，主要用于肾阴偏虚，阴不敛阳，气失摄纳之喘证。他在治喘证是否用熟地黄时，常以脉象为主要依据，当诊见"喘疾脉数近六至"时，即可投用熟地黄等滋阴之品。④止泻止痢：张氏在治疗因下焦虚损，大便滑泄，服他药不效时，"单服熟地即可止泻"，但"须日用四、五两，煎浓汤服之"，"少用则无效"。并说"熟地少用则作闷，多用转不闷"确是经验之谈。⑤利尿消肿：张氏对阴虚小便不利者，惯以"熟地四两，白芍一两"，滋阴通利之。在济阴汤治阴分虚损、血虚不能濡润致小便不通者，药用"熟地为君，辅以龟板以助熟地之润，芍药以行熟地之滞。"在治水臌时谈及若患此证，平素阴虚，以致小便不利积成水肿者，每用"熟地黄两半，与茅根同煎服"。总之，张氏运用熟地黄的经验关键在于严格掌握使用熟地黄的时机，即在证属阴虚血亏、务必滋阴补血时，应用熟地黄才能达到预期疗效。（1989 年《湖南中医杂志》）

5. 陈士铎在《本草新编》中谈到熟地消痰经验

"更有一种，朝夕之间，所吐皆白沫，日轻而夜重，甚则卧不能倒。用六味汤，大加熟地、山茱萸，一连数服，而痰即大减，再服数十剂，白沫尽消而卧亦甚安，又非熟地消痰之明验乎"。

四、用药注意

1. 用法用量

内服煎汤时一般为 10 ~ 30 克。用于出血病证时，宜炒炭用。

2. 临床注意

在用法上，焦树德老先生的经验是"熟地久服时，宜用砂仁拌（或佐用一些砂仁），以免腻膈（妨碍食欲、胸脘发闷）"。

3. 使用禁忌

阳虚阴盛之人忌用。

附　老姬杂谈

失眠，我们经常遇到，老百姓都说是神经衰弱。常用的办法，西医就是让病人服用安定之类的药物，虽然能睡一会儿觉，但毒副作用却很大，一般的中医会用酸枣仁等安神药治疗，有的也许会有一定的效果，但有人就是睡觉前嚼服酸枣仁 30 克，效果还是不好。

虽然，中医讲的是辩证论治，有的大夫用血府逐瘀汤治疗因血瘀导致的顽固性失眠效果很不错，有的大夫用黄连阿胶鸡子黄汤治疗因火导致的顽固性失眠效果很好，可一般的老百姓不懂得血瘀、火热等的辩证，也不会开处方，怎么办？

我有一个先能睡好觉的办法，不过，这个办法只能暂用，不能久用，睡好觉之后，还是要让中医大夫给你好好调治，以消除导致失眠的病因，这一点一定要记住。

好了，说这个办法吧：地黄180～500克，肉桂5～10克（后下），水煎之后，晚上临睡前顿服，也就是一次性喝完。

这里说三点，一是如果你看自己的舌头发红，不管多红，都要用生地黄，如果舌头不发红而发白，那么就要用熟地黄。注意，这里舌头的红和白指的是舌质，不是上面的舌苔；二是肉桂一定要后下，这是因为肉桂的有效成分易于挥发，如果煎煮时间过长，则有效成分过多的挥发掉了，最后的治疗效果肯定不会好；三是病重的可以用大剂量，病轻的可以用小剂量。

某天早晨，我在公园练太极拳，有个病人来找我，说他失眠很严重，想让我看看，一般情况下，工作之余我是不看病的，但看到病人痛苦的表情，于是看了一下舌，舌质稍红，就说："你先用生地180克，肉桂10克煎药服用，看看效果。一般的中药房里都有这两种药，让他们告诉你煎煮办法。"第二天病人告知，昨晚睡的很熟，很是舒服。

其实，这个办法我是借鉴别人的经验，在《陕西中医函授》1992年第二期第4页上看到这么一个病例：一中医治疗刘汝周失眠，月余目不交睫，疲惫烦躁欲死，百治罔效，投以熟地500克，肉桂6克，服后酣睡如雷，而病如失。

今天，有一个病人来到门诊，是3天前看病后复诊的，女性，63岁，就是因为严重的失眠才来看的。记得3天前她说已经失眠快1年了，白天不困，晚上不睡，心烦的不成。听别人说了之后，来到我的门诊，我看了舌头，稍红，苔薄白，脉数稍虚。询问之后，病人还有严重的膝关节炎，变天就疼的厉害。我说，先给你治疗失眠吧，关节疼痛，你可以用白酒泡辣椒外用试试。

于是，处方，生地180克，白芍30克，肉桂10克（后下），3剂。嘱咐每天晚上熬药，连续熬两次，合在一起，临睡前一次性服完，这就是中医上说的"顿服"。

今天过来说，晚上9点上床，好像11点半才睡，不过，早上4点多才起来，睡的好香啊。呵呵，睡觉香真是福啊。于是，又让病人按原方再服3天，之后，再号脉改处方。

哦，对了，这里再说一下这个方子的煎煮方法，因为更多的人也许没有煎煮过中药，但觉得这个方子的治疗效果好，于是，也想买药试试。

方子简单，只有两味药，地黄和肉桂。地黄，有两种，生地黄和熟地黄，熟地黄是生地黄的炮制品，通常情况下，我们把熟地黄叫做熟地，生地黄叫做生地。

煎药时，不用泡，直接煮就是。先把地黄放到砂锅里，加水，以水漫过药物两横指（一般的是一横指，因为这里只有一味药，故而，可以加水多点）为度，放在火上煎煮，火力不要太大，中等就成；等水烧开后10分钟的时候，给锅里放肉桂，再煎煮10分钟，离火，沏药；继续加水，这时由于两种药已经合在一起了，故而，等水烧开后再煎煮10

分钟，关火，沥药；把两次的药液混合在一起，临睡前半小时一次服完即可。

最后，再说一下，就是服用这个药物后很多人会有腹泻的感觉，自觉大便很稀，但肚子不会疼，这是正常的药物反应，不要害怕。

还有，经常用脑的人，每个月喝上两三天用地黄肉桂熬成的汤，感觉一下，你就会觉得头脑很轻松、很舒服。当然，服用方法还是晚上睡觉前半小时一次性的喝完。

枸 杞 子

《中药学》上的功效：补肾益精，养肝明目。

一、功效来源

（1）药用部位　枸杞子药材为茄科植物宁夏枸杞的干燥成熟果实。以粒大、身干、杂质少（不得超过0.5%）、肉厚、色红、质柔润、味甜者为佳。

（2）气味　枸杞子气微，味甜而色红。

（3）药性来源　单从枸杞子的采摘时间为夏、秋二季来看，夏枸杞性热，秋枸杞性凉；甜味属阳为温。综合之后，夏枸杞子药性为热，秋枸杞子药性为平。

（4）功效归纳　枸杞子药材为果实，果实补益，味甘补脾；色红入心；夏季采摘的能入心，秋季采摘的能入肺。

二、临床应用

1. 补脾

枸杞子补脾，增强运化之力，能很好的补血，所以，对于血虚之人，常食枸杞子效果不错。

脾主肉，枸杞子补脾，能治疗肌肉萎缩之证，如《延年方》中谈到"补虚、长肌肉，益颜色，肥健人：枸杞子二升。清酒二升，捣碎，更添酒浸七日，漉去滓，任情饮之"。

口干之证，直接原因就是津液不足所致，脾能运化津液，枸杞子补脾，能增强脾功能，故而，枸杞子就能治疗口干证，如1989年《新中医》上段龙光介绍治疗老年人的夜间口干证：用枸杞子30克，洗净，每晚临睡前徐徐嚼服。共治疗30例，痊愈24例，好转6例，多数患者在服药10天后获效。

2. 入心

心主血脉，枸杞子能入心，结合前面的健脾补血，故而，治疗因心血不足而导致的心烦、心慌、怔忡等证有良效；当然，对于脉不固血而导致的出血也有很好的治疗作用，如《本草述》上谈的枸杞治"诸见血证，咳嗽血"等。

3. 入肺

秋季采摘的枸杞子能入肺，肺主排浊，所以，枸杞子也有外排浊气、浊物的作用，如上可治疗咳嗽、气喘、胸闷，下可治疗肠燥便秘等。

肺在体为皮，枸杞子能运化水湿，入心补血活血而固脉，所以，对于皮肤疖肿、疮疡、冻疮等都有很好的治疗效果。如1985年《中医杂志》上蒋立基介绍治疗疖肿：以枸杞子15克，烘脆研细末，加入50克凡士林为膏。外敷患处，每日1换。治疗1例疖肿，3日而愈。

三、名医经验

1. 张经生介绍张海峰降转氨酶经验

对于慢性肝炎、迁延性肝炎转氨酶长期不正常者，张老按中医辨证选方外，常重用枸杞子而收良效。（1986年《江苏中医药》）

2. 治疗慢性萎缩性胃炎经验

取宁夏枸杞子，洗净，烘干，打碎分装。每日20克，分2次于空腹时嚼服，2个月为1疗程。服药期间一般停服其他中西药物。共治疗20例，经2～4个月观察，显效15例，有效5例。（1987年《中医杂志》）

四、用药注意

1. 用法用量

内服煎汤一般剂量为10～15克，单味可用至30克。

2. 临床注意

在《黄河医话》中张文阁介绍枸杞子致盗汗：

张老曾遇一"消渴病"患者，诊之，一派阴虚之象，拟投六味地黄丸加麦冬、沙参、石斛、枸杞子等一试。当写到枸杞子时，患者果断地说："不能服枸杞。"问其故，乃知患者2年前在某医院治疗此病时，方中有枸杞子，服之则盗汗，连服10余剂，盗汗如洗，病情益甚。罢医停药后，盗汗自止。病人自述当时虽心中疑惑，但并未了然。后时逢冬季，其爱人常给她炖鸡食之，出于求愈心切，开始2次放入枸杞子同炖，服后均盗汗。若炖时不加杞果，食之即不出现盗汗。从而晓知，盗汗乃枸杞子所致。张老听此将信将疑，拟再行实验观察,经她同意后,试用2次,皆验,停服枸杞子则不出现盗汗症状,张老乃笃信。盗汗乃阴虚热扰,心液不能敛藏所致,《内经》云:"阳加于阴谓之汗。"此患者虽系阴虚,然平时并无盗汗,何以服食枸杞子即盗汗?当是食枸杞子之后出现阳盛热扰,阴虚益甚之故。

3. 使用禁忌

痰黄黏稠者忌用。

节后语

1. 补血药怎么用?

(1)遇见血虚证,我们就要用补血药来治疗。

(2)治疗阴虚证的时候,加用适当且适量的补血药,则疗效更好。

(3)中医治病,讲究气血结合,故而,在用补气药治疗气虚病证时少佐一些补血药,则能更快取效。

(4)中医治病,还讲究补泻结合,所以,在用泻药或理气药的时候,少加一些补血药,则可使人体之正不受损伤。

2. 补血药的鉴别

药名	药材	气味	采收时间	药性	功用
当归	根	香气浓郁、味甘、辛、微苦	秋末	温	气香走窜,补脾肺心
阿胶	熬制的胶块	味微甜	随时制作	微温	补血健脾
熟地	地黄加工品	色黑味甜	随时加工	温	补脾入肾
枸杞子	果实	味甜色红	夏、秋	夏:热 秋:温	补脾,入心,秋采者入肺

(1)阿胶为血肉有情之品,故而,补血最速。

(2)当归气香走窜,补血的同时还有活血之功,故而对于血虚兼有血瘀之证,应用当归治疗,效果很好。

(3)熟地补血的同时还能入肾,所以,对于血虚兼有肾阴不足之证,就要选用熟地来治疗。

(4)枸杞子色红入心,在补血的同时还有止血之功,故而,对于血虚兼有出血的病证,枸杞子为首选。

第四节　补　阴　药

> 补阴药，治疗的其实就是血和津液不足且兼有热象之病证的
> 药物。

阴，古时写作陰，是一个"阝"加"侌（yin）"组成的，"侌"的意思
为"正在旋转团聚的雾气"，"阝"是"阜"字作左边偏旁时楷书的写法，而
"阜"字的本义为土山，故而，阴的本义为"土山旁正在团聚的雾气"。

后来，阴就有了延伸含义，人体下面、内里、前胸、脏、血和津液都属
阴，那么，补阴药补的是下面、内里、前胸、脏、血和津液的哪一种？

要知道答案，还是先从中医的病机总纲来看：阴虚则热，那么，上面的
哪一种虚弱之后能出现热？用排除法，只有血和津液。

所以，补阴药，治疗的其实就是血和津液不足且兼有热象之病证的药物。

由于中医上的精也是属于阴，后天之精是可以补充的，故而，有的补阴
药也可以治疗阴精不足之证。

临床上常用的补阴药有白芍、百合、何首乌、龟甲等。

白　芍

> 《中药学》上的功效：养血敛阴，柔肝止痛，平肝阳。

一、功效来源

（1）药用部位　白芍药材为毛茛科植物芍药的干燥根，色白。以根粗、
坚实、无白心或裂隙者为佳。

（2）气味　气微，味微苦酸。

（3）药性来源　夏秋两季采挖，单从季节之性来看，夏季采挖的白芍性
热，秋季采挖的白芍性凉；苦味属阴性寒，酸味属阴性凉，综合之后，夏白
芍性平，秋白芍性寒。故而，《本经》上说"性平"，《吴普本草》上说"小
寒"，《别录》上说"微寒"等。

（4）功效归纳　根能补益，味苦补心，味酸补肝；寒能泻火；色白入肺，
秋季采收的白芍也能入肺。

二、临床应用

1. 补心

心主血脉，白芍补心，不但能补血，而且能固脉，不但能治疗血虚之证，也能治疗脉不固血的出血证，更能治疗血脉不通的郁阻、血痹等证。如《别录》上就说"通顺血脉，散恶血，逐贼血"，《药性论》中谈到"治血气积聚"、"治邪痛败血"、"治心腹坚胀，妇人血闭不通，消瘀血"等等。

在《贞元广利方》中谈到"治金创血不止，痛：白芍药一两，熬令黄，杵令细为散。酒或米饮下两钱，并得。初三服，渐加"。

2. 补肝

白芍味酸补肝，能治疗肝之阴血不足的病证，如血不养筋而出现的拘挛等。

3. 泻火

白芍性寒，能治疗心、肝之火热证，如心火旺的口舌生疮、心烦等；肝火旺的目赤肿痛、急躁易怒等。

4. 入肺

白芍入肺，具有排浊之功，可治疗咳喘、小便不利等证，如在1987年《中医杂志》上李富生等介绍治疗哮喘：将白芍30克，甘草15克，共研细末。每次取药粉30克，加开水100～150毫升，煮沸3～5分钟，澄清后温服，日1次。共观察35例，显效8例，有效23例，无效4例；30～60分钟有效者26例，1～2小时内有效者4例。有效最短时间为30分钟。

1983年《辽宁中医杂志》上虞觐冠介绍治疗慢性支气管炎：郎某，女，56岁。患慢性支气管炎已5年，喘息不得卧1周，咳吐白色泡沫痰，四肢畏寒。舌苔白腻。两肺布满哮鸣音。用小青龙汤8剂后，咳逆喘息皆平，但吐泡沫痰仍多，原方减麻黄、桂枝、细辛的用量，重用白芍30克，又进2剂，咳吐泡沫痰就明显减少。后用调理脾肺收功，康复出院。用小青龙汤治疗老慢支患者，收效甚好。但往往服用4～5剂后，喘虽平而咳吐清稀泡沫痰不止，遇此证时，每在小青龙汤中重用白芍至30克，服药后即可见效。

由于前面谈到白芍具有补心、肝而充阴血的作用，故而，对于皮肤干燥症也可以用白芍来治疗。

三、名医经验

1. 于伟臣经验

白芍常用量5～15克。强调大量应用的要算清代名医陈士铎，自制"平怒汤"白芍三两，"世人不知其功效，不敢多用，孰知白芍必多用，而后能取胜，用至二两则其力倍于寻常"。胆识兼到，一时独步。李某，男，30岁。1982年春患胁痛，西医诊为慢性胆囊炎。胁痛悠悠，不时剧作，赖止痛针缓解。偶劳役疲怠，胁痛大发，剧烈倍昔，便干舌红，处大柴胡汤1剂，其中白芍100克，越日信告"昨天药服第一次痛就轻了，晚服第二次，夜睡很好，早起上班一直没痛"。（1990年《四川中医》）

2. 吴立文经验

白芍性微寒，味苦酸，具有敛阴补血、养肝柔肝、缓急止痛等作用。从临床实践来看，其不仅可用以敛汗、止血，止咳，而且还表现出与收敛相反的通利作用。早在《神农本草经》中就有芍药"利小便"之载。

张锡纯在《医学衷中参西录》中指出：白芍"为阴虚有热、小便不利者之要药"。张氏用白芍利水，有两个特点：一是用量大，二是生用。书中载验案两则：一妇人因阴虚小便不利，积成水肿甚剧，大便旬日不通，投八正散不效，而用生白芍180克，配阿胶，1剂即二便通利，肿亦顿消。另载：治一六旬老人，水肿，二便皆不通利，用生白芍90克，配橘红、柴胡，亦起到二便通利之效。2例皆未用利水药物，可以说明白芍确有利水作用，但用量宜大。

白芍炒用，可加强收敛及补养作用，故欲其利水，当以生用为宜。

吴老曾治谢某，因腹痛，服用阿托品2片后，出现小便点滴不通。西医诊为前列腺肥大，当即给予导尿，并保留导尿管，过2日，仍不能自行排尿，乃邀中医治疗。患者自感少腹不适，口干。查舌质偏红，舌苔薄黄，脉弦稍细。辨为阴虚内热，气化无力而致癃闭。议用滋阴、清热利水之法，以导赤散加牛膝治之。处方：生地黄20克，木通10克，竹叶10克，生甘草梢6克，川牛膝30克。服2剂，未见效果，因思张锡纯重用生白芍善利小便之说，遂于上方加生白芍60克，服2剂，小便通利而愈。后又治李某，因小便点滴难出，仍处以前方，用量亦斯，嘱速取药煎服。患者药后不到3小时，二便俱出，其病缓解。益知重用生白芍确有通利之用，不仅善利小便，且可通润大便，亦证张氏之说，确属经验之谈。（《黄河医话》）

四、用药注意

1. 用法用量

白芍的一般用量为 4.5 ~ 12 克，重症时可用到 30 克，甚至更多。

2. 使用禁忌

虚寒腹痛泄泻者慎用。

附　老姬杂谈

夏季，天气炎热，人们出汗增多，更多的人都喜欢喝茶来保健，这里，我有一经验，就是用生白芍 10 克泡水代茶饮，泻火滋阴，养血排浊，效果不错。

百　合

《中药学》上的功效：润肺止咳，宁心安神。

一、功效来源

（1）**药用部位**　百合药材为百合科植物百合、细叶百合、麝香百合及其同属多种植物鳞茎的鳞叶。以瓣匀肉厚、色黄白、质坚、筋少者为佳。

（2）**气味**　药用百合有家种和野生之分，家种的味不甚苦，野生的味较苦。

（3）**药性来源**　百合的采收时间为秋冬，单从这点来看，百合为寒凉之品；味苦属阴为寒，综合之后，百合药性为寒。

（4）**功效归纳**　叶能排浊；味苦入心，秋季采收能入肺，冬季采收能入肾。

二、临床应用

1. 入肺排浊

百合能入肺，具有排浊之功，可治疗浊气、痰浊郁阻而导致的热性咳喘等证。

2. 入心

百合性寒，能入心清热，对于心火上炎、热扰心神之证有很好的治疗作用，可单用取效。

3. 入肾

冬季采收的百合能入肾，可治疗骨蒸潮热之症。

三、名医经验

百合清热排浊，乌药理气，30 克的百合配合 9 克的乌药就是有名的百合汤，能治疗久久难愈的胃痛。焦树德老先生常用百合 30 克、乌药 9 克、丹参 30 克、檀香 6 克（后下）、草蔻 9 克、高良姜 9 克、香附 9 克、川楝子 6 克作为基础方，随证加减，对溃疡病所致的长期胃痛，属于虚实并见、寒热夹杂，气血皆病的症候，往往取得满意的效果。

四、用法用量

百合的一般用量为为 9～12 克，必要时也可用到 25～30 克。

何 首 乌

> 《中药学》上的功效：补肝肾，益精血，润肠通便，解毒，截疟。

一、功效来源

（1）药用部位　何首乌药材为蓼科植物何首乌的干燥块根。以个大、质坚实而重、红褐色、断面显云锦花纹、粉性足者为佳。

（2）气味　气微，味微苦而甘涩。

（3）药性来源　从采挖时间为秋冬二季来看，何首乌为寒凉之性；从味来看，何首乌又是平性之物，综合之后，何首乌的药性应为寒凉，故而，《本草汇言》上就说"生用气寒"、"制熟气温"。

（4）功效归纳　根能补益，味苦补心，味甘补脾，味涩补肝；秋季采挖能入肺，冬季采挖能入肾。

二、药物炮制

生首乌：拣去杂质，洗净，用水泡至八成透，捞出，润至内外湿度均匀，切片或切成方块，晒干。

制首乌：取首乌块倒入盆内，用黑豆汁与黄酒拌匀，置罐内或适宜容器内，密闭，坐水锅中，隔水炖至汁液吸尽，取出，晒干。

三、临床应用

1. 补心

心主血脉，何首乌味苦补心，对于心血不足、脉不固血、血脉不通的病证都可以治疗。如《滇南本草》上说"入血分"，《本草再新》上说"止吐血"，《开宝本草》和《本草纲目》上说"止心痛"等。

《卫生杂兴》中谈到"治破伤出血：何首乌末敷之即止"。

西医上的高脂血症，就属于中医里的血瘀范畴，何首乌补血活血，故而，可以很好的治疗此类病证，如1989年《中西医结合杂志》中史增圣介绍：用首乌片，每次口服5片，每日3次，连服3个月。治疗36例，全部有效。有较明显的降低血脂的效果，并能改善微循环，抑制体外血栓形成，效果显著。

2. 补脾

何首乌味甘补脾，脾主运化而充血，所以，何首乌有很好的补血作用，如《开宝本草》上就说"益血气"。

由于生首乌属性寒凉，所以，对于血虚有热之证，要用生首乌来治疗，对于血虚有寒之证，则要用制首乌来治疗。

3. 补肝

酸涩属性相同，何首乌味涩补肝，可治疗肝血不足之证。

4. 入肺

秋季采挖的何首乌能入肺而排浊，所以，《本草再新》上就说"补肺虚"，对于肺之阴血不足导致的咳喘，就可以用秋季采挖的何首乌来治疗。

涩主收敛，肺主皮毛，肺虚不固的出汗更可以用何首乌来治疗，如《濒湖集简方》中谈到"治自汗不止：何首乌末，水调。封脐中"。

何首乌补血而助肺排浊，所以，对于肠燥便秘有很好的治疗作用，可单用以取效，也可以配伍当归、火麻仁、黑芝麻而建功。

肺在体为皮，何首乌又能补血活血，故而也能治疗皮肤病，如癣证、皮肤瘙痒证、赤白癜风等，在1982年的《广西中医药》上卢崇亮等介绍治疗皮肤赘疣"口服首乌片，每次5片（儿童3片），日3次，连服3~10周。共治疗55例，治愈42例，好转10例，无效3例"。

5. 入肾

制首乌纯黑之色，为肾所主，冬季采挖，更能入肾，对于肾之精血不足之证，如腰膝酸软、筋骨酸痛（何首乌能补肝，肝主筋）等，就可以应用制何首乌来治疗。

四、用药注意

1. 用法用量

内服煎汤，一般为 10～30 克；外用适量。

2. 临床注意

何首乌可能会引起过敏反应，如 1987 年《浙江中医杂志》上"据载，一患者双膝上下有圆形红斑各 10 余处，大如银元，小如筷头，不高出皮肤，边界清楚，奇痒难忍，红斑内皮肤鲜红。询知患者 5 天前服用首乌片，服后第 2 天膝部上下发痒，且渐加剧。又询知上月中旬服首乌片时也出现如此症状，停药约 1 周，斑消痒止，据此诊为药物过敏。用葡萄糖酸钙、扑尔敏治疗，3 天后诸症消失"。

3. 使用禁忌

大便溏泄及痰湿较重者不宜服用。

龟 甲

《中药学》上的功效：滋阴潜阳，益肾健骨。

一、功效来源

（1）药材 龟甲，又叫龟板，其药材为脊索动物门爬行纲龟科动物乌龟的背甲及腹甲。以块大、完整、洁净、无腐肉者为佳。

（2）气味 龟甲气微腥，味微咸。

（3）药性来源 虽然龟甲药材全年都可收取，但以秋冬两季为多，故而，我们只谈这两季采收的药材，其季节之性为寒凉；味微咸，属阴为微凉，综合之后，龟甲为寒凉之品。

（4）功效归纳 味咸补肾，药性寒凉能清热，故而，龟甲可以补肾阴而清虚热；咸能软坚，龟板还有软化癥瘕癖块的作用。所以，《本草蒙筌》中就说"专补阴衰，善滋肾损"，《本经》中说"破癥瘕"等。

二、临床应用

1. 补肾滋阴

凡是肾阴不足所出现的病证，龟板都可以治疗，如骨蒸痨热、盗汗等。

肾主骨，骨痿之证也常用龟板来治疗，如《日用本草》中就说"治腰膝酸软，不能久立"，《四声本草》中就说"主风脚弱，炙之，末，酒服"等。

2. 消散癥瘕

龟板软坚，能软化癥瘕。对于癥瘕癖块日久有热之证，应用龟板治疗，效果很好。

不过，这里要说的是，对于癥瘕之证，龟板只能软化，不能消散，所以，不能单用龟板来治疗癥瘕病证。

三、用药注意

1. 用法用量

龟板内服用量一般为 9 ~ 25 克，必要时可用到 30 ~ 60 克。需打碎、先煎。

2. 临床注意

舌苔腻，食欲不振者，慎用。

○ **节后语**

1. 补阴药怎么用？

（1）对于阴虚之证，我们就可以直接应用补阴药。

（2）治疗血虚病证时，加用适当且适量的补阴药，则取效更速。

（3）治疗痰热壅盛的病证时，少加一些补阴药，不但能祛热，更能稀释痰液，故而，治疗效果更好。

（4）善补阳者，阴中求阳，所以，在治疗阳虚证的时候加用适当且适量的补阴药，则取效更捷。

2. 补阴药的鉴别

药名	药材	气味	采收时间	药性	功用
白芍	根	味微酸苦	夏、秋	夏：性平 秋：性寒	补心、肝，入肺

药名	药材	气味	采收时间	药性	功用
百合	鳞叶	家种：味微苦 野生：味苦	秋、冬	寒	入心、肺或肾
何首乌	根	味微苦而甘涩	秋、冬	生：性寒 制：性温	补心、脾、肝，入肺
龟甲	龟的背甲和腹甲	气微腥，味微咸	秋、冬	寒凉	补肾滋阴，消散癥瘕

（1）心阴不足，首选白芍和生首乌；肾阴不足，首选龟甲；脾阴不足，首选生首乌；肝阴不足，则选白芍和生首乌；肺阴不足，则需选用百合、何首乌等来治疗。

（2）因白芍滋补的同时还有通脉之功，故而对于血脉不通的热证也有很好的治疗作用；百合入肺排浊，在治疗痰喘的同时还能治疗热扰心神的神志不安病证和骨蒸潮热之症；何首乌滋补的同时兼能止血，所以，生首乌可治疗因热而导致的出血病证；龟甲味微咸，滋肾的同时还能软坚，能消癥瘕。

第四章
祛 邪 药

邪，本义为突向海中的半岛型要塞，引申义为倾斜之形。后来，邪，指的就是不正当、不正派。

中医里的邪，有特定的含义：把对人体造成伤害的各种致病因素称作邪。

邪，分为有两种，一种是外来之邪，一种是内生之邪。

外来之邪，也就是我们常说的六淫，即致病的风、寒、暑、湿、燥、火；内生之邪，就是我们常说的实邪，即滞气、瘀血、痰湿水饮、积食、结石、积虫、肠滞等。

祛邪药，就是消除这些外来之邪和内生之邪的药物。

第一节　发散风寒药

发散风寒药，并不是说把体表的"风"和"寒"发散出去，而是修复外来之"风"和"寒"对体表造成的伤害。

凡是能治疗外感风寒的药物就叫做发散风寒药。常用的发散风寒药有：麻黄、桂枝、生姜、荆芥、防风、羌活、白芷、细辛、苍耳子、辛夷、藁本、葱白等。

麻　黄

《中药学》上的功效：发汗解表，宣肺平喘，利水。

一、功效来源

麻黄由于产地的不同分为三种：草麻黄、木贼麻黄和中麻黄，它们均以干燥、茎粗、淡绿色、内心充实、味苦涩者为佳。

麻黄的药材为草质茎，茎有疏通作用，且麻黄质轻宣散，故而，麻黄有疏通道路、宣散之功。

麻黄的采割时间为秋季，秋季性凉为肺所主，故而，单从采割季节来看，麻黄性凉，能入肺。

麻黄味涩而微苦，酸涩同类，为肝所主，所以，麻黄可补肝；酸涩之味属阴为凉；苦为心所主，故而，麻黄能补心；苦味属阴为寒，微苦为凉；所以，从味来说，麻黄为凉性。

结合季节之性，麻黄之性为凉；有疏通道路、宣散之功；秋季采割能入肺排浊；味涩补肝，味微苦可补心。

二、炮制

麻黄：拣去杂质，去尽木质茎及残根，用水洗净，微润后切段，干燥即得。

蜜麻黄：取麻黄段，加炼熟的蜂蜜与开水少许，拌匀，稍闷，置锅内用文火炒至不黏手为度，取出，放凉。

三、临床应用

1. 入肺排浊

麻黄入肺，质轻宣散，可以排浊气，浊气得排，咳喘即止，所以麻黄有很好的止咳平喘作用；热胀冷缩，风寒侵袭人体之后，皮肤缩紧，本应由皮肤外排的浊气不得外排而郁阻，就出现了风寒表证，这时应用麻黄，浊气得到宣散，表证自除，故而，更多的书上就说麻黄有发散风寒的作用。试想，风热侵袭人体之后，热胀使得毛孔开的更大，这时何来浊气郁阻之病变？既然没有浊气的滞留，当然也就没有用麻黄的必要；更有，此时用了麻黄，散气更甚，随着气的大量外出，汗液也随之大量外泄，这时就很有可能出现"亡阴"之证，所以，虽然麻黄性凉，但对于风热之证还是不能用的。

《本草正义》上说："麻黄轻清上浮，专疏肺郁，宣泄气机，是为治外感第一要药，虽曰解表，实为开肺，虽曰散寒，实为泄邪"，所以，麻黄宣散浊气可除症状，是治标之物，对于外感风寒之证，须配伍应用。

肺，不只是排浊气，也可以排浊物。麻黄入肺排浊，故而，就有发汗、利小便、通大便的作用。

人体中无用之水液的外排，水肿之病证即可消除，所以，中药课本上就说麻黄有行水消肿的作用。看看焦树德老先生编写的《用药心得十讲》中的一段话，我们的理解会更加明了：用麻黄治水肿，可能出现以下情况：水从汗解而消肿；小便增多而消肿；大便水泻而消肿；身有微汗出而小便明显增多而水肿消退。

临床上，用于止咳平喘时，常配伍杏仁，所以有"麻黄以杏仁为臂助"的说法。对于病性为热的咳喘，常配伍生石膏或黄芩、知母等寒凉之品以增强平病性的作用。注意，这时最好用蜜制麻黄，因为蜂蜜之味为甘而入脾，脾属中焦，这样可以引导麻黄更好的外排胸中之浊气，止咳平喘作用更好。

用于发散风寒时，常配伍桂枝。这时最好用生麻黄，没有蜂蜜的引导，麻黄宣散皮下浊气的作用更强，临床疗效更好。

麻黄行水消肿，特别是对于上半身水肿明显的、急性水肿兼有表证的，更为对症，配伍苍术，则效果更好。注意，这时要用生麻黄。

2. 补心

麻黄宣散入心，而心主血脉，对于阴疽、癥瘕等这些需要宣散的血脉病变，自然就可以应用麻黄来做治疗，所以说，麻黄有消阴疽、散癥瘕的作用。

我们的先辈、前辈通过临床实践，得到一个经验：麻黄得熟地则通络而不发表，熟地得麻黄则补血而不滋腻。所以，我们在应用麻黄消散阴疽、癥瘕时，常配伍熟地。

三、名医经验

1. 雷仕卓介绍麻黄大剂治愈风寒湿痹的经验

曾亲见一处方，方中麻黄生用量达50克，询其曰该方为祖上所传，专治风寒湿痹，麻黄一药用量曾达100克之多，闻者咋舌，然其方确乎神效。

患者，魏某，男，52岁。主诉下肢痿软，无力行走，多拄杖勉而行之，时感疼痛，尤以阴雨天为甚，病程缠绵达2年之久。该医者遂拟一方：麻黄50克，桂枝50克，血竭5克，白芷10克，制二乌各10克，川牛膝10克，熟地黄10克，制乳没各10克，黄芩10克，当归10克，威灵仙10克。每日1剂，早、晚各1次，服药10余剂后，患者即愈，现随访近1年，行走如常，疼痛全无，且工作多月。

麻黄生用发汗力强，医家一向慎之，然本方中麻黄不具发表的作用。《外科证治全生集》有"麻黄得熟地则通络而无发表之功"之论，《金匮要略》

中也载"风湿相搏，一身尽痛"，其诸多方中也常入麻黄，对于风寒湿痹所致疼痛，可明显提高止痛作用。

总之，方中不拘古法，大胆新奇，用麻黄50克，合用熟地黄10克，使麻黄失去发表之功，独奏活血通络、祛风除湿之效。诸药合用，直达病所，共建奇效。（1955年《上海中医药杂志》）

2. 郑惠伯经验

麻黄的三大功用为发汗、平喘、利水，在临床上疗效是可靠的。据郑惠伯先生的临床经验，麻黄的功用远远不止上述三种，其用途甚广。麻黄除用于治风寒表证、外感喘咳、风水浮肿等证之外，对重症肌无力、颜面神经麻痹、多发性神经根炎后遗症、遗尿及子宫脱垂等病，也都有很好的疗效。郑惠伯先生并非单用麻黄治之，而是在辨证立法的基础上，于方中加入麻黄，即见奇效。举例如下。

重症肌无力属于中医痿证范围。1959年曾治1例。患者系女教师，30余岁。其咀嚼肌、吞咽肌、眼肌都麻痹，每日饭前必须注射新斯的明，才能咀嚼吞咽。中药曾用温补脾肾之类，如黄芪、附片、党参、白术、仙茅、淫羊藿、当归、川芎及人参再造丸，疗效不明显。后于方中加入麻黄，剂量由6克增至15克，患者病情大有好转，最后不用新斯的明，亦能自己进食。

颜面神经麻痹，中医谓风中经络，多以牵正散为主，辅以针灸治疗，有一定疗效，但收效缓慢。曾治何某，已用牵正散加味及针灸治疗1周无效。便在原方（白附子、全蝎、僵蚕、蝉蜕、防风、荆芥、当归、川芎、桂枝、白芍、白芷）中加入麻黄、葛根，服3剂患者颜面即牵正。此后，凡遇此病，开始就加入麻黄，疗效明显提高。

治疗多发性神经根炎后遗症，将麻黄加入补阳还五汤中，经对多例的临床观察，均获较好的疗效。

遗尿是小儿常见病，多为肾气不足，膀胱虚寒。常用方如缩泉丸、桑螵蛸散，有一定的效果，但很难速效。如加入麻黄，收效即快。

用麻黄治子宫脱垂的来历，乃四川忠县黄天星医师用加味乌头汤治风湿痹，于无意中治愈老年妇女多年不愈的子宫脱垂（三度下垂），后在我区推广，曾治愈近百例二至三度子宫下垂。其方中有麻黄24克。郑老曾将麻黄减量，则效果较慢；若去麻黄，则基本无效。其方如下：黄芪24克，麻黄24克，二乌共15克，川芎12克，白芍12克，黄芩12克，生地黄15克，甘草6克，蜂蜜60克。（《长江医话》）

3. 沈万生介绍范中明用麻黄临床治痹证的经验

痹证一般分风寒湿痹和热痹两大类。然部分痹痛患者，或因体质偏胜，或因感邪先后，表现为寒热杂陈者亦复不少。观其外症，局部不甚红肿，亦喜温熨，痛势甚剧，似属风寒湿痹，但又兼见口苦舌燥，溲黄便干，脉象有力等内热蕴伏之象。揣其机制，当是外寒里热，搏结气血使然，故很难以上述两纲统治之。范老对此类病人常采用寒温并用之麻黄、苍术、生石膏，屡收卓效。

考麻黄一药，自古即为治痹要药。防风汤、乌头汤、薏苡仁汤三方均伍麻黄。临证体验：发表宜小量，恐过汗伤正；治痹则非大剂无以为功。常用量为 20～30 克，而断无汗出如水流漓之弊。其功类乌附，又无燥烈之偏性。配伍等量之苍术、生石膏，一则祛湿散风润燥，一则清宣里热，兼以监制麻黄过于发散走表。三药合用，以寒温并用之法，除寒热互结之机，合具散寒祛风、除湿清热之功。师法越婢方意，别开治痹门径。

如治余某，女，63 岁，农民。患关节炎十数载，辗转求治于中西医，皆初服药有效，继服则罔效，甚以为苦。刻诊全身关节肿痛麻木，尤以两膝为甚，喜取暖物温熨。伴形寒微热，口苦心烦，大便不畅，舌暗红，脉弦涩。通观此证，患病经年，寒热互结，气血痹阻，交结难解。疏方于下：麻黄 20克，苍术 20 克，生石膏 20 克，白芥子 10 克，当归 12 克，鸡血藤 30 克，鹿衔草 30 克，木瓜 12 克，蜂房 12 克，生地黄 30 克。另以全蝎、蜈蚣各 3 克，研吞，出入 30 余剂告愈。（1986 年《上海中医药杂志》）

4. 姜春华经验

哮喘汗出不忌麻黄。江南过去某些医生倡言"南方不比北方，夏月不可用麻黄"，于是夏天哮喘发作当用麻黄而不用。又有些人说"仲景明训"，"有汗用桂枝，无汗用麻黄"，认为凡汗出者均忌用麻黄，于是哮喘发作时汗出者又不用麻黄。临床上很多患者在哮喘大发时常大汗出，如果喘平下来则汗亦少出。当以平喘为主，不平喘则汗不得止，为了有汗避开麻黄，则喘不得止，汗亦不得止。前人有鉴及此者，如王旭高麻杏石甘汤注："喘病肺气内闭者，往往反自汗出"，"用麻黄是开达肺气，不是发汗之谓。""且病喘者虽服麻黄而不作汗。麻黄乃治喘之要药，寒则佐桂枝以温之，热则加石膏以清之，正不必执有汗无汗也。"诚有识之见。可以推论，凡对某病证，有良好作用的药物，不必因有某种不良反应而避开不用，也不必受非主要症状的牵制而不敢用。当然用量应斟酌，中病即止。（《百家名医临证经验》）

5. 朱进忠经验

麻黄发汗新陈不同　诸家都云麻黄辛苦而温，宣肺气、开腠理，透毛窍、散风寒，具有发汗解表之功，是发汗作用最强的一个药物。若与桂枝配伍则发汗的作用更强，虚人用之不慎，可使汗漏不止。然新陈不同。曾记得在北洋军阀混战初期，当时遇伤寒病，开麻黄汤后没有一例发汗者，初开麻黄6克，后开9克，最后开至18克，服法遵仲景法，一例也未发汗。反复诊视均为"太阳病，头痛发热，身疼腰痛，骨节疼痛，恶风无汗而喘者"或"太阳病，或已发热，或未发热，必恶寒，体痛呕逆，脉阴阳俱紧者"的典型证候，久久不得其解。及至到数个药铺一看，才稍有所悟。因地处雁北，麻黄满山遍野皆是，患者用药均用自采者，药铺所存者均为数年至十几年的陈货，陈久者辛温发散之功已减，甚至已消失殆尽，所以前开之麻黄汤均无发汗之功。乃嘱患者一律改为新鲜麻黄9克（干品），果然服后效如桴鼓，汗后病愈。自此以后，凡用麻黄汤、大青龙汤发汗解表者，一律应用麻黄采后1年之内者。（《黄河医话》）

四、用药注意

（1）用于煎汤内服时，用量一般为3～10克；用于水肿时用量较大，可用到15～25克。根据焦树德老先生经验，治疗水肿时要配用生石膏25～45克左右（生石膏和麻黄的比例约为3∶1），以减少麻黄的发汗作用而达到宣肺利尿作用。因麻黄气微香，煎煮之后，有效成分易于挥发，故而，煎煮时应后下。

（2）水煎麻黄是否去沫？

古方中用麻黄，皆先将麻黄煮沸吹去浮沫，然后纳他药，而近代研究，麻黄的医疗效用部分尚在沫里，所以，只要是对证用麻黄，就不必去沫。

（3）南北用量问题　摘录张锡纯在《医学衷中参西录》的一段话就可以说明问题：陆九芝谓：麻黄用数分，即可发汗。此以治南方之人则可，非所论以北方也。盖南方气暖，其人肌肤薄弱，汗最易出，故南方有麻黄不过钱之语。北方若至塞外，气候寒冷，其人肌肤强厚，若更为外出劳碌，不避风霜之人，又当严寒之侯，恒用至七八钱始得汗者。夫用药之道，贵因时、因地、因人，活泼斟酌，以胜病为主，不可拘于成见也。

（4）夏季能否用麻黄？

有人谓之麻黄发散之力强大，夏月不能用麻黄，这里，我支持《本草正》

中的一段话：又有谓夏月不宜用麻黄者，皆不达。虽在李氏有云，若过发汗则多亡阳，若自汗表虚之人，用之则脱人元气，是皆过用而误用而然，若阴邪深入，则无论冬夏，皆所最宜，又何过之有。

（5）因麻黄散气之力强大，故而，凡素体虚弱而自汗、盗汗、由肾不纳气导致的虚喘者，均应忌用。如1987年《山东中医杂志》上朱鸿铭介绍：麻黄发汗力较强，风热表证、表虚自汗、阴虚盗汗、喘咳由于肾不纳气者均应禁用。1985年12月，曾接诊一老年女患者，咳喘10余年之久，每年冬季感冒加重，查有老年慢性支气管炎、肺气肿、肺心病，服药方中有生麻黄9克，服下第一煎，即喘憋倚息，不能平卧，心率146次/分。予思前方不效之故，乃是前医忽略了"心性喘息，麻黄宣散耗气，不可妄投"所致。

桂 枝

《中药学》上的功效：发汗解表，温通经脉，通阳化气。

一、功效来源

桂枝药材为肉桂的嫩枝，以幼嫩、棕红色、气香者为佳。

枝象"手臂"，故而，桂枝是上肢病的引导药。

桂枝的采集时间是夏季，为心所主而性热，所以，桂枝可入心。

桂枝味甜微辛，甜味补脾、辛味补肺，所以，桂枝可以补脾肺；甜、辛之味属阳为热，综合采集时间的寒热属性之后，桂枝之性为热，所以，《医学启源》就说桂枝"气热，味辛甘"。

总之，桂枝性热，补肺脾肺入心；是上肢病的引导药。

二、临床应用

1. 补肺

因桂枝性热，故而可以治疗因寒而导致的多种病证：

对于风寒表证有很好的治疗作用，这时，常配伍麻黄治疗无汗的风寒感冒；常配伍白芍治疗有汗的风寒感冒。

对于因寒湿导致的上肢关节变形、疼痛等风寒湿痹疾病，桂枝也有很好的治疗作用。

对于冻疮，可单用桂枝而取效，如1980年的《新中医》上，潘文昭介绍：用桂枝 60 克，加水 1000 毫升，武火煎 10 分钟，待温后浸洗患处，每次 10～15 分钟，每日早晚各 1 次，治疗 14 例，效佳，一般 1～6 次即愈。

2. 补脾入心

脾主运化，对于脾虚导致的水饮不化之证，桂枝有很好的治疗作用，如配伍茯苓、猪苓、白术、泽泻等治疗水饮凌心的心悸、怔忡、浮肿和膀胱蓄水等病证。

心主血脉，对于因寒湿导致的血脉不通之病证，桂枝也有很好的治疗作用，如常配伍活血药当归、赤芍、桃仁、红花等治疗因血脉不通而导致的闭经、痛经、腹部癥瘕结块等病证。

3. 上肢病的引导药

治疗上肢病证时，在辨证论治的基础上加用一味桂枝，可以更好的提高临床疗效。

4. 其他

有的书上还说桂枝有"平冲降逆"的作用，可治疗奔豚病。其实，只要知道了奔豚病的产生机制和桂枝的作用，就不难理解桂枝的这个功能。豚，为小猪；奔豚，其意为奔跑的小猪；奔豚病，《金匮要略》中谈到其特征为"气从少腹上冲咽喉，发作欲死，复还至"，就是说腹部之浊气严重滞留而不从下外排，以至于上逆而出现特难受的症状。

桂枝性热，温通血脉，助肺排散浊气，因肺与大肠相表里，故而，可使滞留的浊气从下而排，浊气含量减少，奔豚病自然就不可能发生，所以说，桂枝有"平冲降逆"的作用。不过，这时的桂枝用量要大，这样才可沉降以达下焦病变部位。

三、名医经验

1. 孙伯扬经验

孙伯扬先生临证体验，瘀血与痰浊为患，单用活血则瘀难去，若配以化痰之品，方能痰血并除。瘀血指血液停滞壅塞，瘀结体内组织而言，为病理产物，又常和其他病因，如寒邪痰浊等，共伤脏腑、经络而形成复杂之病变。痰浊瘀血用药必须活血化痰并用。如活血药中伍以僵蚕、白芥子之化痰散结、行痰通络，则可增强化瘀之功；又瘀血得寒则凝，遇温则行，因而行血药若与桂枝、白芥子合用，疗效更佳。

桂枝辛温，横行肢节，透达营卫，有温通经脉之效。白芥子辛温，功能利气豁痰、消肿散结，用于痰注肢体者有温通祛痰之功。固有能"治皮里膜外之痰"的称誉。实践证明，二药配伍合用，对于痰血瘀阻经络之病因病机，所导致的肢体僵直屈伸不利，尤以症兼凉麻者效果更佳。一般用量为 10 ~ 15克。(《燕山医话》)

2. 李玉和治肢体麻木重用桂枝经验

顽痹中如出现肢体麻木不仁者，李老常在治痹方中重用桂枝，其用量常为40 克，并辅以白芍 20 克，其效甚捷，桂枝有横走四肢，散寒通瘀，温通经脉，调和营血的功效，使气血调畅，营卫通达，经脉得以濡养则麻木自除，其伍以白芍之理，使辛散不致伤阴，且具敛阴和营之义。(2000 年《中医药学报》)

3. 殷蓓蓓重用桂枝治疗窦性心动过速经验

患者，女，49 岁，1996 年 12 月 21 日就诊。患者自诉 1 个月来常感心悸不安、四肢欠温、乏力汗出，舌质淡，苔白滑，脉细数。查心率 110 次/分，律尚规整，心脏各瓣膜听诊区无明显病理性杂音。心电图示：窦性心动过速。中医辨证为心阳虚，治以振奋心阳。处方：桂枝 60 克，甘草 30 克，水煎服，日 1 剂。服药 1 剂后，即感心悸明显减轻，再服 3 剂，心悸进一步减轻，因仍自汗出，遂加入生龙骨、生牡蛎各 30 克，再服 6 剂诸症消失。复查心率 76 次/分，遂诊至今病证无复发。(1999 年《青海医药杂志》)

四、用药注意

因桂枝性热，故而凡温热病、阴虚阳盛、血热妄行、内热津伤之证忌用；因其有通血脉的作用，故而孕妇忌用。

生 姜

《中药学》上的功效：发汗解表、温中止呕、解毒。

一、功效来源

生姜药材为根，根可治疗下部疾病。

生姜的采挖时间是夏季，故而性热入心。

生姜为辛辣之味，故而，可补肺排浊。

辛味属阳为热，结合采挖时间之属性可知，生姜为大热之品。

总之，生姜性热，补肺排浊；可入心；能治疗下部疾病。

二、临床应用

1. 补肺排浊

生姜性热，所以，对于风寒外袭之表证有很好的治疗作用，单用煎汤即可。

对于呕、呃、嗳气等胃中浊气郁结的病证，生姜更可以补肺排浊，促使浊气外排，所以，有很好的治疗作用。如1984年《新中医》上吕秉义介绍说用生姜1块，洗净切成薄片，放口中咀嚼，边嚼边咽姜汁，一般1~3片后呃逆即止，此法治呃逆患者30多例，均获良效，但对伴有急性口腔炎、咽喉炎患者应慎用。

肺有向外发散的功能，头发的生长靠的就是肺功能的发挥，所以，头发不生的病证也可以用生姜来治疗，如生姜外用治头秃效果就不错。

肺主皮而排浊，对于皮肤病变需要排散治疗的病证，也可用生姜来治疗，如水火烫伤外用姜汁，效果不错；久不愈合的疮疡外用生姜或干姜粉，疗效也很好；生姜片外擦白癜风处，以局部皮肤发热为度，每日3~5次，一般连用2~3个月，效果确切。

胎儿的外出靠的也是肺气的外推，因生姜性大热有补肺之功能，所以，胎位不正时，用生姜泥外敷至阴穴，一般3~4天，最长不超过7天即可转为头位。

百虫入耳，生姜汁少许滴耳，也是根据生姜补肺排浊的作用机制来治疗的。

人体中毒，需要排散，生姜大热补肺，排浊解毒，所以，对于食"物"中毒者，大都可以应用生姜来解毒。

民间有一句话"冬吃萝卜夏吃姜"说的就是在夏天要多吃生姜，这样做有两个好处：一个是天人相应，服食大热之生姜可使身体也变热，以适应夏季之热；一个是补肺排浊，出汗排毒。生活当中，我让更多的人夏天晨起口含1片姜，保健效果很好。

2. 入心

心主血脉，血得寒则涩、得热则行，生姜大热，可入脉以活血，所以对于血中有淤积之病证也有很好的治疗作用，如英国科学家对动物进行一项实验显示，生姜能大大降低血液中胆固醇的含量；美国科学家发现用生姜可以做血液稀释剂，防止血液凝固是十分理想的。

3. 治疗下部疾病

肺与大肠相表里，大肠中的浊物外排也是靠肺功能的发挥，生姜性热补肺，增强肺功能，故而，对于肠梗阻，特别是蛔虫导致的肠梗阻病人，应用生姜治疗，效果很好。

三、用药注意

1. 用法用量

内服煎汤，一般的用量为 3～10 克。

2. 临床注意

生姜有升血压的作用，故而，对于高血压病人应慎用。

1997 年《新中医》上林加梅介绍张登如经验——产后饮食慎用生姜：

按本草皆云生姜性温而散，产后血亏气弱之人，岂可用此燥烈之品？而乃风俗习惯，产妇饮食，动辄投生姜调味，寒性之人，食之犹可；若热性之人，食之如火添薪，其害不可不知。故张老认为产后饮食应慎用生姜为佐料。曾治一产妇，产后即厚用生姜投入汤馔之中，数日后口干咽燥，仍强以食之，渐至心烦身热，肌肉削瘦，不欲进食，此热证已极，气血消烁。此时恰好鲜梨上市，张老嘱其多吃鲜梨，方挽转颓势。

产后有宜温之说，故食物常用生姜作调味，婴儿有宜热之言，故襁褓虽夏天亦如冬天之厚，为此俱多引起疾病。寒者温之，热者凉之，用需适宜，非谓生姜不可用。

附　老姬杂谈

咳嗽的产生原因，一般只有两种：一种是胸中浊气过多，人体在自我调节作用下一过性的进行外排，浊气从口而出，出现咳嗽；另一种是痰堵气道，人体自身加大向外的气流以促使痰的外出从而形成咳嗽，比如我们常见有人不停的咳嗽，等痰出来后，咳嗽立即停止，就属于这种情况。

故而，我们要止咳，就要外排浊气和消痰，最简单的方法就是口嚼生姜片，原因就是生姜能消痰排浊。

有天清晨，我正在公园练太极，一个人就匆匆忙忙的跑了过来，"姬大夫，打扰一下，"话说了一半，就咳嗽起来了，"不好意思，今天上午我要开个会，你能让我先不咳嗽吗？"

本来我想用复方皂角粉取嚏治疗，但想到喷嚏连连，还不如用生姜试试，就说："你家里有生姜吗？比较辣的那种。"

"有。"

"你回去把生姜切成一片一片的，然后先取一片放在口中嚼碎，慢慢咽下，有火辣的感觉是正常的，连嚼三、五片。"

"在开会之前，再嚼几片姜。"

"好的，谢谢你，姬大夫。"

下午上班，这个人又过来了，进门就说："姬大夫，太神了，几片姜就解决了问题，上午开会还真没有咳嗽。说真的，我当时还真半信半疑，心想几片姜就能止咳？没想到效果还真好，谢谢你。"

"呵呵，不用谢，好了就成。"

用药如用兵，我们只要知道了中药的功用，就可以灵活的运用，比如嗓子发痒的病人，口含或嚼服生姜片，效果也是立竿见影，不信的话，一试便知。不过，要注意的是所选生姜，一定要辛辣味大的，辛辣味小的可起不到太大作用。

最后，还要说一点，就是从中医上来说，咳嗽的辨证有虚实之分，对于实证咳嗽，上面方法的效果是立竿见影，但对于虚证的咳嗽，效果就不会太好了，怎么来诊断虚实？

一般来说，新得的咳嗽多为实证；病程很长的咳嗽多属于虚证；咳嗽时声音响亮的属于实证；咳嗽时声音低弱的属于虚证；用手摸脉之后，脉跳动有力的属于实证，脉跳动无力的属于虚证。

所以，根据上面的辨证方法，我们就可以准确的用生姜来治疗咳嗽了。

防 风

《中药学》上的功效：祛风解表，胜湿解痉，止泻止血。

一、功效来源

防风药材为伞形科植物防风的根。以条粗壮、断面皮部色浅棕，木部浅黄色者为佳。

防风，春、秋两季均可采挖，单从季节之性来说，春防风性温入肝，秋防风性凉入肺。

防风的味微甘，甘补脾，所以防风可以提高脾功能。

甘味属阳其性为温，综合季节之性，春防风之性为温，秋防风之性为平。《本经》谓之"味甘、温"说的应该是春防风；《本草再新》说的"性平"应该是指秋防风。

总之，防风微甘之品，可以提高脾功能；春防风入肝，助疏泄；秋防风入肺，助排浊；可治疗人体下部疾病。

二、临床应用

1. 提高脾功能

脾主运化，运化不力，津液停滞，可出现痰湿、水饮内聚和大便溏薄之证，防风补脾，可提高脾功能，故而，对于这些病证都可以应用防风来做治疗。如肌肉中风湿滞留，可用防风；肝郁脾伤而致的腹痛，可用防风，比如痛泻要方（白术、白芍、防风、陈皮）等。

1980 年《浙江中医杂志》上林一德介绍：茅某，男，工人，患慢性泄泻已 5 年余，大便溏薄，夹有黏液，日 2 ~ 4 次，伴肠鸣、腹胀，便后腹中空痛，稍进油腻生冷，病即加剧。某医院诊断为"结肠功能紊乱"，久治未效。证见面色萎黄，短气懒言，纳少，舌淡苔薄腻，脉弦细。予单味防风 15 克，每晚煎服 1 剂，连服 10 天，泄泻次数减少，日 1 ~ 2 次，腹痛亦轻。继服 10剂，病愈。

2. 春防风入肝助疏泄

肝主疏泄，疏清泄浊，春防风入肝而助疏泄，使得郁结之气得以消散，故而，防风就有祛风解痉的作用，对于咬牙、吊眼、四肢抽搐、角弓反张等症都有一定的治疗作用。

1986 年《山东中医杂志》上在介绍王炳范治疗周围性面神经麻痹时谈到：用防风 30 克煎汤，蜈蚣 2 条研成粉末，用防风汤送服，日 1 剂，晚饭后服用，儿童酌减，10 天为 1 个疗程，治疗本病 26 例，痊愈 16 例，显效 6 例，好转 3 例，无效 1 例。

3. 秋防风入肺助排浊

和麻黄一样，可以治疗外感病证，对于风寒导致的表证有很好的治疗作用。

肺主排浊，大肠中的积滞和肠中的风邪都可以应用秋防风以助肺排浊，如治疗大便难和肠风下血的病证等。

对于皮肤瘙痒等证，同样可以应用防风来排浊祛风。

《丹溪心法》中有一个治疗体虚自汗的方剂叫"玉屏风散"，由防风、黄芪和白术组成。黄芪和白术健脾以治本，而防风却是标本兼治之品：脾主运化水液，脾虚，运化能力下降，津液不得布散，郁结皮下，在肺的排浊作用下就出现了多汗证；由于汗液的外出是在浊气外排的作用下进行的，故而，只要皮下浊气含量减少，则汗液的外出必然减少；防风助肺排浊，使浊气更多的外出，这样就可以减少皮下浊气的含量；浊气外排减少，出汗必然减少，自汗得愈。

4. 治疗下部疾病

防风药材为根，取象比类，对于人体下部的病证，只要是脾、肝和肺虚导致的病证都可以加用防风来治疗。

5. 防风解毒

附子为大热之品，性静不动，人体服食之后，热力不能及时发散，使得人体出现不适，这就是我们常说的中毒，而防风主动，能发散附子之热而达人体所需之地，故而就有了"解附子毒"的作用；同样道理，防风和黄芪同用，发散黄芪所补之气，这样就能增强黄芪的补气之功。

三、用药注意

1. 用法用量

防风的内服用量一般为6~9克。

2. 服用禁忌

血虚发痉及阴虚火旺者慎用。

1987年《山东中医杂志》上朱鸿铭介绍：防风主要用于外风，凡血虚发痉及阴虚火旺者慎用。1985年8月，曾遇一头痛患者，头痛隐隐，头晕耳鸣，腰膝酸软，五心烦热，面色无华，心悸怔忡，舌淡红苔薄，脉细数，某医予辛散之剂，其中防风用至15克，连服6剂，头痛益剧。此证为血虚不能养肝，而致肝血不足，阴不敛阳，肝阳上扰。辛散之剂，在所必禁。李东垣指出，风药能燥血，愈治愈厉害。应以养血为法，后予四物汤去川芎，加生石决明、牡蛎、女贞子、钩藤而收效。

荆　芥

《中药学》上的功效：祛风解表，止血。

一、功效来源

荆芥药材为全草，以色淡黄绿、穗密而长、香气浓者为佳。

荆芥质轻上浮，故而善治人体上部疾病。

荆芥的采集时间为秋季，所以，能入肺，其季节之性为凉。

荆芥之味为辛而微涩，辛味属阳为热，可补肺。综合季节之性，荆芥应为温性。

涩味补肝且有收敛作用。

所以，荆芥性温，善治上部疾病；味辛补肺，可提高肺的排浊功能；味微涩补肝，还有轻微的收敛作用。

二、临床应用

1. 补肺

荆芥不但能入肺排浊，更能补肺以提高肺功能而排浊，所以，排浊之力很强，可用来治疗浊气郁表之病证，如风寒感冒、麻疹不出、风疹瘙痒等。

1990 年的《浙江中医杂志》上柯群智介绍：治疗小儿感冒时，将荆芥用布包好，放于胸前约 6 小时。用量 1 周岁以内 5～9 克，1 周岁以上酌减。一般用药 1 次见效。必要时隔 6 小时再用 1 次。如朱某，女，4 个月，鼻塞，睡眠不宁。曾用中西药治疗未效，经用本法治疗 1 次，诸症消失病愈。

1965 年的《中医杂志》上马玉静介绍：用净荆芥 50 克，碾为细末，过筛后装纱布袋内，均匀敷撒于患处，然后用手掌反复揉搓至发热为度。治疗急慢性荨麻疹及一切皮肤瘙痒症，轻者 1～2 次，重者 2～4 次即可奏效。

2. 善治上部疾病

荆芥质轻，对于胸部以上的病证有很好的治疗作用。

3. 补肝收涩

肝主疏泄，调气调血。由于荆芥味微涩，有收敛作用，故而，应用荆芥祛邪，不会耗伤正气。

血见黑即止，故而，把荆芥炒黑后成炭，就有很好的止血作用。

肺与大肠相表里，荆芥也能治疗大肠病变，所以，有人就用荆芥炭来治疗便血，不过，荆芥质轻善治上部病证，对于上部出血病证的治疗，用荆芥炭则效果更好。

如果外用荆芥炭止血，则全身上下各部位都可应用。

三、用药注意

荆芥的内服煎汤剂量一般为 10 克，大剂量可用到 30 克。

补肺排浊宜生用，止血宜炒炭用，不宜久煎。如《祁振华临床经验集》

中谈到：荆芥穗经密闭提炼实验证明，荆芥穗含薄荷挥发油量等于等量薄荷的 8 倍，如煎沸 15 分钟以上，挥发油将全部逸出，失去其效能。所以，凡是含挥发油的解表药的煎法可以先用沸水浸泡 15 分钟，然后置火上煮沸 3 ~ 5 分钟即可。温服后，令全身微微汗出为度，应避风寒，以防止重感。切忌重盖复裹，迫使汗出淋漓如洗。否则，气阴两伤。

荆芥穗位于植物的上部，善治上部病证，故而对于头部浊气郁结的病证最好用荆芥穗。在《眼科龙木论》中记载：治头目诸疾，血劳，风气头疼，头晕目眩，用荆芥穗为末，每酒服三钱。

羌 活

> 《中药学》上的功效：祛风解表，祛风湿，止痛。

一、功效来源

羌活药材为伞形科植物羌活、宽叶羌活或川羌活的根及根茎。以条粗、外皮棕褐色、断面朱砂点多、香气浓郁者为佳。

羌活能治疗人体下部疾病；由于质轻，对于上部疾病也有很好的治疗作用。

羌活的采挖时间为春、秋二季，单从季节之性来说，春季采挖者性温入肝，秋季采挖者性凉入肺。

羌活之味为微苦而辛，苦味补心，辛味补肺；苦味属阴而性寒，微苦之味其性凉，辛味属阳为热，综合季节之性，春羌活之性为温，秋羌活之性为平。

总之，羌活微苦而辛，能补心肺；春羌活可入肝而助疏泄；善治上部疾病。

二、临床应用

1. 补心

羌活气香走窜，补心，可以增强心功能，而心主血脉，故而《本草汇言》谓之有"通畅血脉"的作用。因苦味有燥湿之能，且羌活之性为温，所以，对于寒湿导致的病证，不管外来的还是内生的，均可用羌活来做治疗。

2. 补肺

羌活补肺，肺功能增强，外排浊气的作用增加；辛味又具有发散作用，且气香走窜，故而，羌活对于风寒束表，浊气郁结不得排散的表证有很好的治疗作用。

羌活补肺的同时能畅通血脉，故而，对于因风寒湿而导致的头疼、皮肤发痒、疮疡等病证都有很好的治疗作用，如《药性论》中就说羌活可治疗"多痒血癞"，《品汇精要》中说羌活可"排腐肉疽疮"等等。

3. 入肝

春羌活入肝而将体内的浊气搜散于表，味辛入肺而将体表的浊气向外排散，故而，羌活是一味特别好的外排浊气之药。旧的不去，新的不来，浊气不排，清气岂能补充？所以，在治疗气虚证时少佐一些羌活，效果很好。

人体中的气都是以运动的形式而存在的，浊气郁结，运动增强，"空气流动形成风"，所以，产生了我们常说的体内之风邪；羌活本身就有燥湿之能，所以，对于体内风湿之病证，应用羌活则是正治，如西医上的"风湿性关节炎、类风湿性关节炎、强直性脊柱炎"等病证就可以应用羌活来治疗。

4. 善治上部疾病

羌活虽为根，但质轻上浮，善于治疗上部疾病，所以，羌活是上半身的引导药。

三、名医经验

吴立文经验

上肢痹痛多风患，下肢痹痛多湿患，此乃一般规律。引药的选用，应将其作用趋向与针对病因的治疗作用结合起来。风药多升散，作用趋上，故上肢痹痛，多选用羌活、防风、桂枝、白芷等，其中尤以羌活为要。羌活是治疗上肢肘、腕及肩关节痹痛的主要用药，但治痹用量应大于治风寒感冒之量，常用 15～30 克。用《百一选方》之蠲痹汤重用羌活，加桂枝、威灵仙、天仙藤、鸡血藤、僵蚕，对上肢风寒痹痛是有较好治疗作用的。（1992 年《甘肃中医学院学报》）

四、用药注意

一般常用量为 3～10 克。

（1）因羌活能助肺外排浊气、味辛更能发散，所以对于有汗之外感表证是不可应用的。

（2）辛味向上，所以，羌活治疗上半身病变的效果比下半身要好。

（3）羌活气味浓烈，用量过多，易致呕吐，故在使用时必须注意患者胃部情况，掌握适当用量，或配伍生姜应用。

（4）气有余便是火，浊气郁结，运动增强，摩擦过强，就产生了热，而羌活可入肺外排浊气，且味辛更能发散，故而，羌活有很好的退热作用，这一点也得到现代研究证实，而且一般在热退后无再度发热现象。这时需注意的是，最好要用秋羌活。

（5）对于因血虚而导致的痹痛、关节不利等病证一定不能用。

五、药物功效比较

羌活和防风都可祛湿，羌活是味苦而燥湿，是治标之物；防风是味甘入脾而健脾运湿，是治本之物。

羌活和防风均可祛风，由于羌活味辛更擅发散，故而祛风作用强于防风。

羌活和独活都可以祛湿，羌活质轻向上，独活质重向下，所以羌活偏于治疗上部之风湿，独活偏于治疗下部之风湿。

羌活和桂枝都可疏通血脉，羌活是补心发散，所以，擅治腐肉疽疮；桂枝是入心而活血通脉，所以，擅治癥瘕结块。

白　芷

《中药学》上的功效：祛风解表，止痛，消肿排脓，燥湿止带。

一、功效来源

白芷药材为伞形科植物兴安白芷、川白芷、杭白芷或云南牛防风的根。以条粗壮、体重、粉性足、香气浓郁者为佳。

白芷的采挖时间为夏、秋两季，夏季性热为心所主，秋季性凉为肺所主。单从季节之性来说，夏白芷性热入心，秋白芷性凉入肺。

白芷味辛微苦，辛补肺，苦补心；辛味属热，微苦之味属凉，综合季节之性，夏白芷性热，秋白芷性平。

总之，白芷气香走窜，补肺益心，能治下部疾病。

二、临床应用

1. 补肺

白芷能提高肺功能，秋天采挖的还可入肺而排浊，且气香走窜，所以白芷的排浊作用很强。

风寒外感，浊气郁表，白芷能散，故而可以治疗风寒表证。

皮肤瘙痒，为浊气郁结化风所致，白芷散浊祛风，故而可以治疗各种皮肤瘙痒证。

鼻为肺窍，鼻涕为浊，需要外排，白芷排浊，故而可用于治疗鼻涕增多之证。这里要注意的是，白芷可将鼻中之涕外排，但不能消除鼻涕增多的原因，由于津液的运化靠的是脾，所以，治疗鼻涕增多的寒证时，如果配伍白术、茯苓，健脾祛湿，则疗效更好。

体内及体表脓浊之物，都需要外排，白芷补肺，提高肺的排浊能力，故而白芷有排脓之功。

女性白带，也是需要外排之物，白芷排浊，白带外出，体内自然减少，加之白芷之苦味燥湿，更可以减少体内的白带量，这就是我们常说的白芷有止带作用的治疗机制。

一切需要外散治疗的皮肤病，如痈肿疮疡、疥癣瘰疬等，都可以加用白芷来取效。

2. 益心

白芷益心，活血通脉，对于疮疡肿痛效果很好。

痛则不通，白芷排浊之后，气顺血通，疼痛自然消失，这就是我们常说的白芷有止疼作用的机制。

脉，就是我们现在都知道的血管，有交换血管内外物质的作用，白芷益心，可以提高血管功能，故而，对于血管内外物质交换功能下降的病证，也可以应用白芷来做治疗，如1989年《浙江中医杂志》上钱焕祥治疗关节积液：用生白芷适量，研末，黄酒敷于局部，每天换药一次，一般7~10天关节积液即可吸收。如赵某，左膝关节外伤后2天，突然肿胀，行走受限，X线摄片未见骨折现象，浮髌实验（+），诊断为左膝关节积液，用本法治疗9天，肿胀全部消失。

从这则病例我们可以知道，苦味燥湿的机制为：苦味补心，可以提高血管的通透性，使得血管外之水液能更快更多的入脉充血，津液中的水液变少，这就是苦能燥湿。注意，血得热则活，得寒则涩，所以，温热性的苦味药物才有更好的燥湿作用。

3. 治疗下部疾病

肺主排浊，对于大肠积滞、小便不利、泄泻、白带增多等下部病证都可以应用白芷来做治疗。

三、用药注意

白芷和羌活的味差不多，都是辛和微苦，但羌活是先微苦后辛，而白芷是先辛后微苦，故而，羌活是先补心而后补肺，白芷是先补肺而后补心。如果让羌活来补肺的时候就要加用其他补肺药，"簇拥"之下，羌活不得独行，只能跟着大部队来发挥补肺排浊作用。

细　辛

《中药学》上的功效：发散风寒，祛风止痛，温肺化饮。

一、功效来源

细辛药材为马兜铃科植物辽细辛或华细辛的根。以根色灰黄、杂质少、味辛辣而麻舌者为佳。

可治疗人体下部疾病；质较轻，故而也可治疗上部疾病。

细辛的采挖时间为夏季，性热可入心。

细辛之味辛辣而麻，辛味属阳为热，能补肺。

总之，细辛大热，补肺入心，人体上下部之疾病均治。

二、临床应用

1. 补肺

细辛大热，补肺排浊：

风寒外感，浊气郁表，细辛排浊，故而可以治疗。

咳嗽胸闷，浊气郁胸，同样也可以应用细辛来排浊治疗。

鼻为肺窍，鼻涕增多之证，应用细辛排浊，效果很好。

咽喉之痰，必须外排，应用细辛，排浊祛痰，效果不错。

胃之浊气增多，可出现呃逆、嗳气、口臭等症状，细辛同样可治。如口臭一证，单用少许细辛末口嚼或煎汤漱口，很快即可见效。

肺虚之后，排浊不力，大便难出，而细辛补肺，增强肺功能，故而《本草纲目》中说细辛可治"大便燥结"。

皮肤痈疽、疥癣瘙痒、死肌腐肉等，细辛同样能治疗。

由于细辛味辛性热，故而，对于需要排浊的寒性病证均可应用以取效。

2. 入心

血得热则活，得寒则涩，细辛大热之品，入心活血通脉，加之能祛风排浊，故而，对于血脉不通、筋骨风湿痹痛等病证都能取得很好的疗效。

3. 人体上下部之疾病通治

细辛辛热，虽为根，但质较轻，故而，人体各个部位的病证，只要是细辛的适应证，都可以用细辛来治疗，例如风湿痹痛，应用细辛，腿脚的可治，手臂的也可治疗。所以，《本草正义》中就说"细辛，芳香最烈，故善开结气，宣泄郁滞而能上达巅顶，通利耳目，旁达百骸，无微不至；内之宣络脉而疏通关节，外之行孔窍而直通肌肤"。

三、名医经验

1. 徐应坤经验

细辛味辛性温，有祛风散寒、行水开窍之功。徐老在为一雷诺病患者的治疗过程中发现，其5年余的阳痿旧疾竟有好转，经对所用药物分析，可能与方中细辛一味有关，遂嘱患者每日单用细辛5克，泡茶口服，按此方治疗月余，阳痿竟得痊愈，后又用此方法治疗了25例阳痿患者皆获良效。

男，49岁，工人，于1987年8月10日初诊。患者自1986年始，头晕，失眠多梦、腰痛遗精，继而阴茎不能勃起，经某医院检查，诊断为阳痿，服用中西药物治疗2个月余，其他症状基本痊愈，惟有阳痿至今未愈。诊治：每日用细辛5克，泡茶1杯口服，连泡3次服用，7天即见效果，阴茎已能勃起，但维持时间较短。继续服药1个月后，此病痊愈，随访半年未见复发。

男，42岁，干部，于1988年元月13日初诊。患阳痿已4年余，有时举而不坚，有时痿而不用，经多方治疗无效，求治于徐老，每日细辛5克，泡茶1杯口服，连泡3次服用，此药连用5天即见效果，阳事欣然，又继续服用25天，性功能恢复正常。（1989年《中国中药杂志》）

2. 李玉和重用细辛治痛痹的经验

疼痛为顽痹的主症之一，常规辨证疗效不佳时，加入细辛9～30克，常可取得满意的疗效，古人有"细辛不过钱"之说，常规量为3克，一般而言，顽痹用常规量往往无效，最低下限为9克才会有效，最高上限为60克。细辛辛烈窜透，功能为通阳气、散寒结，对寒湿凝结或病久虚寒较重者，历来视为治顽痹要药。临床应用重剂细辛时，必须先煎煮30分钟后，才能纳入他药

共煎，因细辛的有毒成分为黄樟醚，煎取 30 分钟后，其含量已大大下降，不足以引起毒性。(2000 年《中医药学报》)

四、用药注意

细辛有小毒，故临床用量不宜过大，细辛作单味或散末内服不可过钱（3克），如入汤剂便可不拘泥于此。细辛在煎煮 30 分钟后，其毒性成分黄樟醚的含量大大下降，不足以引起中毒。

有人用细辛治疗风湿痹痛，水煎服一次的量用到 120 克，效果很好。但是，我们在临床上要注意两点：一是有是证，用是药；二是小量开始，逐步增加。

苍 耳 子

《中药学》上的功效：解表，散风除湿，通鼻窍，止头疼。

一、功效来源

苍耳子药材为菊科植物苍耳带总苞的果实。以粒大饱满色黄绿者为佳。

位于植物的上部，取象比类，苍耳子能治疗上部的疾病。

苍耳子的采集时间为秋季，故而，季节之性为凉，能入肺。

苍耳子为微苦之味，苦味补心；微苦之味，其性为凉，结合采集季节之性，苍耳子应为凉性。

总之：苍耳子性凉，入肺而具有排浊之功；苦味补心而燥湿；善治上部疾患。

二、临床应用

1. 排浊

风寒外感之病证，浊气郁结，苍耳子助肺排浊，故而可以应用治疗。

皮肤之癣疹痒疮，需要用排浊法治疗，这时也可应用苍耳子。

由于苦味燥湿，且苍耳子能助肺排浊而通鼻窍，所以，对于鼻涕增多证有很好的治疗作用。

2. 补心

苍耳子味微苦而补心，但因其性凉，寒凉则血涩，故而，很少有人用苍耳子来补心。

但苦能燥湿，所以，更多时候都是取其燥湿之作用结合助肺排浊之力来治疗风湿痹证。

3. 善治上部疾患

对于头部的疾患，浊气、浊物郁结滞留的病证更多的可以加用苍耳子来做治疗；上部湿邪为患的病证，也可以加用苍耳子来燥湿。

三、用药注意

苍耳子的一般用量为6~9克。

苍耳子有小毒，故而不能大量长期应用。

因苍耳子有助肺排浊之功，故而在外用时，则不必区分人体之上下部位。如治疗下肢溃疡，就可以用苍耳子炒黄研末外用，效果不错。

辛 夷

《中药学》上的功效：散风，通窍。

一、功效来源

辛夷药材为木兰科植物辛夷或玉兰的花蕾。以体轻、色淡黄者为佳。

辛夷位于植物的上端，故而可治疗上部疾病。

辛夷的采集时间为早春，春为肝所主而性温，单从此点来看，辛夷性温可入肝。

辛夷的味为辛而稍苦，辛味属阳为热，微苦属阴为凉，结合季节之性，辛夷之性为温；辛味补肺，苦味补心。

总之：辛夷之性为温，可补益肺心，能入肝，善治上部疾患。

二、临床应用

1. 补肺

凡是需用排浊法治疗的疾病，大都可以应用辛夷来做治疗。如外感风寒之表证、痈疽疮疡、疥癣痒疹、须发不生、咳嗽胸闷等。

辛能发散，苦能燥湿，故而对于鼻涕增多之证，效果很好。

2. 补心

辛夷性温，补心通脉，故而对于疮疡、头面肿胀等病证有很好的治疗作用，如《日华子本草》上说"通关脉"，《本草别录》中说"治面肿引齿痛"等。

3. 入肝

辛夷可入肝而具有调气之功，能把体内的浊气搜运于皮下；可补肺排浊，把皮下之浊气进行外排，所以，辛夷是一味很好的排浊气药物。故而，《玉楸药解》上就说辛夷能"利气破壅"。

浊气外排，风自灭，故而，辛夷有很强的祛风作用。

4. 善治上部疾患

对于头部的风湿、浊气郁结等病证，就可以应用辛夷来做治疗。

三、用药注意

水煎内服时，一般剂量为 6～10 克。一定要"包煎"，即用纱布包起来水煎。

外用时，上下部之疾病均可治疗。

藁 本

> 《中药学》上的功效：祛风散寒止痛。

一、功效来源

藁本药材为伞形科植物藁本或辽藁本、火藁本的根茎及根，以身干、整齐、气香浓者为佳。

能治疗下部疾病，但质轻上浮，故而，也可以治疗上部疾患。

藁本的采挖时间为秋、春两季。单从季节之性来说，秋季性凉入肺，春季性温入肝。

藁本药材为根，根能补益；具有辛苦微麻之味，辛味属阳为热可补肺，苦味属阴为寒可补心。

综合之后，藁本可补肺和心，秋藁本性凉，春藁本性温且可入肝。

二、临床应用

1. 补肺

藁本味辛补肺，且气香走窜，故而对于外感风寒引起的表证有很好的治疗作用。

肺主排浊，故而可以治疗皮肤有风的病证，如疥癣瘙痒等；对于脓疮也有很好的治疗作用，如《本草纲目》中就谈其可"治痈疽，排脓内塞"。

2. 补心

藁本味苦，苦可燥湿，故而对于湿邪为患的病证有很好的治疗作用，如泄泻、浮肿等；苦味入心，心主血脉，且气香走窜，所以，藁本有很好的活血通脉作用，可治疗"痛则不通"的病证。如《本草再新》中就说"治风湿痛痒，头风目肿，泄泻疟痢"。

3. 入肝

春藁本可入肝而具有疏泄之功。

4. 人体上下之疾病皆可治疗

藁本为根，可治疗下部之疾病，如风湿导致的泄泻、腹痛等。由于质轻上浮，故而也可治疗上部疾病，如胃痛、头目沉痛等。

三、用药注意

藁本水煎内服的常用剂量为 1.5～10 克。

薄 荷

《中药学》上的功效：疏散风热，清利咽喉，透疹。

一、功效来源

薄荷药材为全草，质轻，有宣散之作用。

薄荷的采收时间是夏、秋两季，夏季为热，可入心；秋季为凉，可入肺。

薄荷之味辛，辛味补肺为热。虽然口嚼薄荷有发凉的感觉，但这和药性的寒热却是两码事。

综合之后，薄荷味辛补肺宣散，夏薄荷性热入心；秋薄荷性温。故《唐本草》谓之"性温"。

二、临床应用

1. 补肺宣散

薄荷之性温热，质轻宣散，对于风寒表证有很好的治疗作用。王好古就说薄荷可治疗"风寒汗出",《滇南本草》也谓之"治一切伤寒头疼"。

对于咽喉不利、头目不清的病证,单用薄荷或配伍它药治疗,效果很好。

薄荷补肺宣散,故而对于咳嗽、胃腹胀痛等病证也有很好的治疗作用。

2. 夏薄荷入心

心主脉,夏薄荷质轻宣散,所以能很好的排散血中的浊气。由于血中浊气的外排为肝所主,而薄荷的这种作用就相当于提高了肝的疏泄功能,所以,有人就说薄荷有"散郁调气之力",如焦树德老先生。

三、用药注意

薄荷的常用量为 1.5~6 克,病较重者,也可以用到 9 克。

由于薄荷本身味辛补肺,可以提高肺功能,且秋薄荷更可入肺排浊,故而,薄荷的排浊之力更强,我们在临床应用时只可暂用,不可久用;只可少量应用,不可大量应用,以免损人正气。对于虚弱之人,更要慎重应用。

薄荷香辛,煎煮时有效成份易于挥发,故而入汤剂时应后下。

久病、大病之后,不能用薄荷,以免汗出不止。

◦ 节后语

1. 发散风寒药怎么用?

(1) 对于风寒外袭所造成的风寒表证,就需用发散风寒药来治疗。

(2) 治疗某些皮肤病证时,可以适当的应用发散风寒药作为引导药,将其他的药物引入皮肤以发挥功能。

2. 发散风寒药的鉴别

药名	药材	气味	采收时间	药性	功用
麻黄	草质茎	味涩微苦	秋	凉	入肺补心
桂枝	枝	味甜微辛	夏	热	补肺脾,入心
生姜	根	味辛辣	夏	热	补肺,入心
防风	根	味微甘	春、秋	春:性温 秋:性平	补脾,入肝或肺
荆芥	全草	味辛、微涩	秋	温	补肺、肝
羌活	补心、肺,入肝	根	味微苦、辛	春、秋	春:温 秋:平

续表

药名	药材	气味	采收时间	药性	功用
白芷	根	味辛微苦	夏、秋	夏：性热 秋：性平	补肺、心
细辛	根	味辛辣而麻	夏	大热	补肺入心
苍耳子	果实	味微苦	秋	凉	入肺补心
辛夷	花蕾	味辛而稍苦	早春	温	补肺心，入肝
藁本	根	味辛苦微麻	春、秋	春：性温 秋：性凉	补肺、心，入肝
薄荷	全草	味辛	夏、秋	夏：性热 秋：性温	补肺，入心

（1）麻黄发散风寒，治疗无汗感冒的同时，还能止咳平喘、宣肺利水、消癥瘕。

（2）桂枝发散风寒，治疗有汗感冒的同时还能祛湿通脉，并且是上肢病的引导药。

（3）生姜发散风寒的同时还能止呕、活血化瘀。

（4）防风发散风寒的同时更能健脾祛湿。

（5）荆芥发散风寒的同时还能收敛止血，善于治疗人体上部病证。

（6）羌活发散风寒的同时更能活血通脉，且是人体上部病证的引导药。

（7）白芷发散风寒的同时还能燥湿、通脉、利小便。

（8）细辛大热，发散风寒的同时还能治疗大便燥结，活血通脉而治疗风寒湿痹证。

（9）苍耳子燥湿，不但能通鼻窍，而且还能治疗风湿痹证。

（10）辛夷发散风寒的同时还能燥湿，宣通鼻窍；且能活血通脉、祛风。

（11）藁本发散风寒的同时还能活血通脉、燥湿。

（12）薄荷发散风寒的同时还能散郁、清利头目。

第二节　发散风热药

> 同样，发散风热药也不是把体表的"风"和"热"发散出去，而是修复外来之"风"和"热"对体表造成的伤害。

具有疏风散热作用，能治疗风热感冒的药物称为发散风热药。

常用的发散风热药有：柴胡、升麻、葛根、牛蒡子、蔓荆子、蝉蜕、菊花、桑叶等。另外、金银花、连翘、白僵蚕也有发散风热的作用。

柴 胡

《中药学》上的功效：解表，退热，疏肝解郁，升举阳气。

一、功效来源

柴胡药材为伞形科植物北柴胡、狭叶柴胡（南柴胡）等的根，以条粗长、须根少者为佳。根可治疗人体下部疾病，但柴胡质轻，能上行，故而就有升提之功能。

柴胡的挖采时间为春、秋季节，春季挖收者性温入肝；秋季挖收者性凉入肺，所以，春柴胡可助肝疏泄；秋柴胡可助肺排浊。

柴胡气微香，能走窜；味微苦微辛，苦入心、辛入肺，由于根可补益，能提高脏腑功能，故而，柴胡可以提高心、肺的功能。

由于苦味属阴，其性为寒；辛味属阳，其性为热，微苦微辛则性平，所以，春柴胡性为温，秋柴胡性为凉。

总之：柴胡具有升提之效，可以提高心肺功能。秋柴胡之性为凉，而春柴胡之性为温，且可入肝。

二、临床应用

1. 升提作用

柴胡为根，可直达人体下部，但质轻上行，故而具有升提之功可愈下沉之病证，如肛门重坠、腰腹沉重、子宫脱垂、小便频数、脏器下垂等。

这里要注意的是，柴胡的上行，是因为质轻的缘故，故而，治疗下坠病证时，一定要小量多次应用。如果一次大量应用，则沉重下降，反而影响升提作用。

2. 提高心肺功能

心主血脉，春柴胡性温，血得温则行，故而春柴胡有活血作用；秋柴胡性凉，凉可除热，故而可治疗血热之证，如热入血室导致的燥热、烦渴，甚至入夜高热谵语等。

西医的高脂血症，就属于中医血瘀的范畴，柴胡味苦补心，活血通脉，故而，就可以治疗这个病证，如 1985 年《广西医学》上介绍治疗高脂血症：用柴胡注射液肌内注射，每次 4 毫升（含生药 4 克），日 3 次，3 周为 1 疗程。治疗 68 例，对降低甘油三酯有较好效果。

肺主排浊，柴胡之味微辛，辛可发散，故而，春柴胡性温可治疗风寒导致的表证；秋柴胡性凉可治疗风热导致的表证。

胃肠中的积气，都是在肺的作用下外排的，而柴胡补肺排浊，上下皆治，对于胃腹胀满、饮食积聚之证也有治疗之功，故而《本经》谓之有"主心腹肠胃中结气，饮食积聚，寒热邪气，推陈致新"的作用。不过要注意的是，用柴胡治疗胃脘部的胀满，量要小，取其升提排浊；治疗腹部胀满时，量要大，取其下沉之性，从下部排浊。

小便的外出也是在肺的外排作用下进行的，柴胡药材为根，本身就能治疗下焦病证，不过，由于质地较轻，故而，治疗小便不畅病证时应加大剂量，如在《名老中医经验集》上王大经就谈到：小柴胡汤中的柴胡能清热，其实柴胡是一味疏调气机的要药。四逆散、逍遥散是小柴胡汤的变方，均使用柴胡。有人说柴胡疏肝气，我看它可以通调一身气机。感冒咳嗽可以用它，治疗泌尿系统感染，见症发热、尿频、尿急、尿不畅、尿痛，属湿热下注，膀胱气化不利，一般用八正散之类，我习惯用小柴胡汤加减，柴胡用到 24～30 克，就是用柴胡通调气机，可使小便通畅，湿热随小便而去。慢性泌尿系感染，久而不愈者，我也使用此方。

肺在体为皮，柴胡补肺排浊，能治疗需要发散而愈的皮肤病，如 1979 年《皮肤病防治通讯》上介绍治疗多形红斑：以柴胡注射液肌内注射，每次 2 毫升（相当生药 4 克）日 2 次，连用 10 天。治疗多形红斑 13 例，均愈。

3. 春柴胡入肝，助肝疏泄

对于肝气郁结之病证，应用春柴胡治疗，不但可疏肝郁，更可借柴胡本身的排浊而使得体内的浊气顺畅外排，所以，只要见到此类病证，都可以加用柴胡治疗。

梅核气，就是自觉咽喉部有物堵塞但饮食不受影响的病证，更多的是由气郁导致的，柴胡疏肝解郁，所以，能治疗梅核气，如 1987 年《浙江中医学院学报》上卢锡华介绍治疗梅核气：以柴胡注射液 2 毫升注入天突穴，每日或隔日 1 次，4 次为 1 疗程。治疗本病 25 例，治愈 15 例，好转 6 例，无效 4 例。

三、名医经验

1. 李秋贵介绍李文瑞经验

柴胡的一般用量为 3～10 克，重用量为 15～60 克，最大可用至 120 克。李师认为柴胡具有发汗清热、散表和里之功，与解热、抗菌、抗病毒等现代药理作用相合。重剂用于发热性疾病，方可获效。常在小柴胡汤、柴葛解肌汤、银翘散、补中益气等方中重用。临床主要用于原因不明发热，以及感冒、肝炎、血液病、肿瘤、体虚等所致之发热，一般服药 2～5 天，多则 2 周，即可热平。药量随热降而逐渐减量，未见明显毒副反应。

如治一女性 42 岁患者。因发热 10 天，经多种检查未见异常，予抗菌、抗结核治疗月余未效，遂请师会诊。证见口苦咽干，胸胁满闷，寒热往来，纳呆食少，形体消瘦，二便如常。舌淡红，苔薄黄，脉弦而数。证属邪客少阳。遂予小柴胡汤加减。重用柴胡 60 克。服 7 剂后，热大减。守方柴胡减至 30 克，再续 7 剂后，热退病愈。（1994 年《辽宁中医杂志》）

2. 彭培初经验

对柴胡的退热剂量历来是有争议的，有说轻可祛实，有说重用才有效果。仲景《伤寒论》中用柴胡半斤以退热，根据柯雪帆副教授的考证，汉制半斤相当于今之 125 克，由此可见，欲使柴胡起退热效果，剂量宜重。我们经临床实践，每日用柴胡 30～120 克，退热作用明显，且无汗出淋漓，也无升火烦躁等所谓升阳劫肝阴的副作用。另外，对柴胡退热的服用方法也有讨论的必要。一般常用的服法是 1 剂药分头煎或煎 2 次服用。就其所起的作用来讲，这是不够理想的。仲景用小柴胡汤和解退热，并强调每日 3 次的服法以加强退热效果。我们临床用柴胡治肺炎高热的病人，开始用常规每日 2 煎的服法。效果不佳。后来改用柴胡每日 120 克分 4 次服用，退热作用明显提高。经临床反复实践，我认为重用柴胡 120 克分 4 次的服法，至少对以下两种类型的疾病用之有明显的作用。其一是对病毒性感冒出现高热，应用中药发汗退热，效果比单纯用西药明显。风寒者，用荆防败毒散加减；风热者，用普济消毒饮加减。其二是对大叶性肺炎出现高热起伏，伴胸闷泛恶等证的病人，用小柴胡汤加减，对消退高热、消散肺部炎症是有一定效果的。另外，柴胡在方剂配伍中的作用不同，也有以轻取实的作用。如用大柴胡汤加减治疗胆囊炎、胆结石、急性胰腺炎等，以通下清理湿热为主，有用少量柴胡疏肝利胆即退热的，也有用柴胡配合甘温补益以退虚热的，甘温除热方剂补中益气汤即是

轻可祛实的例证。(《长江医话》)

四、用药注意

1. 用法用量

内服煎汤，3～10 克。一般升提用小量，疏肝用中量，退热用大量，可至 30 克，甚至更多。

2. 临床注意

柴胡有南北之分，通常认为：南柴胡药力柔和，多用于疏肝解郁；北柴胡主要用于和解少阳、退热升提。

3. 用药禁忌

阴虚之人和肝阳上亢者忌服。

附　老姬杂谈

柴胡药材为根，但质地很轻，所以，上下内外之病证均可治疗；疏肝的同时能入肺排浊，故而，是理气的好药。

百病生于气，虚证可导致气郁，实证更能导致气郁，而柴胡是解郁的佳品，所以，虚实之证均可应用。虚证，一剂药中加用 1～3 克，实证，一剂药中加用 3～6 克，能很好的增强疗效。

我的一个老师，对于所有病人的处方，前两种都是柴胡和黄芩，后面的药物，随病选用。告之曰"小柴胡汤加减"，疗效还真不错。

平时喝水，水杯里少放点柴胡，顺气理气，效果不错。对于心烦，性情急躁之人，更是适用。

不过，现在市面上的柴胡，假的和质量不好的很多，买药时一定要注意。

升　麻

《中药学》上的功效：发表透疹，清热解毒，升举阳气。

一、功效来源

升麻的药用部分是根，根可治疗下部疾病，但质轻上浮，故而，也有升提作用。

升麻的采挖时间为春秋两季，春季挖收者性温入肝；秋季挖收者性凉入肺，所以，春升麻可助肝疏泄；秋升麻可助肺排浊。

升麻之味为微苦，苦入心，由于根能补益，故而，升麻具有增强心功能，保护血脉的作用。

微苦之味属阴为凉，结合季节之性，中和之后，春升麻为平性；而秋升麻则为寒凉之性。寒凉泄热，所以，秋升麻有去血热之毒的作用。

总之，升麻具有升提作用；能增强心功能；春升麻可助肝疏泄而调气调血，秋升麻助肺排浊而泄血之热。

二、临床应用

1. 升提作用

升麻为根，可达下部，但质轻上浮，故而能治疗人体下部下沉之病证，如子宫下坠、脱肛、久泄久痢等病证。

和柴胡相比，升麻之质稍重点，不能上达中焦，所以升麻只能治疗下部之下沉病证，而柴胡还可治疗胃下垂等。对于中气下陷之病证，升麻可使下部之气上升，配合柴胡，升提到位，故病速愈，所以，补中益气汤中就并用升麻和柴胡。

2. 增强心功能

心主血脉，对于血瘀、血溢之病证，治疗时少佐以升麻，可增强活血固脉的作用，使得疗效更好。如《本草纲目》中就谈到升麻治"崩中，血淋，下血"。

3. 秋升麻排浊可泄血热

秋升麻入肺排浊，其性寒凉，应用于风热外感之病很是对证，所以，风热外感之病加用秋升麻来治疗，效果更好。

秋升麻寒凉入血，可泄热毒，故而应用于疹毒、痈疮、咽喉牙齿肿痛之病，效果不错。

在《仁斋直指方》中谈到"治喉痹做痛：升麻片含咽，或以半两煎服取吐"，"治胃热齿痛：升麻煎汤，热漱咽之"。

在《补缺肘后方》中谈到"治卒毒肿起，急痛：升麻苦酒磨敷上良"。

三、用药注意

1. 用法用量

升麻内服，煎汤 3~10 克，大剂量可用至 15 克。升提宜炙用，清热解毒、发表透疹宜生用。

2. 用药禁忌

上盛下虚，阴虚火旺及麻疹已透者忌服。

葛 根

> 《中药学》上的功效：解表，透疹，生津，止泻。

一、功效来源

葛根药材为豆科植物葛的块根，虽然根能下行而治疗人体下部疾病，但葛根也为质轻之品，有升提作用，故能上浮而治疗人体上部疾病。

葛根的采挖时间主要是秋季，因秋季为肺所主而性凉，所以，从采集时间来看，葛根应为凉性，且能入肺。

葛根为微甘之品，甘味属阳为温，微甘之味则为微温之性，结合采集时间，葛根应为微凉之性。

甘味为脾所主，所以，葛根可提高脾功能而增强健运之作用。

总之，葛根有升提作用；其性为平，可入肺排浊；可补脾健运。

二、药物炮制

葛根：拣去杂质，洗净，用水浸泡，捞出，润透，及时切片，晒干。

煨葛根：先以少量麸皮撒入热锅内，待冒烟后，将葛根片倒入，上面覆盖剩下的麸皮，煨至下层麸皮呈焦黄色时，随即以铁铲将葛根和麸皮不断翻动，至葛根片呈深黄色为度，取出，筛去麸皮，凉透。

三、临床应用

1. 升提作用

对于下部需要升提的病证，就可以应用葛根进行治疗，如脱肛、久泻、子宫下垂等。

1989 年《中国中药杂志》上赖祥林介绍：重用葛根 30 ~ 60 克，结合辨证配伍相应药物，治疗胃、肾、子宫下垂及脱肛等中气下陷之证，颇具疗效。

1981 年《浙江中医杂志》上舒士健介绍：治一男性，40 岁，病脱肛 2 年，近半个月来泄泻复发，直肠下垂 1.5 厘米，局部触痛，并有血性分泌物，曾服补中益气汤不应，后用原方重加葛根60克，服2剂即见好转，再服5剂病愈。

2. 入肺以排浊

对于风热之邪侵袭人体而出现的表证，我们就可以用葛根来治疗；对于疹、疮在表的病证也可以用葛根来治疗。

3. 补脾健运

脾，不但运化营养物质，更运化水液，由于葛根有升提作用，故而，有补脾之功能的葛根就可以把水液运化到口中，使得口渴症状消失，这就是我们常说的"生津"。

脾主肌肉，葛根虽为根，但质轻上浮，故而对于颈部的肌肉病变有很好的治疗作用。临床上，只要见到颈部肌肉僵硬的病变都可以加用葛根，效果很好。

葛根治痿证，效果也不错，如1987年《黑龙江中医药》上介绍：高某，男孩，6岁，3个月前发热后，出现颈项强直，不能自转侧，四肢瘫软不用，经用中西多方治疗病情曾有缓解，现又复发，拟方：葛根30克，生马钱子0.5克，全蝎一只，蜈蚣一条，土元10克，服20剂，病情好转，两上肢能轻轻抬起，两手有一定握力，搀扶可行数步，续服20剂，症状消失。近日来病又反复，颈项酸痛，四肢活动不灵，乃取治痿独取阳明之义，单用葛根50克，煎服9剂即愈。

四、名医经验

1. 王俊介绍王荣山经验

《伤寒论》曰："太阳病，项背强几几，无汗恶风，葛根汤主之。"而王老认为项背强几几是因经气不利所致，葛根有轻清舒筋之功效，故治肩凝症可选葛根汤，重用葛根至120克，并取得满意效果。如1972年，刘某病肩凝症数月，经过中西药物治疗罔效。患肩疼痛，局部灼热，臂后旋抬举受限，颈项亦牵引疼痛。即用葛根汤加威灵仙、秦艽治之，方中用葛根120克，白芍30克，每日1剂，服3剂而病瘥。王老指出：葛根汤为辛温甘凉之汗剂，凡病在太阳阳明，筋脉不利即可适用。葛根用量要大，须要解肌、透疹、升清气、利筋脉的病证，无论属表热或里热，用量均不宜小，效果才理想。（1990年《湖北中医杂志》）

2. 杨悦娅介绍张云鹏经验

血压较高者，大剂量使用葛根，是张先生的经验用药，一般用30克，可增至70克，常与牛膝配伍升清津，降气血而柔肝平肝。（2006年《山西中医》）

3. 陈建新经验：葛根重用取奇效

陈老用葛根治外感风热之头痛、项背强痛、肌肉痉痛和湿热泻痢或脾虚泄泻、热病口渴等症均以量大取效，每每下笔即120克1剂。

陈老用葛根大量取效来自三证：以生活中实例证之，世人每用塘葛菜或生鱼煲葛汤，一家四口每用1~1.5千克葛煲汤，实即1000~1500克。四人平均分之，每人250~270克，诚然为鲜品，但葛根120克仅及一半或1/3而已，故虑其升散太过或过凉诚属多余之虑。其次证之古人：仲景《伤寒论》葛根芩连汤证"喘而汗出"用葛根0.25千克。《梅师方》治热毒下血用生葛根1千克。三证之今人：有郭姓患者，女，33岁。1983年2月来诊，连日头项痛不能转侧，微恶寒，舌淡苔薄，脉浮紧，陈老头二诊4剂均用桂枝加葛根汤（葛根初诊15克，二诊30克），证如故。三诊葛根改用120克，上午服药下午头项痛即止，转动自如。

1983年秋，有李姓患儿，男性，2岁。患秋季泄泻3天，日下十数行，前医以葛根芩连汤（葛根12克），陈老以同方葛根30克，按上法处理。下午服药，当晚泻即止。

由此看来，葛根可重用而取奇效，无论从生活饮食或长期临床实践都说明葛根重用得当，可药到病除。（《南方医话》）

五、用药注意

1. 用法用量

内服煎汤，一般用量为10~30克，大剂量可用至60克，甚至更多。

止泻宜煨用，其他宜生用。

2. 用药禁忌

《本草从新》上说"夏月表虚汗多尤忌"。

牛 蒡 子

《中药学》上的功效：疏散风热，祛痰止咳，清热解毒。

一、功效来源

牛蒡子药材为牛蒡的干燥成熟果实，此果实位于植物牛蒡的上部，取象比类，牛蒡子善治上部疾病。

牛蒡子的采集时间为 8、9 月份，属于肺所主之秋季，故而，牛蒡子可入肺；从采集时间来看，秋季属凉性季节，故而，单从此点来看，牛蒡子为凉性。

牛蒡子之味微苦，苦入心；苦味属阴为寒，微苦为凉，故而，单从此点来说，牛蒡子之性为凉。

两性结合，牛蒡子应该为寒性，故而《药品化义》就谓之"性寒"。

总之，牛蒡子善治上部疾患；其性寒凉，可入肺排浊；味微苦，可补五脏之心。

二、临床应用

1. 治上部疾患

牛蒡子之性寒凉，故而对于上部热性病证，均可应用，如咽喉红肿疼痛等病证用牛蒡子治疗，效果很好。

2. 入肺排浊

对于浊气郁结于皮下而出现的热证，如风热表证、皮肤疮疡、麻疹未透等病证，就可应用牛蒡子做治疗。

前人说的牛蒡子能"利腰膝凝滞之气"，其实就是说牛蒡子能入肺排浊，浊气畅排，郁结现象自然消失。

由于牛蒡子质地沉重，所以，也能治疗下焦病证，如湿热之邪滞留于腰而出现的腰痛，就可以用牛蒡子来治疗；红肿热痛的鹤膝风也可以用牛蒡子来治疗。

3. 补心

心主血脉，牛蒡子药性寒凉，故而，牛蒡子对于血热之证也有很好的治疗作用。

三、用药注意

1. 用法用量

牛蒡子的常用量为 3~9 克。

2. 用药禁忌

脾胃虚寒、经常腹泻的人不可用。

附 老姬杂谈

牛蒡子补心入肺，善治上部病证，所以，我在临床上对于咽喉红肿疼痛、咳嗽咽痒的病人，嘱其单用牛蒡子泡水喝，效果不错。

其实，只要见到舌尖红的咳嗽咽痒病人，就可以应用牛蒡子治疗。

这里，我抄录《生活中来》上的一段话：我中年时，患了一种病，不知不觉的摇头，我老伴回忆说她婶子得过一次摇头病，吃牛蒡子，加工成面，早晚空腹各吃一小勺。我到同仁堂买了 500 克加工成面，吃到一半就好了，以后没有再吃，也没有再犯过。

蔓 荆 子

> 《中药学》上的功效：散风热，清头目。

一、功效来源

蔓荆子药材为马鞭草科植物单叶蔓荆或蔓荆的果实。因其位于植物的上部，故而，蔓荆子善治人体上部疾病。和牛蒡子比较，蔓荆子质轻，牛蒡子质重，所以，牛蒡子更多的治疗咽喉疾病，而蔓荆子则善治头部疾患。

蔓荆子的采集时间为秋季，性凉可入肺。

蔓荆子有轻微的辛味，虽辛味属阳为热，但轻微的辛味却为微温之性，结合秋季之凉性，蔓荆子之性应为微凉；辛可补肺，所以，蔓荆子有补肺排浊的作用。

总之：蔓荆子之性微凉，善治头面部疾患；可补肺排浊。

二、临床应用

1. 善治头面疾患

蔓荆子之性微凉，凉能去热，故对于头面部的热性病证，均可用蔓荆子来治疗，如用于风热头疼、头部轰热、目赤、牙齿肿痛等病证。

2. 补肺排浊

对于风热导致的表证，应用蔓荆子来做治疗，也是对证。

三、用药注意

1. 用法用量

一般用量为 3～9 克。

2. 应用禁忌

凡属于血虚而致的头疼、目痛等均忌用。

蝉　蜕

《中药学》上的功效：散风热，利咽喉，退目翳，定惊痫。

一、功效来源

蝉蜕药材为蝉的蜕壳，质地很轻，轻可发散，故而，蝉蜕有发散作用。

蝉蜕的收集时间为秋季，其季节之性为凉，且可入肺排浊。

蝉蜕味淡色黄，而黄色和淡味均是脾所主，故而，蝉蜕能入脾；淡味属阳为温，综合季节之性，蝉蜕的药性为平。

总之，蝉蜕质轻发散；可入肺排浊；色黄味淡而入脾。

二、临床应用

1. 质轻发散

对于热郁体表而导致的病证，均可用蝉蜕来发散治疗，如风热表证、斑疹、疮疡等。

2. 入肺排浊

蝉蜕性平，能入肺排浊，对于浊气郁结而导致的咽喉红肿、目生翳障，效果很是不错；对于暗哑之证，也可取效，如张锡纯在《医学衷中参西录》中云"忆一九三六年秋，余友姚某，偶为外感所袭，暗哑月余，余为拟方，用净蝉蜕二钱，滑石一两，麦冬四钱，胖大海五个，桑叶、薄荷叶各两钱，嘱其用水壶泡之代茶饮，一日音响，二日音清，三日痊愈。以后又用此方治愈多人，屡试屡验"。

另外，脱肛是由于局部的浊气浊物太多，超出了肾的固摄之力而出现的病态。蝉蜕质轻排浊，故而，也可以治疗脱肛证。如1980年《新中医》中就有谈述：治疗脱肛，用蝉蜕晒干，研为极细末，外敷患处，一般用 1～5 次。

治疗 15 例，疗效满意。

同样道理，尿潴留也可以用蝉蜕来治疗，这个在 1983 年的《湖北中医杂志》上也有明确谈述。

3. 入脾

因脾主肌肉，且蝉蜕善散去风，故而可治疗风郁肌肉而导致肌肉痉挛的病证，如面瘫、癫痫，包括小儿的夜啼、惊恐不安等。

如 1982 年的《新中医》里，陈一鸣介绍：尤某，女，58 岁。口眼向左歪斜，右眼不能闭合，右口角不能摄涎，舌质嫩红，苔白，脉弦细。证属风中于络。治宜疏风通络。以蝉蜕 200 克，分 40 次开水送服，每天 3～4 次。服药 3 日，自觉症状好转；至 9 日，诸证消失而愈。

1994 年《中医杂志》上周慎介绍蝉蜕擅长缓解肌肉痉挛：蝉蜕有疏散风热、熄风定痉作用。周老认为本品小量应用（1～6 克）则重在疏风散热，可用于感冒、咽痛、时行赤眼等病；若用量达 10 克以上，则有明显的缓解肌肉痉挛作用，这与其熄风定痉功能有关。可用于痹证的关节晨僵，此乃风湿之邪阻滞于肌肉关节经络，筋脉不通所致，可用蝉蜕为主，配以蛇蜕、萆薢、豨莶草、木瓜等药。若湿郁化热，关节红肿热痛者，则宜再加忍冬藤、桑枝、白薇以清热通络。

在 1982 年的《新中医》上陈一鸣介绍：林某，女，自 3 岁起即患痫证，每日发作 7～8 次，每次持续 2～3 分钟，舌淡红，苔白，脉滑数。治宜疏风止痉之法。用蝉蜕 100 克，分 30 次，开水送服，日 3～4 次。服完 1 剂，发作次数明显减少，仅 3～5 天发作一次，每次几秒钟即可清醒。依法继服，至 300 克后，发作停止，随访未再复发。

对于小儿夜啼之证，焦树德老先生在《用药心得十讲》中明确说道"我常在和胃、消食、清热的汤药中加蝉蜕 1.5～6 克，用于小儿夜啼不止，往往收效"。

三、用药注意

蝉蜕的用量，内服煎汤，一般为 3～10 克，大剂量可用到 30 克。也可研末冲服或入丸散。

虽然蝉蜕内服外用、单用配伍等都可以应用，但对于虚证患者及孕妇却不能用。

在 1991 年的《中医杂志》上夏荷松介绍：治疗小儿夜啼、惊痫、破伤风，当用蝉腹，翅足更能引起小儿动风。

有时，蝉蜕也可能会引起药物反应。在 1989 年的《中国中药杂志》上，就有记载：有用蝉蜕煎服引起腹痛两例。如吴某，女，3 岁。因外感风热用桑菊饮加蝉蜕治疗。服药 1 剂，外感病除，但渐起腹痛；再服 1 剂，腹痛加剧，无呕吐及腹泻表现，15 分钟后自行缓解。其母代述既往有服用蝉蜕引起腹痛病史。后单用蝉蜕 10 克，煎服试用，果然引起同样反应。

菊 花

《中药学》上的功效：疏散风热，明目，清热解毒，平肝阳。

一、功效来源

菊花药材在植物的上部，故而善治上部头目病证。

菊花的采集时间为 9～11 月，为冬季，故而，季节之性为寒且能入肾。

菊花之味甘而微苦，甘味补脾且属阳为温；苦味补心，微苦之味属阴为凉；结合采集时间，菊花之性为凉。

总之，菊花性凉，善治上部疾患；补脾益心而入肾。

二、临床应用

1. 善治上部病证

菊花性凉，对于因热而导致的头目疾患如目赤、头晕等有很好的治疗作用。

2. 补脾

菊花味甘补脾，提高脾的运化功能，以充血生津，所以对于因热导致的口渴之证，单用菊花泡服，效果不错。

3. 益心

苦入心，菊花微苦，可以增强心主血脉的功能；因菊花性寒，故而能治疗血热之证，如疔疮肿毒等。

4. 入肾

菊花入肾可助肾纳摄，因其性凉，故而能治疗因热导致的肾虚证，如因热导致的喘闷、大小便次数增多等病证。

三、用药注意

菊花的一般用量为 6~9 克，大剂量可用到 12~15 克。

一般情况下，疏风散热多用黄菊花，平肝明目多用白菊花。

桑 叶

> 《中药学》上的功效：疏散风热，清肝明目。

一、功效来源

桑叶药材为叶，属于植物的上部，且质轻上浮，故而，善治人体上部之病证。

桑叶的采集时间是 10~11 月霜降后，故而，季节之性为寒且能入肾。

桑叶味淡，微苦涩，淡味补脾，苦味补心，涩味收敛。

总之，桑叶性寒，善治上部疾病，能补益脾、心，入肾。

二、临床应用

1. 善治上部疾患

桑叶性寒，所以对于火热导致的头、目、口齿、咽喉疾病，如头晕、目赤、牙龈肿痛、咽喉红肿等有很好的治疗作用，如《上海常用中草药》中谈到治咽喉红肿、牙痛，可单用桑叶煎服即可。

2. 补脾益心

脾主运化，心主血脉，所以，对于因火热导致的津液不足、血虚之证，加用桑叶治疗，也能取效。

3. 入肾收敛

桑叶性寒，且能生津补血，故而对于晚间因热导致的盗汗有很好的治疗作用，不但敛汗，且可消除病因，标本兼治，效果不错，如 1989 年《浙江中医杂志》上介绍治疗盗汗"据载，患者，男，7 岁，每晚盗汗，头面如洗半年，多次检查未见异常，乃用霜桑叶 60 克，焙干研末，每次 6 克，于睡前米汤冲服，连用 8 天而愈"。

（1）在《名老中医医话》中谈到魏龙骧用桑叶止夜汗经验 1973 年冬，患者陈某，男性，年 35 岁。因夜汗长达 1 年之久，来魏老处就诊。自述：每夜 12 时左右，即汗出如洗，就被尽湿，夜夜如此，症已经年，医治无效。其特点：夜尿时，必如冷风袭人，皮肤粟起，内则若有热流上冲，旋即头眩欲仆，摇摇不能自持，并见口苦，音嘶，小便短赤等症。脉细微而数，舌质淡红。

从症而论，颇似《金匮要略》之百合病，时人颇多此类神经官能症。并有营卫失和使然。病之所苦在夜汗，求愈之迫者在此，故医者务在止汗，方可偿其所愿。《伤寒论》曰："病人，脏无他病，时发热，自汗出而不愈者……宜桂枝汤主之。"病人脏无他病，其非形体实质之病变可知，盖所指亦即神经官能症也。依证立方，乃投桂枝汤。是方兼具平冲逆、障风袭、止汗出三症之用。复以百合滑石代赭汤。百合滋而润之，滑石清而利之，赭石重而镇之，以其有口苦、音嘶、小便短赤、头眩上逆诸症故也。汤药之外，嘱病人每日吞干桑叶末 9 克，米汤下之。上方进 3 剂，夜汗顿止，续服 5 剂，虚热上冲、渐然恶风、头眩欲仆诸症悉除。后以益气养阴、清轻调理之味以善其后。

盖魏老用桑叶止汗，乃从偶阅小说中得到启示。书中言，一僧，每就枕则汗出遍身，衣被皆透，20 年不愈，监寺教以霜桑叶焙末，米汤下 2 钱，数日遂愈。今适遇此症，不妨一试，果真有验。然转思本例与桂枝汤合用，取效是否乃桂枝汤调和营卫之结果，而非桑叶之功？不久，又连遇夜汗者数例，不杂他药，独取桑叶一味治之，多能应手取效。于是，桑叶有止夜汗之功，确信无疑矣。

（2）《名老中医医话》里也谈到谢海洲经验　民间常用桑叶焙干为末，空腹温米饮调下治盗汗。我曾用于小儿体弱，睡后汗出，头面如洗，选桑叶 60 克焙干研细末，每晚睡前米汤送服 5～10 克，不及 1 周，盗汗竟除。实践证明桑叶辛凉宣透，为小儿盗汗首选药物。

（3）在《王新陆文集》谈到王新陆经验　桑叶配龙骨用于各种汗证。桑叶苦甘寒，归肺肝经。《本草经疏》："桑叶，甘所以益血，寒所以凉血，甘寒相合，故下气而益阴，足以能主阴虚寒热及因内热出汗。"龙骨甘涩平，归心肝肾大肠经，可镇惊安神，敛汗固精。二者相合，可治一身之汗证，屡试不爽。但需要注意的是，桑叶用量需大，一般在 15～30 克，或更多，桑叶量小发汗，量大才能止汗。

（4）在《仁斋直指方》中谈到对于痈口不收敛的，可以用经霜桑叶为末敷之。

（5）在江西《草药手册》里谈到对于摇头风（舌伸出、流清水、连续摇头），可用桑叶水煎服。

○ 节后语

药名	药材	气味	采集时间	药性	功用
柴胡	根	气微香，味微苦微辛	春、秋	春：性温 秋：性凉	升提，补心肺，入肝
升麻	根	味微苦	春、秋	春：性平 秋：寒凉	升提，补心入肺
葛根	根	微甘	秋	微凉	升提，入肺补脾
牛蒡子	果实	味微苦	秋	寒	善治上部病证，入肺补心
蔓荆子	果实	味微辛	秋	微凉	善治上部病证，入肺
蝉蜕	蝉的蜕壳	味淡	秋	平	质轻发散，入肺、脾
菊花	花序	味甘微苦	冬	凉	善治上部病证，补脾心，入肾
桑叶	叶	味淡，微苦涩	冬	寒	善治上部病证，补脾心，入肾

发散风热药，有三根（柴胡、升麻、葛根）、两子（牛蒡子、蔓荆子）、一花（菊花）、一叶（桑叶）和一退（蝉蜕），其性寒凉，对于风热导致的表证和疮疡、斑疹之证都具有很好的治疗作用。

三根质轻，都有升提作用，故而对于下部下沉之病证都可以治疗，比较之下，柴胡最轻，故而升提作用最强，升麻次之，葛根最弱。对于升提部位，柴胡可上达头部；升麻可治胃体下垂；葛根只能治疗二阴、腹部病变。至于葛根治疗颈部僵硬，则是因为葛根味甘有补脾之功能。

二子本来就可以治疗人体上部之疾患，比较之下，蔓荆子质更轻，故而对于头顶部之病证也可治疗；而牛蒡子质稍重，故而治疗咽喉病证是其特长。

花、叶位于植物上部，治疗人体上部病证是其特长，所以对于头、目、口齿、咽喉病证都有很好的治疗作用。

蝉蜕质轻，善于宣散，对于体内浊气的外排有很好的辅助作用，不但散热，且可祛风解痉，效果不错。

从药性来看，秋升麻、牛蒡子、菊花和桑叶均为寒性，去热效果更好；秋柴胡为凉性，葛根和蔓荆子都是微凉之品，去热效果次之；蝉蜕虽是平性之药，但质轻发散，故而，除热效果很好。

从驱风效果来看，蝉蜕最强，因为质轻更善宣散，其次是柴胡和蔓荆子，因为它们都具有发散作用的辛味。

从补益之脏来看，柴胡微苦微辛，补益心肺；升麻微苦而补心；葛根微甘而补脾；牛蒡子味苦补心；蔓荆子微辛补肺；蝉蜕味淡补脾；菊花味甘微苦，补益脾和心；桑叶味淡而苦涩，补脾益心且入肾敛涩。

从治疗兼证来看，三根有升提作用，可治疗脏器下垂之病证；蔓荆子善治头部病证；牛蒡子善治咽喉病证；蝉蜕善于祛风解痉；菊花、桑叶和葛根善于生津止渴；桑叶还善于收敛止汗。

第三节　清 热 药

> 热者寒之，为正治。清热药就是专门修复火热之邪对人体造成伤害的药物。

凡是以清泄里热为主要作用，用以治疗里热证的药物称为清热药。

通常情况下，清热药被分为五类：清热泻火药（如石膏、栀子等）、清热燥湿药（如黄芩、黄柏等）、清热解毒药（如苦参、金银花等）、清热凉血药（如白头翁、生地黄等）、清虚热药（如地骨皮、胡黄连等）。

石　膏

> 《中药学》上的功效：清热泻火，收敛生肌。

一、功效来源

石膏药材为矿石，质重降气，可治疗下部疾病。

石膏的采挖时间一般为冬季，故而，其季节之性为寒。且能入肾。

味淡补脾，可生津液。淡味属性为温，结合季节之性，石膏应为凉性，所以，《本经》中就说"微寒"。

二、临床应用

石膏性凉，无论因外感还是内伤而出现的热性疾病均可治疗，如发热心烦、肺热咳嗽而喘、牙龈肿痛等。不管虚热还是实热，都可放胆应用。

味淡补脾，津液得生，所以，治疗因火热之邪而导致的口渴咽干、肠燥、小便短少等很是对症。

冬季采挖可入肾，生石膏药性为凉，故而，可以治疗有热的肾虚之喘证，如《本经》中就说石膏能治"惊喘"。

石膏，质地沉重，有降气之功，加之可以生津，故而，对于热结便秘也有很好的治疗作用，如 2005 年《上海中医药杂志》上郝现军等介绍生石膏潜阳、通便：生石膏，功能清热泻火，除烦止渴，为清气分实热之首选药。本品系矿石类药，石类药俱能重镇潜阳，生石膏亦然。郝大夫临床治疗肝胆火盛所致的高血压，皆配以生石膏，取效尤速。高血压病出现气分热盛时可用生石膏。此外，生石膏能通便，肝胆胃热盛时常出现便秘，用生石膏 60 克加入辨证方中，可达到便通热泻的目的。

三、经验介绍

1. 石膏治疗小儿高热

小儿高热是临床最为常见的急重病证之一，起病急，病情重，其好转与加重常在顷刻之间，故迅速解决小儿高热，具有重要的临床意义。然而小儿高热涉及外感、内伤诸多疾病。石膏大寒，善清气分实热，最适用于外邪入侵所致的气分实热证。如果切中病机，确系外感病邪入侵而致的气分实热证，病理变化以里热见证为主者，即可放胆大剂投用石膏，不但疗效明显，而且毫无寒凉伤胃阳之弊。若内伤食滞，脾胃功能低下或素体虚弱者，大剂投用石膏，不但疗效不显，反而损伤胃阳而致食欲更难恢复。因此临床使用石膏，一旦病机明确，药证吻合，即可大剂投用，切莫迟疑，药专力宏，一鼓作气，清除热邪，从而达到"急则治标"的目的。其剂量一般以 100 克左右比较合适，热邪重者可用至 200 克左右，且宜温服，服药间隔时间宜短，方可取得药到病除之效。若剂量小于 60 克，且服药间隔时间过长，其疗效则很差，有时虽一时控制了病势，但不能持久，很容易反复。此时，若泥于石膏大寒之性而不敢重用，仅用小量以图安全，不但不能祛其实热病邪，反而会贻误病机。反之，在不明病机之时则须细心审慎的投药，否则徒伤胃阳，不但不能使高热消除，还可损伤正气，以致病势加重或变生他证。且因小儿"稚阳未长，稚阴未充"，肌肤疏薄，脏腑娇嫩，不耐邪侵，一旦患病，即要及时果断急截其病势，但不可过用寒凉，以免戕伐小儿生生之气，临证宜"衰其大半而止"，不必尽剂。特别是脾胃素虚、经常便溏的小儿，尤须中病即止，且用量宜小，严重者最好不用，或辅以益气之品。为防止大剂石膏损伤胃阳，故

宜温服，或服药后给稀粥以调养胃气，或热退后给予益气生津之品，以促使胃气来复。（1989 年《中医杂志》）

2. 石膏退热指征不必具"四大"

传统认为石膏退热应具有"四大"症状，即大热、大出汗、口烦渴、脉洪大。但林宝瑜体会，凡实热证都可应用，不必悉具"四大"症，因现在医院对于高热患者，经过输液、物理降温等治疗，不出汗的也有，故用石膏只要高热即可。（1987 年《中医杂志》）

3. 石膏退虚热

石膏不仅能退实热，而且也能退虚热。只要配伍恰当，便能应手取效。气虚发热者，配伍党参、黄芪之类；阴虚发热者，配沙参、麦冬、玉竹、生地之类；外感发热较高者，配荆芥、葛根、柴胡之类；食积发热者，配神曲、山楂、麦芽之类；血瘀发热者，配丹参、桃仁、红花之类。凡方中有石膏者，必与山药或大米一小撮（约 15 克）同煎，可使药汁成混悬液状，使石膏附着于混悬液中便于摄入。服药后热退，不可马上停药，应减量续服 1～2 剂，以巩固疗效。（1980 年《湖北中医杂志》）

四、用药注意

（1）临床上一定要注意"杯水车薪"的问题：生石膏的用量，水煎服时 30～300 克不等；研末服用时，3～10 克不等。

（2）注意溶解度的问题：水煎生石膏时，溶解度很小，所以，有人主张配伍生山药而使药液成为混悬液。

（3）煅石膏性涩，有收敛之功，常做外用，以生肌敛疮。

知　母

《中药学》上的功效：清热泻火，滋肾润燥。

一、功效来源

知母药材为根茎，能治疗人体下部疾病。

采挖时间为春秋两季，春季采挖者性温入肝，秋季采挖者性凉入肺。

知母味微甘而略苦，甘味补脾，苦味补心；微甘之味属阳为微温之性，微苦之味属阴为凉性，综合季节之性，春知母性平，秋知母性寒。《药性论》

中说的"性平"大概就是对春知母而言的,《本经》上谈的"寒"也许是对秋知母来说的。

二、临床应用

脾能运化水液,知母健脾,水液得运,故而就有"生津润燥"之效。对于人体下部之肠燥便秘证有很好的治疗作用。对于因脾虚不运所致者,单用就可取效,对于他因导致的肠燥便秘,知母只是治标之物。

苦味燥湿,知母有祛湿之功。对于下部之湿热泄泻及湿热导致的腿脚肿胀疼痛之证有良效。由于知母毕竟为微苦之品,故而,这时应配伍他药一起来治疗。

寒能清热,知母有泻火之能。秋知母对于下部之火证有较好的治疗效果,如热迫血行之便血、尿血等。由于知母之性,更多与采挖季节有关,故而,要去除火证,最好也要和其他药物配伍应用。

由于火灼津液,凡是火热之证均能伤损津液,知母甘苦之品,不但能泻火,且能生津,故而,对于热证用之有良效。张锡纯在《医学衷中参西录》中就说"愚治热实脉数之证,必用知母"。这里要注意的是,知母治疗热证,更多是配伍应用,而非单用。

秋知母能入肺排浊,因知母药材为根,善治下部疾病,故而,对于二便不通之病证也有很好的治疗作用,如《宁夏中医药学术经验汇编》第一集上介绍时逸人用知母通便经验:辛酉岁冬,余族中有某氏者,患诸气膹郁,痰饮积于肺中。医有用易氏治郁法而郁不舒,有用《局方》攻痰诸法而痰不下。彼待余至,症已兼旬矣。余因其病在肺,肺气为之闭塞,于原方中重加知母。须臾便下,其病良已。

在《中医医案医话》中介绍范富权用知母治小便失禁经验:曾某,男性,年逾古稀,向来每食必用辛辣,虽饮汤亦必加入,方能快意。某年患小便不能制约,滴沥而下,脉浮洪数。经多医治疗,均认为高年肾虚,用附桂八味、知柏八味等药,无一收效。当初发病时,范氏曾为之诊脉,曰:曾老脉象为火盛有类白虎证。范氏时未医,以其高年未敢为之处方。后经他医,治疗两月,仍未见效,行睡小便自流出,以小铁罐藏之裤头,颇以为苦。后偶与某刘姓老医师研究此症,主用独味知母三钱予服,即夜小便通畅,二三服而愈。

田阳县一男病者,坐下方欲按脉,彼即云小便急,快步而行,回来始为之诊脉。据云小便点滴,行坐一急即出,医治已经 3 年,屡服补肾药未效。

范氏诊其脉弦数，诊断为肾火亢盛。为之处方，独用知母五钱为剂，翌日来诊云，小便已正常，仍按前法，再服 2 剂痊愈。

三、用药注意

知母的一般用量为 6～15 克。

凡是脾胃虚寒、大便溏泄者忌服。

栀 子

《中药学》上的功效：清热泻火，凉血解毒。

一、功效来源

栀子药材为果实，善治疗人体上部疾病。

采集时间为冬季，季节之性为寒且能入肾。

栀子味微酸而苦，酸补肝，苦补心；酸味属阴为凉性，苦味属阴为寒性，综合之后，栀子之药性为寒。

二、临床应用

寒能清热，由于栀子上下皆治，故而，对于人体上中下三焦所有的热证均有很好的治疗作用。

栀子味苦补心，能活血止血，对于血瘀日久之热证，用生栀子来治疗，很是对症；对于急性扭伤的病证，用生栀子粉外敷，效果也是很好；对于因热导致的出血病证，用栀子炭来治疗，无论内服外用，效果都不错。

"气有余便是火"，栀子微酸补肝，增强疏泄之功，可将体内的浊气外排，这样更能治疗火热之证。心主血脉，栀子性寒清热，故而，对于血热之证也有很好的治疗作用。

苦味燥湿，栀子对于热证水肿也有良效。

栀子能入肾，一是可以治疗肾所主之骨中热，二是可以治疗肾所在的下焦病，如小便热淋、大便热结、湿热痢疾等。

我们更多的中药书上谈到栀子能清三焦之火，原因在于：栀子药材为果实，取象比类，栀子能治上部疾病，因其药性为寒，故而，能清上焦火热之邪；栀子能入肾而达下焦，故而，也能清下焦火热之邪；栀子达下焦，中间必经中焦，由于药性为寒，故而，中焦火热之邪也能清泄。

越鞠丸治六郁，其中的栀子治热郁，就是因为栀子性寒可清热泻火，更可补肝入肺，使体内的浊气快速外排而解热。

1983 年《江苏中医杂志》上张德林介绍治疗热郁胸痛：用栀子、杏仁按 2∶1 配比，研细，加白酒调成糊状，于睡前外敷膻中穴，用汗巾捆好，隔夜取下，局部呈现青紫色，闷痛即止。曾治一男性患者，心中虚烦懊恼，身热不去，胸脘闷痛，连服 2 剂栀子豉汤，收效甚微，后敷贴上述药糊 1 次，闷痛立止。

在《长江医话》中赵荣胜谈到：治顽固性痛经（子宫内膜异位症、膜样痛经）时，每于方中加栀子一味，多获良效。栀子既是清热利湿之佳品，又是解郁化瘀止痛之良药。如《伤寒论》中用栀子豉汤治"心中结痛"，丹栀逍遥散解肝经火郁，民间治跌打挫伤肿痛常用生栀子末调鸡蛋清外敷等。故发前人之意，移治痛经，多年应用。每随栀子用量增大而效果更佳。对寒凝血瘀者，与姜、桂配伍，恒用 30 ～ 50 克。如乔某，30 岁，患痛经 4 年，进行性加剧，遇寒尤甚，近年来，每次行经须卧床休息，痛甚则恶心呕吐，汗出肢冷。月经周期正常，持续 4 天，量偏多，色紫黑，有血块。平时畏寒，少腹坠胀，大便质稀，苔薄白，脉沉弦。进行 B 型超声检查提示：左侧巧克力囊肿（5 厘米 ×5 厘米 ×5 厘米）。西医诊断为：子宫内膜异位症。结婚 3 年未孕，其丈夫精液检查正常。余予以少腹逐瘀汤加栀子 40 克，令其每周服 3～5 剂，经期每日 1 剂。患者连服 50 余剂，痛经基本消失。后受孕，顺产一女婴。

由于栀子为治本之品，故而，临床上可单味应用；配伍他药应用，则效果更好。

三、用药注意

内服煎汤，一般剂量为 3～10 克，根据个人经验可以适当的用更大量。
生栀子常用于清热泻火，焦栀子和栀子炭常用于止血。
大便溏泄、无湿热者忌用。

夏 枯 草

《中药学》上的功效：清肝火，散郁结。

一、功效来源

夏枯草药材为唇形科植物夏枯草的果穗，以色紫褐、穗大者为佳。能治疗上部疾病，质轻宣散，有发散之功。

夏季采收，季节之性为热且能入心。

夏枯草味淡，补脾；淡味属阳为温，结合季节之性，夏枯草为热性。

二、临床应用

夏枯草质轻宣散，且其性热，由于"血得热则活，气得热则速"，故而，夏枯草对于血气郁结之病证有很好的治疗作用，这就是我们常说的"散结"功能。由于瘰疬、痰核、瘿瘤、癌肿等都有血气的郁结，夏枯草都可以治疗，故而，《本草从新》上说夏枯草能"治瘰疬、鼠瘘、瘿瘤、癥坚、乳痈、乳癌"。

夏枯草健脾，能运化水湿，由于"病痰饮者，当以温药和之"，而夏枯草性热，故而只能治疗痰郁之证，如上面谈到的瘰疬、瘿瘤等病证；脾能充血，故而，夏枯草有补养气血的作用。看看《本草衍义补遗》，上面就说"补养血脉"。

同气相求，夏枯草性热，有发散之功，故而，也可"反佐"以治疗热证导致的头目疾病，如头晕目眩等，但只可暂用、少用，而不可久用、多用。

夏枯草性热入心，故而对于因寒而导致的血脉郁阻之病证也有很好的治疗作用。因其善治上部疾病，所以，对于寒性血瘀之头疼效果很好。

《本草纲目》中记载"夏枯草治目珠疼至夜则甚者，神效，或用苦寒药点之反甚者，亦神效"，从这里就可以看出，我说的夏枯草性热是对的：痛则不通，夏枯草可散气血之郁，善治上部疾病，而夜则阴生，夜甚之病均是阴寒之证，需以阳亢之，要用温热之药来治疗，所以，热性的夏枯草就能治这个病证，而且可以单用、大量应用而取效。

三、用药注意

一般用量为9克，重症患者也可用到15克。

决 明 子

《中药学》上的功效：清肝明目。

一、功效来源

决明子药材为果实，能治上部之病证，但质重下沉，故而，也可治疗人体下部的病证。

决明子的采收时间是秋季，故而，其季节之性为凉且能入肺。

决明子味微苦，能补心；微苦之味属阴为凉，综合季节之性，决明子之性为寒。

二、临床应用

决明子性寒，可以治疗上部的热性病证，如热证的头晕目赤等。

因质重下沉，能入肺排浊，故而对于大便秘结之证也有很好的治疗作用。如在《名中医治病绝招》中谈到蒲辅周经验：大凡体虚或老年人患大便秘结，不可勉强通之，大便虽闭而腹无所苦，应予润剂，切勿攻也。决明子性寒微苦，入肝经，功擅润肠通便清热，对于体虚或老年人的便秘，用之疗效甚佳。因此，对于这一类病人蒲老常在处方内加决明子 9 克。或单用决明子粉，每服 3~6 克，视病情每日 2 次或 3 次，疗效可靠。

同样道理，决明子可治疗因热导致的小便疼痛、淋漓不通之证。

决明子补心，性寒清热，故而，对于血热发斑生疮之证也有很好的治疗作用。如 1983 年《山东中医杂志》上刘昌海介绍治疗乳痈：用决明子 25~100 克（根据病情轻重和体质强弱而增减），水煎服。一般 1~3 剂即愈，无副作用。共治疗 8 例，均于 3 日内治愈。

三、用药注意

内服煎汤，一般剂量为 10~15 克，降血脂可用到 30 克。

黄 芩

《中药学》上的功效：清热燥湿，泻火解毒，安胎。

一、功效来源

黄芩药材为根，可治疗下部疾病，质轻上浮，故而也可治疗上部疾病。

春、秋二季采挖，单从季节之性来说，春季采挖者，性温入肝，秋季采挖者，性凉入肺。

黄芩味苦补心；苦味属阴为寒，综合季节之性，春黄芩之性为凉，秋黄芩之性为寒。

二、临床应用

气有余便是火，春黄芩入肝散气，秋黄芩入肺排浊，浊气得散，火热自清，且黄芩性寒泻火，对于下部火热之证，可用黄芩来治疗，如大肠热结、小便热痛，白带色黄味臭等。

黄芩质轻上浮，故而也可治疗上部之火热证，如肺热咳嗽等。1988 年《四川中医》上阎保祥介绍：用黄芩 20 克，白茅根 25 克，水煎服。治疗肺热鼻衄患者 10 余例，效果满意，一般服 1～3 剂即愈。

苦能燥湿，故而，对于痰热之证也可应用黄芩来做治疗。

黄芩性寒补心，心主血脉，对于血热之温病很好的治疗作用，如热毒炽盛、高热烦躁等；对于因热导致的血管病变也有很好的治疗作用，如《普济本事方》中谈到治疗女子血崩之证，可取黄芩细末，每服一钱来治疗。

三、用药注意

（1）苦寒伤胃，所以，在应用黄芩时一定要注意用量及配伍他药来护胃。

（2）关于前人云"黄芩有安胎作用"，有点资料，可做参考：1989 年的《中国中药杂志》上宋传荣认为黄芩之所以安胎，是因为它有除湿清热之功效，只适用于湿热胎动不安之证，并无直接安胎作用，更非安胎圣药；1991 年的《中国中药杂志》上陈向明则认为黄芩有直接安胎作用，他列举了大量古代医籍中应用黄芩安胎的案例，来说明不论虚实寒热，凡胎动不安，均可应用黄芩的论点，还进行了实验研究，结果表明，黄芩对家兔、豚鼠、大鼠、小鼠的子宫有明显的抑制作用，也证明黄芩的直接安胎作用是存在的。

（3）黄芩的一般用量为 3～9 克，脾胃虚寒者禁用。

黄 连

《中药学》上的功效：清热燥湿，泻火解毒。

一、功效来源

黄连药材为根，可治疗下部疾病。

秋季采挖，其季节之性为凉且能入肺。

味极苦。苦味性寒补心。综合之后，黄连之性为寒。

二、临床应用

寒能除热，苦能燥湿，所以，黄连可治疗人体下部之湿热疾患，如湿热导致的痢疾、阴囊瘙痒等。

黄连能入肺排浊，故而，外用时，凡是湿热所致的疾病均可治疗，如黄水疮、疥疮、口疮、汤火烫伤等。

如 1983 年《山东中医杂志》上马贵杰介绍：用黄连 5 克，吴茱萸 3 克，共为细末，米醋调成糊状。每晚敷患儿双足涌泉穴，白天取下，每日 1 剂。治疗小儿口腔溃疡 13 例，均愈。最快者 2 剂，最慢者 5 剂。

黄连性寒补心，故而，对于热迫血行的血脉损伤之病变有很好的治疗作用，如各种出血、红肿疮疡等。对于热扰心神之证也有很好的治疗作用，如在《长江医话》里黄佑发介绍：李公老人，年近花甲，犹有壮容，从不医事。一日，突觉头晕目眩，眼前发花，无奇不有，形状万千。延医入诊，服用归脾汤 10 剂无效，且心烦失眠，自语不休："蜂乎？蝶乎?! 入吾手足，黏吾心肺。"家人以为其癫，医更以礞石汤 5 剂，病不瘥。求余治。"心者，君主之官也，神明出焉。"心火炽盛，扰乱清阳而为视惑之证。嘱进黄连 30 克，水浸频饮，药到病除，单味而愈。

三、用药注意

（1）黄连的一般用量为：内服煎汤时，2～10 克；研粉吞服时，每次 0.3～1 克，每日 2～3 次。

（2）脾胃虚寒、无湿热实火者，均不宜应用。

黄 柏

《中药学》上的功效：清热燥湿，泻火解毒，清虚热。

一、功效来源

黄柏药材为树皮，以皮治皮，黄柏可治疗皮肤病变。

采集时间为夏季，这时的季节之性为热且可入心。

黄柏之味极苦，苦味补心；极苦之味属阴为大寒，综合季节之性，黄柏应为凉性。

二、临床应用

寒凉去火，苦能燥湿，故而黄柏也有很好的清热燥湿、泻火解毒之功能，特别对于皮肤上湿热火毒为患之疾病，效果很好，如口舌生疮、痈肿疮疡、宫颈糜烂、西医上的皮炎湿疹等。

1982 年《浙江中医杂志》上刘慧华介绍治疗宫颈糜烂：外用黄柏矾倍散治疗宫颈糜烂 108 例，效果满意。药物及用法：黄柏、枯矾、五倍子各 60 克，雄黄 15 克，冰片、乳香各 3 克，共研细末备用。待月经干净 3 日后，先用 1：5000 高锰酸钾溶液灌洗阴道，然后将带线棉球放在上述溶液内浸湿，蘸上黄柏矾倍散，贴敷于宫颈上，次日换药。一般用药 2 次后，糜烂面即呈膜状物脱落，即可改用柏冰散（黄柏 60 克，冰皮 3 克，研末和匀备用）1～2 次，以资巩固。次月月经干净后 3 日复查，98% 痊愈，2% 好转。

黄柏补心，对于血热引起的血管病变，如出血等也有很好的治疗效果。

三、用药注意

（1）黄柏之味很苦，苦能伤胃，故而，应用时一定要注意护胃：要么少量应用，要么配伍他药一起应用。

（2）更多的书上谈到"黄芩治上焦之热，黄连治中焦之热，黄柏治下焦之热"，这个很有可能是从它们的味道方面来谈的，比较之下，黄芩味苦，黄连胜之，黄柏甚之，苦味沉降，故而，黄柏偏于下部，黄连位居中间，黄芩则上之。

（3）内服煎汤剂时量一般为 3～10 克。

龙 胆 草

《中药学》上的功效：清热燥湿，泻火定惊。

一、功效来源

（1）药用部位　龙胆草药材为龙胆科植物龙胆或三花龙胆的根及根茎。

（2）气味　龙胆草的气味微弱，味极苦。

（3）药性来源　春秋季均可采收龙胆草，不过，以秋季采收的质量为佳。春季采收的性温，秋季采收的性凉；苦味属阴为寒，综合季节之性，龙胆草应为寒凉之品。

（4）功效归纳　根能补益，善治下部疾病；龙胆草味苦补心；苦能燥湿；春季采收可入肝，秋季采收的可入肺。

二、临床应用

1. 补心

龙胆草为苦寒之品，能治疗因热而导致的血脉病变，如《药性论》中谈到的"痈肿""口疮"，《履巉岩本草》中说的"治酒毒便血，肠风下血"，《滇南本草》中说的"洗疮疥肿毒"等。

在《姚僧坦集验方》里谈到"治卒下血不止：草龙胆一握，切，以水五升煮取二升半，分为五服，如不差更服"。

2. 燥湿

苦能燥湿，龙胆草之味极苦，故而，燥湿作用特别强；因其性寒，所以，对于湿热病证有很好的治疗效果；因其药用部位为根及根茎，取象比类，龙胆草善于治疗人体下部的湿热病证，如《主治秘诀》中说"治下部风湿及湿热，脐下至足肿痛"等。

寒能泻火，对于火热病证，发病部位在下的，为正治；发病部位在上的，也可"釜底抽薪"的治疗。

现代药理研究证明，龙胆草有健胃作用，于食前服用少量，能刺激胃液分泌；若食后服用，反使胃机能减退，分泌减少。焦树德老先生在《用药心得十讲》中谈到龙胆草能"促进食欲：本品用小量（0.6～1克），有刺激胃液分泌，促进食欲，帮助消化的作用。但如用大量，则苦寒害胃，反而会引起恶心呕吐，头昏不欲饮食等症"。这一点，中医里怎么解释？

火生土，这是不争之理；心属火，脾属土，所以，补心就能增强脾的功能发挥；脾主运化，脾功能增强，运化饮食物中的营养物质和水液的功能增强，可使饮食物更容易消化吸收；脾主思，脾功能增强，更"想"吃饭，这就是上面谈到的"促进食欲"。龙胆草味苦补心，自然就能促进食欲。大黄味苦，也能促进食欲，黄连味苦，也能促进食欲，推之，凡是药味为单一苦味之药，均有促进食欲的作用。不过，要注意的是剂量一定要小，且饭前服用。如果大剂量应用，则会出现生克关系的病态——乘侮现象的出现，这时，脾功能不但不能增强，反而很有可能还会受到制约而下降。

3. 入肝

春季采收的龙胆草能入肝，这也许就是人们常说的能清泻肝火的原因。

4. 入肺

秋季采收的龙胆草能入肺，可排浊泄热，如《本草纲目》中就说治"风热"，《药品化义》上说治"小便涩滞，男子阴挺肿胀，或光亮出脓，或茎中痒痛，女人阴瘭作痛，或发痒生疮"等。

三、用药注意

1. 用法用量

内服煎汤，一般用量为 3~9 克；外用适量。

在《名老中医医话》中赵炳南谈到：我早年曾治一患者，据其肝胆湿热炽盛而投用龙胆草15克（在此之前我最多用9克），谁知药后病人竟昏厥在地，呼之不应，我急往视之，其脉尚存，经采用灌浓糖水等措施。患者很快清醒，并大呼"苦死我也！"。当时我曾亲尝药液，确实苦涩良久不消。然而药苦何以能产生如此强烈反应？以后读《本草经疏》得知，"龙胆草味既大苦，性复大寒，纯阴之药也，虽能除实热，胃虚血少之人不可轻投"。而我当时对病情观察不细，没有了解到病人因病痛已数日，进食不多，服药时又系空腹，加之对药性认识不够，所以没有采取相应的预防措施，终致有此意外之事。经过多年的实践，我深深体会到即使胃虚之人，有肝胆实热证，龙胆草亦可使用，但必须同时兼顾脾胃。相反，无胃虚情况，若重用胆草时，亦应事先告知病家药苦，使其有精神准备，或在服药后吃些糖果，以缓和胆草的苦味，这样，就可以避免一些不必要的副作用。

2. 使用禁忌

脾胃虚弱大便泄泻者忌用。

秦 皮

《中药学》上的功效：清热燥湿，清肝明目。

一、功效来源

（1）药用部位　秦皮药材为木犀科植物苦枥白蜡树、白蜡树、尖叶白蜡树或宿柱白蜡树的干燥枝皮或干皮。

（2）气味　秦皮气微，味苦。

（3）药性来源　秦皮的采收季节是春秋两季，春季采收的性温，秋季采收的性凉；苦味属阴为寒，综合之后，春秦皮性凉，秋秦皮性寒。《本经》上说的"微寒"，也许是对春季采收的秦皮而言的，《别录》上说的"大寒"、《本草纲目》上说的"气寒"也许是针对秋季采收的秦皮来说的。

（4）功效归纳　秦皮药材为皮，以皮治皮，秦皮能治疗皮肤病变；味苦补心；春季采收的秦皮能入肝，秋季采收的秦皮能入肺。

寒能泻火，苦能燥湿，故而，秦皮有清热燥湿的功能。

二、临床应用

1. 清热燥湿

秦皮性寒味苦，可以治疗湿热为患的病证，如湿热导致的泄泻、痢疾等。

2. 以皮治皮

秦皮对于湿热为患的皮肤病治疗效果很好，如牛皮癣、湿疹、黄水疮等。

在《全展选编·皮肤病》中记载有治疗牛皮癣：苦榴皮（即秦皮）一至二两，加半面盆水煎，煎液洗患处，每天或隔天洗一次，药液温热后仍可用，每次煎水可洗三次。洗至痊愈为止。

3. 补心

秦皮味苦补心，药性寒凉，能治疗因热而导致的血脉病变，比如《吉林中草药》上就说可治"肠风下血"，张元素说能治疗"女子崩中"等病证。

4. 入肝

春季采收的秦皮能入肝，故而，一些书上也说秦皮能泻肝火，如《药性论》中就说能"去肝中久热，两目赤肿疼痛，风泪不止"等。

5. 入肺

秋季采收的秦皮能入肺而排浊，因其性寒凉，又有燥湿之功，故而，对于热痰咳喘之症，有很好的治疗作用，故而，《中药大辞典》中就说秦皮有"平喘止咳"作用。

三、用药注意

1. 用法用量

内服煎汤，一般用量为4.5～9克；外用，适量煎水洗。

2. 使用禁忌

脾胃虚寒者忌用。

苦 参

> 《中药学》上的功效：清热燥湿，祛风杀虫。

一、功效来源

（1）药用部位　苦参药材为豆科植物苦参的干燥根。

（2）气味　苦参气微，味极苦。

（3）药性来源　单从采挖时间来看，春季采挖的药性为温，秋季采挖的药性为凉；综合苦味之寒性之后，苦参为寒凉之品。

（4）功效归纳　寒能清热；苦能燥湿；根能补益，味苦补心；春季采挖可入肝，秋季采挖可入肺。

二、临床应用

1. 清热燥湿

苦参药材为根，善治下部疾病，对于人体下部的湿热疾患有很好的治疗作用，如赤白带下、阴疮湿痒、红肿热痛之症等。

《本草从新》上说苦参"燥湿、胜热，治梦遗滑精"。

《仁斋直指方》上记载治下部疮漏：苦参煎汤，日日洗之。

《姚僧坦集验方》中谈到治毒热足肿做痛欲脱者：苦参煮酒渍之。

2. 补心

心主血脉，苦参味苦补心，能治血脉不固所致的血溢证，因其药性为寒，故而，对于因热导致的出血病证有很好的治疗效果，如热毒血痢、肠风下血、痔疮等。

1979 年《新中医》上介绍治疗痔疮：用苦参 60 克，煎浓汁去渣，放入鸡蛋 2 个，红糖 60 克，再加热至蛋熟后去壳，连汤 1 次服下，每日 1 剂，4 日为 1 疗程。治内、外痔，轻者 1 个疗程，重者 2~3 个疗程可愈或明显好转。

3. 杀虫

临床实践证明，苦参还有杀虫之功，如《唐本草》中说"疗恶虫"、《日华子本草》中说"杀疳虫"等。

4. 入肝

春季采挖的苦参能入肝，肝主疏泄，调气调血，故而，对于气血运行失常的病证，也可以用春苦参来治疗，如《本经》中谈到的"黄疸"、"明目止泪"；《别录》中谈的"养肝胆气"；《滇南本草》中谈的"消风"等。

5. 入肺

秋季采挖的苦参能入肺排浊，比如治疗人体下部因热导致的尿不净、大便黏而难出等症。《本经》中谈到苦参能治"溺有余沥"、《别录》中谈到苦参治疗"小便黄赤"、我们在临床上常用于治疗的痢疾等就是明证。

肺主皮毛，苦参入肺排浊，故而，也可以治疗皮肤病变，如《滇南本草》中就说"疗皮肤瘙痒，血风癣疮"等。

三、名医经验

蒋治国谈苦参清热解毒作用的经验

用苦参治疗坏死性肠炎、中毒性肝炎等危重病证，取得了意想不到的效果。此后凡遇各种急性热病，湿热火毒较盛者，均在辨证治疗的处方中加入苦参 15～20 克，其清热解毒之力倍增。（1991 年《四川中医》）

四、用药注意

1. 用法用量

苦参的一般用量为 3～10 克，大剂量可用到 30 克；研末冲服，每次 1 克，日服 3～4 次；外用适量。

2. 临床注意

1991 年《四川中医》上介绍苦参服用后可出现副作用：有报道用苦参 60 克浓煎去渣，服后 1 小时便出现全身不适，头晕目眩，恶心，轻度呕吐，脚软无力，并有麻木疼痛感。经对症处理，第 3 天症状消失。

3. 使用禁忌

凡脾胃虚寒者，当慎服或忌服。反藜芦。

金 银 花

《中药学》上的功效：清热解毒。

一、功效来源

（1）药用部位　金银花药材为忍冬科植物忍冬的干燥花蕾或带初开的花。

（2）气味　金银花气清香，味微苦。

（3）药性来源　金银花的采收时间为夏初，这时的药性应为微热；其味微苦，属性为阴，是微寒之品，综合之后，金银花应是平性。

（4）功效归纳　气香走窜；苦味补心；苦能燥湿；花在植物之上和外，取象比类，金银花能治疗人体上部病证和皮肤疾患；夏季采收能入心。

二、临床应用

金银花味微苦补心，夏季采收也能入心，故而，通血脉的作用比较强。因其气香走窜，善治人体上部及外部疾病，故而，对于皮肤及头面部的血脉不通病证，有很好的治疗作用，如疮疡、肿毒、瘰疬等。这就是我们常说的"解毒"作用。

（1）《生草药性备要》中就谈到"能消痈疽疔毒"、"洗疳疮，去皮肤血热"；《本草备要》中谈到"养血"、"治疥癣"；《滇南本草》中谈到"解诸疮，痈疽发背，丹流瘰疬"等等。

（2）陈士铎在《本草新编》中谈到金银花时，说"如发背痈，用至七八两，加入甘草五钱、当归二两，一剂煎饮，未有不立时消散者。其余身上、头上、足上各毒，减一半投之，无不神效。煎药时，不妨先取水十余碗，煎取金银花之汁，再煎当归、甘草，则尤为得法。"

（3）1960年《中华皮肤科杂志》上徐绍生介绍治疗荨麻疹：用鲜金银花30克，水煎服，每日3次。治疗荨麻疹3例，均在3天内治愈。其中1例服药2天，2例服药3天痊愈，经观察2个月无复发。

（4）苦能燥湿，金银花治疗皮肤湿毒很是对症，大剂量应用，能"取效甚捷"。

（5）血见黑即止，金银花炒炭之后，能治疗多种出血病证，如血痢等。

（6）金银花气香走窜，有理气之功，故而，对于胀满病证也有很好的治疗作用，如《本草通玄》中就说"金银花，主胀满下痢，消痈散毒，补虚疗风，世人但知其消毒之功，昧其胀利风虚之用，余于诸症中用之，屡屡见效"。

三、用药注意

1. 用法用量

金银花的用量一般为 6~12 克，大剂量也可用到更多。

2. 临床注意

金银花解表，剂量宜小；解毒时，剂量要大；治血痢及便血等宜炒炭应用。

3. 应用禁忌

虚寒泄泻者不宜应用金银花。

连 翘

> 《中药学》上的功效：清热解毒。

一、功效来源

（1）药用部位　连翘药材为木犀科植物连翘的干燥果实。

（2）气味　连翘气微香，味苦。

（3）药性来源　连翘药材是秋季果实初熟尚带绿色时采收，从这点来看，药性为凉；味苦属阴为寒，综合之后，连翘药性为寒。

（4）功效归纳　果实补益，连翘味苦补心；苦能燥湿；寒能清热；秋季采收能入肺。

二、临床应用

1. 清热燥湿

连翘有清热之功，对于单纯的热证，应用连翘可以治疗；连翘又有燥湿之能，对于湿热之证，应用连翘治疗，更是合适。湿去肿消，连翘燥湿，故而就可以消肿，如李杲就说连翘"消肿"。

由于连翘药材为果实，在植物的上面和外面，运用象思维，连翘对于人体上部疾病和皮肤病有很好的治疗作用，如风热感冒、皮肤疮疡、丹毒斑疹、瘰疬瘿瘤等。

《玉樵医令》中谈到治赤游瘢毒：连翘一味，煎汤饮之。

2. 补心

心主血脉，连翘味苦补心，能畅通血脉，故而，对于血脉不通的热证，就可以应用连翘来治疗，如李杲就说连翘"散诸经血结气聚"、"十二经疮药中不可无，乃结者散之之义"。

《药品化义》中也说"连翘，总治三焦之火"、"一切血结气聚，无不调达而通畅也"。

3. 入肺

连翘为秋季采收，能入肺而助肺排浊，上面的排浊可治热证的咳喘，不管有没有痰；下面的排浊，可治疗因热或湿热导致的大便不爽、小便不利、月经不行等病证；皮肤上的排浊可以排脓治疮、发汗等。如《药性论》中就说"主通利五淋，小便不通"、《日华子本草》中说"通小肠、排脓"、"通月经"等。

《医学衷中参西录》中谈到"按连翘诸家皆未言其发汗，而以治外感风热，用至一两，必能出汗，且其发汗之力甚柔和，又甚绵长。曾治一少年风湿初得，俾单用连翘一两煎汤服，彻夜微汗，竖晨病若失"。

对于耳鸣、耳聋，民间有一个简单的方法：双手捂住耳朵，屏气闭口，以气鼓腮，让耳朵有向外胀气的感觉。反复多做几次，症状即刻缓解。向外鼓胀，就是肺功能的发挥，连翘入肺排浊，故而，就可以治疗耳鸣耳聋，如王好古说连翘能"治耳聋混混焞焞"。

4. 杀虫

实践证明，连翘有杀虫之功，如《别录》中就说连翘能"去白虫"。《本草经疏》中更详细的谈到"湿热盛则生虫，清其热而苦能泄，虫得苦即伏，故去白虫"。

三、用药注意

1. 用法用量

连翘用量，一般为 6~9 克，大剂量可用到 15~30 克。

2. 使用禁忌

寒证所致大便溏泄者、阴疽不红不痛者，均不能用。

大 青 叶

> 《中药学》上的功效：清热解毒，凉血。

一、功效来源

（1）药用部位　大青叶药材为十字花科植物菘蓝的干燥叶。叶在植物的上面和外面，所以，大青叶善于治疗头面部和皮肤上的疾病。

（2）气味　气微，味微酸、苦、涩。

（3）药性来源　大青叶的采收时间为夏、秋两季，单从这点来看，夏季采收的药性为热，秋季采收的药性为凉；苦味属阴为寒，酸涩属阴为凉，综合之后，大青叶为寒凉之品。

（4）功效归纳　前面已经谈过了，叶类药物有助肺排浊的作用；寒凉泻火；味酸补肝；味苦补心；苦能燥湿，涩能收敛；夏季采收能入心，秋季采收能入肺。

二、临床应用

1. 泻火排浊

大青叶有泻火排浊之功，对于体内之火热，可以排散，如治疗风热感冒、皮肤上的各种热毒等。这也就是我们常说的清热解毒作用。

叶类药物本身就具有排浊之功，大青叶秋季采收更能入肺而助排浊，故而，大青叶的排浊之力较强。又因其属于叶，位于植物上部，运用象思维，大青叶善于排散上部之浊气、浊物，可治疗浊气郁结于胸的咳喘、痰浊凝结不出之证等。《泉州本草》中谈到治疗肺炎高热咳喘：鲜大青叶一至二两，捣烂绞汁，调蜜少许，炖热，温服，日二次。《梅师集验方》中谈到治疗上气咳嗽、呷呀息气，喉中做声，唾黏：蓝实叶（即大青叶）浸良久，捣绞取汁一升，空腹顿服，须臾以杏仁取汁煮粥食之，一两日将息，依前法更服，吐痰方瘥。

苦能燥湿，大青叶味苦性寒，对于湿热所致的头面部及皮肤病变有很好的治疗效果。

2. 补肝

大青叶有酸涩之味，可以补肝，不但能调气调血，且有收敛之功，排浊时不至于耗散正气，故而，临床上大青叶为常用之品。

3. 补心

心主血脉，大青叶有补心之功，因其性寒，故而，可以治疗因热导致的多种血脉病证，如血瘀、吐血、衄血等。

广州部队《常用中草药手册》中说"清热泻火、凉血解毒、散瘀止血"、《本草正》中也说大青叶能"止鼻衄、吐血"。

这里要注意的是：由于大青叶的药材为叶，位于植物的上部和外面，故而，对于头面部和皮肤的病变，大青叶可以直达病位；对于下腹部的疾病，要用大青叶治疗时，必须加大剂量，取其味厚下沉，如《中药大辞典》中谈到治疗"细菌性痢疾和急性肠胃炎"的时候，成人的大青叶用量每日用45克煎汁顿服，或90克分两次服，连服至愈后1~2日。《泉州本草》上谈到治疗血淋，小便尿血：鲜大青叶一至二两，生地五钱，水煎调冰糖服，日二次。

三、用药注意

1. 用法用量

一般用量为6~15克，病情严重时可用到30克。

2. 临床注意

现代研究，单用大青叶治病时最好4小时服用一次为佳。

3. 使用禁忌

脾胃虚寒者忌用。

板 蓝 根

《中药学》上的功效：凉血解毒、清利咽喉。

一、功效来源

（1）药用部位　板蓝根药材为十字花科植物菘蓝的干燥根。

（2）气味　板蓝根气微，味微甜而后苦涩。

（3）药性来源　板蓝根的采挖季节是秋季（这里遵从的是人民卫生出版社出版的《中药鉴定学》里的内容，在上海科学技术出版社出版的《中药大辞典》里，说板蓝根的采挖季节为初冬），这时采收的药材属凉性；微甜之味属阳为微温，苦涩之味属阴为寒，综合之后，板蓝根药性为寒。

（4）功效归纳　寒能清热；根能补益，板蓝根味微甜能补脾，味苦能补心，味涩能补肝；苦能燥湿，涩能收敛；秋季采收的能入肺。

二、临床应用

1. 清热祛湿

板蓝根性寒清热、味苦燥湿，对于火热之证或湿热之证都有很好的治疗效果，如风热感冒、痈肿疮疡、丹毒发斑等。

2. 补脾

板蓝根味甜补脾，能增强脾的运化功能，加之味苦燥湿，故而，对于湿邪为患的病证，有较好的消除作用。因其性寒，故而，板蓝根能很好的消散湿热肿毒，如《中药志》上谈到的治疗"咽喉肿痛"等。

3. 补心

板蓝根味苦补心，能增强脉的功能而固血，可治疗因脉不固血而导致的出血病证，如吐血、衄血、便血、尿血等。不过，这里要注意的是，板蓝根性寒，治疗因热而导致的出血更为对症。如《中药志》中就明确谈到"清热解毒，凉血止血"。

4. 补肝

板蓝根味涩补肝，调气调血之时还有收敛之功，对于因热导致的病证，在清热的同时，不至于耗伤人体正气；对于热痢的治疗，清热解毒的同时，兼以收敛，对于久病虚证，很是适宜。

5. 入肺

板蓝根秋季采挖能入肺而助肺排浊，故而，可以治疗因热、湿导致的：在上的咳喘；在下的大便不畅、小便淋漓不尽、妇女的白带发黄有味；在皮肤的疔疮等。《上海常用中草药》中明确谈到"治感冒发热"。

2005 年《上海中医药杂志》中郝现军等介绍板蓝根善通大便和消斑：板蓝根性寒味苦，功能清热解毒，散结消痈，凉血利咽。临床发现板蓝根具有通大便作用，可用于治疗火毒炽盛所致的大便干结。用法：板蓝根 30 克，甘草 10 克，水煎服，每日 2 次。板蓝根还具有凉血透斑作用，可用于治疗肝病肝掌、蜘蛛痣。

三、用药注意

1. 用法用量

板蓝根的一般用量为 4.5 ~ 9 克，大剂量可用到 30 ~ 60 克。

2. 临床注意

应用板蓝根有时会出现过敏反应：

（1）1990 年《福建中医药》上介绍某患者，因患腮腺炎，给予板蓝根注射液（201－2）4 毫升，肌内注射后约 15 分钟即出现烦躁不安、头面部潮红，继而大汗淋漓、伏案呻吟，自述头晕欲倒、口干、恶心欲吐，再过 10 分钟后出现休克，经对症处理（即刻静脉注射高渗葡萄糖 60 毫升，加维生素 C 0.5 克）而痊愈。

（2）1991 年的《中国中药杂志》另载，某患者，因疑其患腮腺炎而给予板蓝根注射液肌内注射，第一次 4 毫升，约 4 小时后，右下肢出现红丘疹，轻微瘙痒，未注意。次日又肌内注射 4 毫升，约 2 小时后，躯干及四肢均出现紫红色斑块，有的融合成片，瘙痒难忍，或有大疱形成，病变累及手指掌面、头皮、口唇、上腭、咽部及外生殖器黏膜，经抗过敏治疗 10 余天而痊愈。

3. 使用禁忌

脾胃虚寒者不宜用。

白 头 翁

> 《中药学》上的功效：清热解毒，凉血治痢。

一、功效来源

（1）**药用部位** 白头翁药材为毛茛科植物白头翁的干燥根。

（2）**气味** 白头翁气微，味微苦涩。

（3）**药性来源** 白头翁的采挖时间是春、秋二季，单从季节属性来说，春季采挖的性温，秋季采挖的性凉；微苦之味属阴为微寒，味涩属阴为凉，综合之后，白头翁药性为寒凉。

（4）**功效归纳** 寒凉之药能清热；味苦补心，味涩补肝；苦能燥湿，涩能收敛；春季采挖的能入肝，秋季采挖的能入肺。

二、临床应用

1. 清热

白头翁药性寒凉，能治疗多种热性病证，如在下的热痢，在上的咽部肿胀、鼻衄、齿龈肿痛、瘰疬痰核等。

这里要说的一点是：白头翁药材为根，治疗下部疾病为正治，但因其质地较轻，故而，上部疾病也照样可治。

（1）《现代实用中药》中就说"疗咽肿"；《别录》中说"（主）鼻衄"；《药性论》中说"治齿痛"；《本经》中说"主瘿气"；《本草备要》中说治"瘰疬"等。

（2）1987 年《四川中医》上谢自成介绍治疗瘰疬：每日用白头翁 30 克，水煎分 4 次服，治疗 30 余例，效果良好。

（3）1966 年《中医杂志》上张仁宇介绍：每日用白头翁 30 克，水煎服，可治颈淋巴结核；或 60 克水煎服，可治化脓性疾患。

（4）1986 年《山东中医杂志》上吕广振介绍治疗腮腺炎：取白头翁 20 克，鸡蛋 3 枚。先煎白头翁数沸后，再将鸡蛋打入药中，勿搅动，以免鸡蛋散碎。待鸡蛋熟后，捞出鸡蛋，撇出药汁，吃蛋喝汤，使患者微微汗出。一般 1 剂即愈。病重者，竖日可再服 1 剂。治疗多例患者，均痊愈。

2. 补心

白头翁味苦补心，能增强血脉功能，不但可治疗癥瘕积聚，更因其药性寒凉而凉血止血。

《本经》中就说主"癥瘕积聚"、"逐血止痛"；《本草汇言》中就说"凉血、消瘀"等。

所以，临床上见到因热导致的血脉不通、血溢脉外的病变，就可以用白头翁来治疗。

苦能燥湿，虽然白头翁为微苦之品，但依然有燥湿之功，我们在临床上常用于治疗的热痢，不仅仅是取白头翁的清热之功，更是取其燥湿之能。

3. 补肝

白头翁味涩补肝，能增强肝的调气调血功能，因涩味有收敛之功，故而，白头翁清热而不伤正。对于体虚之人出现的热证、痢疾等很是对证。

4. 入肺

秋季采挖的白头翁还能入肺排浊，上可以治疗热证的咳喘，下可以治疗热证的二便疾患，如《纲目拾遗》中就说"去肠垢，消积滞"。不过要注意的是，白头翁毕竟味涩有收敛之功，故而，常用于体虚之人或久病患者。

三、名医经验

林加梅介绍张登如经验

（1）治背疮　取白头翁干品 15 克或鲜品 30 克，清水煎服，日 1 剂。此法治愈背疮患者甚多。

（2）治愈痢疾　取白头翁干品 15 克或鲜品 30 克，水煎调冰糖服，治热痢，小儿酌减，以愈为度，治愈甚多。

（3）治白带　白头翁性凉，能清热解毒，为治白带之良药，每用白头翁干品 30 克，或鲜品 60 克，同猪肾煮服 3 次或 4 次即愈。（1997 年《新中医》）

四、用药注意

1. 用法用量

白头翁内服煎汤时一般用量为 9 ~ 15 克，大剂量可用到 30 克，甚至更多。

2. 使用禁忌

虚寒泄痢者忌服。

附　老姬杂谈

记得 1997 年春天，有一个 12 岁的男孩感冒发烧，经他医治疗后独留下颌淋巴结肿大，刚好遇见我走亲戚，找我治疗，处方的第一味药就是白头翁，剂量为 60 克，后面的药物就是根据辨证而开的。小孩的父亲拿着药方很高兴的去街道上的药铺里抓药。二十分钟不到，他又回来了，说："中药铺里的人问我：'你们谁得了痢疾，用这么大的剂量？'我说：'没有人得痢疾啊。'这个人又说：'那生的是什么病？'我说：'我的小孩感冒后脖子那儿有几个硬块，就是消不了，找了一个大夫给开了个处方。'这时，那个人就说'后面的药还行，就是前面的一味药有问题，他是正儿八经的中医大夫吗？'我听完这个后就回来让你在再看看第一味药。"呵呵，我笑了，说："你先抓一付药，吃吃看。"小孩一付药吃完后，这个结块就缩小了近三分之二，又取一付药煎服后，淋巴结恢复正常。

生 地 黄

《中药学》上的功效：滋阴凉血。

一、功效来源

（1）药用部位　地黄药材为玄参科植物地黄的新鲜或干燥块根。地黄采挖后除去芦头及须根，洗净，鲜用者习称"鲜地黄"；将鲜地黄缓缓烘焙，至内部变黑，约八成干，搓成团块，习称"生地黄"，简称"生地"。

（2）气味　鲜地黄气微，味微甜、微苦，生地黄无臭，味微甜。

（3）药性来源　单从采挖的季节之性来看，秋季采挖的其性为凉；结合味之属性，鲜地黄药性为凉，生地黄的药性为平。

《药性论》中说"甘、平"，应该是对生地黄而言的；《本草再新》上说的"味甘苦，性微寒"应该是对鲜地黄来说的。

（4）功效归纳　根能补益，鲜地黄味甜补脾、味苦补心，性凉清热，故而，能清热凉血而生津；生地黄性平而味甜，故而，只能补脾生津；秋季采收能入肺。

由此也可以知道，我们常说的具有凉血清热生津之功的生地，其实是鲜地黄，而不是炮制之后真正的生地黄。

生地色黑，也能入肾。

二、临床应用

大多数的药房中，备用的是生地黄，而不是鲜地黄，这点，《本经逢原》中谈的很明确"观《本经》主治，皆指鲜者而言，祇缘诸家本草从未明言，且产处辽远，药肆仅有干者，鲜者绝不可得，是不能无混用之失"。

故而，这里只谈生地黄的临床应用。

1. 补脾生津

生地对于津液不足的病证有很好的治疗作用。由于其药材为根，运用象思维，生地善治下部疾病，故而，对于下部之津液不足病证，应用生地来治疗很是对证。如"无水行舟"导致的便秘，我在临床上用一味生地就能取效。

近代医家名人姜春华教授指出"痹证见急性发作，见红肿热甚为热痹""治疗用生地黄为主，每次 50～150 克"，故而，对于风湿、类风湿性关节炎患者，以大剂量的生地为主做治疗，效果很是不错。

2. 入肺

生地能入肺，而肺主皮毛，故而，对于皮肤干燥之证也可以应用生地来生津以润燥。如《医学启源》中就说"（润）皮肤燥"。

1966 年《天津医药杂志》上卢存寿介绍治疗湿疹、神经性皮炎、荨麻疹：每日用生地 90 克，间歇口服。共治疗 37 例，均获较好疗效。

在 1992 年《新中医》中黄仕沛介绍黄继祖用生地治疗奇痒经验：曾治一妇，吾妹之乡邻也。全身瘙痒，不红不肿，无疹无斑，屡治罔效。吾思风则肿、热则红，今无疹无斑，恐为内虚，试令其以生地黄煲瘦肉，不拘其量，或以作汤或以佐膳。约 1 个月，来函致谢，并谓按尊法服后，今已搔痒全无矣。

3. 入肾

生地色黑入肾，肾主骨，对于骨弱的病变也能治疗，如 1966 年《天津医药杂志》上卢存寿介绍治疗风湿及内风湿性关节炎：每日用生地黄 90 克，间歇煎服。共治疗 23 例，均取得较好疗效。

三、用药注意

1. 用法用量

内服煎汤，一般剂量为 10～30 克，大剂量可用到 90 克。

2. 使用禁忌

体内有湿，腹满便溏者忌服。

玄 参

《中药学》上的功效：清热滋阴，泻火解毒。

一、功效来源

（1）药用部位 玄参药材为玄参科植物玄参的干燥根。

（2）气味 玄参气特异似焦糖，味甘、微苦（上海科学技术出版社出版的《中药大辞典》上还说玄参有微咸之味，余口尝之后，只是甘而微苦，故而，就遵循人民卫生出版社出版的《中药鉴定学》一书里的内容）。

（3）药性来源 玄参的采挖时间是冬季，此时的季节之性为寒；味甘属阳为温、微苦属阴为微寒（凉），综合之后，玄参的药性为寒。《吴普本草》上谈到玄参性味的时候就说"寒"。

（4）功效归纳 寒能清热；味甘补脾，味微苦补心；冬季采挖能入肾。

二、临床应用

1. 清热

玄参药性为寒，寒能清热，故而，玄参能治疗热性病证，如身热、心烦、发斑、咽红肿痛、目赤等。

《药性论》中说"能治暴结热，主热风头疼"；《医学启源》中说"治心懊恼烦而不得眠";《本草纲目》中说"解斑毒";《本草正义》上说"疗胸膈心肺热邪，清膀胱肝肾热结。疗风热之咽痛，泄肝阳之目赤"等。

2. 补脾生津

玄参味甘，能补脾生津，因其性寒，故而，对于津液不足之热证，有很好的治疗作用，如《本草纲目》上说的"滋阴降火"等。

3. 补心

玄参有微苦之味，能补心，对于血脉不通的热证，也可以用玄参来治疗，如《本经》上说的"主腹中寒热积聚"、《药性论》中说的"散瘿瘤瘰疬"、《别录》中说的"散颈下核、痈肿、心腹痛、坚癥"、《本草纲目》中谈的"通小便血滞"、《医学启源》上说的治"血滞小便不利"等。

心主血脉，对于因热引起的脉不固血之出血证，玄参也可以治疗，如《本草正义》上讲的"治吐血衄血"等。

4. 入肾

玄参的采挖时间是为肾所主的冬季，故而，玄参能入肾，《药品化义》中谈的很明白："凡治肾虚，大有分别，肾之经虚则寒而湿，宜温补之；肾之脏虚则热而燥，宜凉补之；独此（玄参）凉润滋肾，功胜知、柏，特为肾脏君药。"

故而，对于肾之虚火，应用玄参治疗，效果不错。《品汇精要》中也说玄参能"泻无根之火"。

三、用药注意

1. 用法用量

内服煎汤时，玄参的一般剂量为 9 ~ 15 克，大剂量可用到 30 克，甚至更多。

2. 使用禁忌

脾胃有湿或脾虚便溏者忌服。

牡 丹 皮

《中药学》上的功效：清热凉血，活血散瘀。

一、功效来源

（1）药用部位　牡丹皮药材为毛茛科植物牡丹的干燥根皮。

（2）气味　牡丹皮气芳香，味微苦而涩。

（3）药性来源　牡丹皮的采收季节是秋季，故而，季节之性为凉；味微苦属阴为微寒，涩味属阴为凉，综合之后，牡丹皮的药性为寒。《本经》和《滇南本草》均说性"寒"。

（4）功效归纳　寒能清热；味微苦补心，味涩补肝；秋季采收能入肺。

二、临床应用

1. 清热

寒能清热，牡丹皮药性属寒，故而，可以治疗人体热性病证，如《医学入门》上说"泻伏火"、《本草纲目》中说"治血中伏火，除烦热"、《滇南本草》上说"除血分之热"、《珍珠囊》中说治"无汗骨蒸"等。

1960年《辽宁医学杂志》上介绍治疗高血压病：用丹皮初次用量每日15～18克，如无不良反应，可增至每日50克，水煎分3次服，治疗高血压病7例，近期疗效较好。一般用药3～5日，血压明显下降，症状改善。

2. 补心

心主血脉，牡丹皮药性属寒，故而，对于因热导致的出血和血脉不通的病证有很好的治疗作用。如《本经》上说"除癥坚瘀血留舍肠胃"；《药性论》中说"散诸痛，治女子经脉不通、血沥腰痛"；《日华子本草》中说"通关腠血脉"、"通月经、消跌扑瘀血"；《珍珠囊》中说"治肠胃积血、衄血、吐血"；《滇南本草》中说"破血，行（血），消癥瘕之疾"；《医学入门》中说"破结蓄"等。

3. 补肝

牡丹皮味涩补肝，疏泄的同时具有收敛之性，理气而不伤正，活血而不留瘀，是治疗血瘀气滞的一味好药，故而，《本经》中说治"中风瘛疭、痉、惊痫邪气"、《日华子本草》上说"除风痹"、《本草纲目》中说"和血"、《别录》上说治"风噤、癫疾"等。

4. 入肺

牡丹皮秋季采挖能入肺而排浊，所以，《日华子本草》上说能"除邪气"、"排脓"、"落胎下胞"等。

三、名医经验

李秋贵介绍李文瑞重用牡丹皮的经验

牡丹皮一般用量6～12克，重用25～60克，最大用至90克。李师认为牡丹皮凉血、散瘀、止痒，与解热、抑菌、降低血管通透性等现代药理作用相合。血热所致之病证，重用方可获佳效。常在二至丸、归参丸、犀角地黄汤等方中重用。临床主要用于血小板减少症、血液病之发热、皮肤病等。服后无腹痛腹泻等副作用。

如治一男性 35 岁患者。全身皮肤发疹，色红有环状，身热痒甚，遇冷则缓，口干苦，纳食尚可，大便秘结。舌淡红，苔白黄，脉细滑。证属邪客血分，迫于肌肤。投予归参丸加牡丹皮 45 克，升麻 10 克，土茯苓 25 克，甘草 3 克等。服 7 剂后皮疹减轻。再进 7 剂后，痊愈。（1994 年《辽宁中医杂志》）

四、用药注意

1. 用法用量

牡丹皮的常用剂量为 6 ~ 12 克。特殊需要时可加大剂量。

2. 临床注意

清热凉血宜生用，活血散瘀宜酒炒，止血多炒炭。

3. 使用禁忌

脾胃虚寒泄泻者忌用。

紫 草

《中药学》上的功效：凉血、解毒、透疹。

一、功效来源

（1）药用部位　紫草药材为紫草科植物新疆紫草或内蒙紫草的干燥根。

（2）气味　新疆紫草的气特异，味微苦、涩；内蒙紫草气特异，味涩。

（3）药性来源　紫草的采挖季节是春、秋二季，单从季节属性上来说，春季采挖的性温，秋季采挖的性凉；味微苦属阴为微寒，味涩属阴为凉，综合之后，春季采挖的新疆紫草其药性为凉，秋季采挖的新疆紫草其药性为寒；春季采挖的内蒙紫草药性为平，秋季采挖的内蒙紫草药性为凉。

《本经》上说的性"寒"也许就是针对秋季采挖的新疆紫草而言的，《药性论》上说的性"平"也许是针对春季采挖的内蒙紫草来说的。

（4）功效归纳　寒能清热；味微苦补心，味涩补肝；春季采挖的能入肝，秋季采挖的能入肺。

二、临床应用

1. 清热

除春季采挖的内蒙紫草外，其余的都是寒凉之性，寒能清热，故而，紫草有清热之功，能治疗热毒所致之病证。如《本草纲目》上说的"斑疹，痘毒"、《药性论》上说的治"恶疮，癣癣"、《陕西中草药》中说的"治汤火伤"等。

2. 补心

新疆紫草有微苦之味，能补心，不但能活血，而且还能止血，故而，《本草纲目》中就说"活血凉血"；《医林纂要》中就说"补心"、"散瘀，活血"；《吉林中草药》中就说治"尿血"等。

3. 补肝

紫草味涩补肝，不但能增强疏泄之功，而且还具有收敛之功，使之调气而不耗气，活血而不伤血，所以，可以大剂量的使用而无弊，如《中医杂志》1996 年第八期上一篇文章称："紫草用量，是治疗银屑病的关键。通过临床验证，紫草用量，9 ~ 15 克偏于清热透疹；15 ~ 30 克偏于凉血活血；30 克以上偏于解毒化斑。但用治银屑病，惟有用至 90 ~ 120 克，其解毒化斑之力最捷，若在进行期，需用 120 克；在静止期，需用 90 克，方为妥当。"1996 年第四期上："紫草对消退红斑狼疮病的红斑有特效：在对 SLE 的研治过程中发现方中无紫草，皮肤红斑需 60 ~ 90 天渐可消退，方中有紫草只需 20 – 30 天即可消退。说明服用本方加用紫草较不加疗效要好，而且应用紫草越早越好。本方需煎煮两次，第一煎煎煮时间要短，以煮沸后 10 ~ 15 分钟为宜；第二次煎煮时间要长，文火煎煮时间不得少于 60 分钟。紫草用量 30 ~ 60 克为宜，如少于 30 克，其凉血解毒，退热化斑之力逊，疗效欠佳。"附：处方：生地 30 ~ 60 克，知母 6 ~ 10 克，炙甘草 10 克，山药 30 克，紫草 30 ~ 60 克。

4. 入肺

秋季采收的紫草还能入肺而排浊，故而，《本经》上就说紫草"利九窍，通水道"、《吉林中草药》上就说紫草能"治便秘"。临床上，用紫草治疗因热导致的二便带血之证，效果不错。

四、用药注意

1. 用法用量

一般用量为 3 ~ 9 克，特殊需要时可大剂量应用。

2. 使用禁忌

虚寒之人皆不宜用。

地 骨 皮

> 《中药学》上的功效：清热凉血，退虚热。

一、功效来源

（1）**药用部位**　地骨皮药材为茄科植物枸杞或宁夏枸杞的干燥根皮。

（2）**气味**　地骨皮气微，味微甘、苦。

（3）**药性来源**　地骨皮的采挖时间是春初或秋后，春初采挖者，季节之性为微温，秋后采挖者，季节之性为凉；味微甘属阳为微温，味苦属阴为寒，综合之后，地骨皮的药性为寒。

（4）**功效归纳**　寒能清热；味微甘补脾，味苦补心；春季采挖能入肝，秋季采挖能入肺。

二、临床应用

1. 清热

地骨皮药性寒凉，有清热之功，由于药材为根皮，运用象思维，地骨皮善于清下部之热，故而，《本草纲目》中就说"去下焦肝肾虚热"。

2. 补脾

地骨皮有微甘之味，能补脾生津，故而，更多的书上就说地骨皮可以生津退火，如《本经》中说主"热中消渴"；《食疗本草》中说"去骨热消渴"；《别录》中说"有强阴"之效等。

临床上，见到人体下部出现的津液不足、虚热内生之证，就可以应用地骨皮来做治疗。

脾能运化水湿，地骨皮能补脾，故而，地骨皮也有祛湿的功用，这也许就是《别录》中说的"主风湿"、《本草述》中说的"主水肿"的原因。

3. 补心

地骨皮味苦补心，因其药性寒凉，故而，对于因热导致的出血病证有很好的治疗作用，如《日用本草》上说"治上膈吐血；煎汤漱口，止齿血"、《本草述》上说的"诸见血证、鼻衄、咳嗽血"等。

《黄帝内经》中谈到"诸痛痒疮,皆属于心",地骨皮味苦补心,故而,也就可以治疗疮疡,这点,《本草别录》上就明确谈到"治金疮"。

《永类钤方》中有一治妇人阴肿或生疮的单方:枸杞根(地骨皮)煎水频洗。

4. 入肝

春季采挖的地骨皮能入肝,肝主疏泄,调气调血,故而,《别录》中就说"下胸胁气"、《日用本草》中就说"治骨槽风"、《本草述》上说"主中风,眩晕,惊痫"和"行痹,脚气"等。

5. 入肺

秋季采挖的地骨皮能入肺,肺主排浊,故而,《别录》中说"利大小肠"、《本草述》中说"主咳嗽,喘"、王好古说地骨皮能"泻肾火,降肺中伏火,去胞中火,退热"等。

三、用药注意

1. 用法用量

地骨皮内服煎汤用量,一般为 3 ~ 9 克。

2. 使用禁忌

虚寒之人忌用。

银 柴 胡

《中药学》上的功效:凉血,退虚热。

一、功效来源

(1)药用部位　银柴胡药材为石竹科植物银柴胡的干燥根。

(2)气味　银柴胡气微,味甘、微苦。

(3)药性来源　银柴胡的采挖时间是秋季,此时季节之性为凉;味甘属阳为温,味微苦属阴为微寒,即凉,综合之后,银柴胡的药性为凉。

(4)功效归纳　凉能泻火;味甘补脾,味微苦补心;秋季采挖的能入肺。

二、临床应用

1. 泻火

银柴胡药性为凉,有泻火之功,对于下焦火热不甚之病证,为正治。

2. 补脾

银柴胡味甘补脾，不但能生津而治疗虚热，更能运化水湿而治疗湿邪为患的病证，如《本草求原》上就说能治"湿痹拘挛"等。

3. 补心

银柴胡性凉味微苦，有补心之功，可治疗因热而导致的出血证，如《本草求原》中说的"泻肺、胃、脾、肾热，兼能凉血"、《新疆中草药手册》中说的"清热凉血"等。

4. 入肺

银柴胡为秋季采挖，能入肺而排浊，因其药材为根，故而，对于下焦因热所致的排浊不利病证，有一定的治疗效果，如便秘、小便淋漓不尽等。

三、用药注意

1. 用法用量

银柴胡的一般内服用量为 3 ~ 9 克。

2. 使用禁忌

外感风寒及血虚无热者忌用。

胡 黄 连

《中药学》上的功效：清热燥湿，退骨蒸。

一、功效来源

（1）药用部位　胡黄连药材为玄参科植物胡黄连的干燥根茎。

（2）气味　胡黄连气微，味极苦。

（3）药性来源　胡黄连的采挖时间是秋季，此时的季节之性为凉；味苦属阴为寒，综合之后，胡黄连的药性为寒。

（4）功效归纳　寒能清热；味苦补心，又能燥湿；秋季采挖的能入肺。

二、临床应用

1. 清热

胡黄连药性为寒，故而，有很好的清热作用，对于下焦的热证，有很好的治疗作用，如热痢等。

《鲜于枢钩玄》中谈到治热痢腹痛：胡黄连末，饭丸梧子大，每米汤下三十丸。

2. 补心

心主血脉，胡黄连性寒，能治疗因热导致的出血证，如《本草正》中就明确谈到"治吐血，衄血"等。

《简易方论》中说治疗痈疽疮肿，已溃未溃者皆可用之：胡黄连、穿山甲（烧存性）等分为末。以茶或鸡子清调涂。

3. 燥湿

苦能燥湿，胡黄连之味极苦，燥湿之功甚强，对于因热导致的湿邪留滞之证，有很好的治疗作用，如《本草经疏》中就谈到"胡黄连，善除湿热，故主久痢成疳或冷热泻痢，厚肠胃"等。

4. 入肺

胡黄连秋季采挖能入肺而排浊，由于药材为根，故而，善治下部因热而导致的排浊不利之证，如大便不爽的痢疾、小便不畅的淋证等。

《本草正义》中把胡黄连的功用总结的很是到位："凡热痢脱肛，痔漏疮疡，血痢血淋，溲血汙血及梅毒疳疮等证，湿火结聚，非此不能直达病所。"

5. 消积

前人经验认为，胡黄连能消导食用果子而致的积滞，如《丹溪心法》中就明确谈到胡黄连能"去果子积"。

三、用药注意

1. 用法用量

胡黄连的一般内服剂量为3~9克。

2. 使用禁忌

脾胃虚弱者禁用。

○节后语

1. 清热药怎么用？

（1）清热药，我们要根据病情来选择应用，如对于火邪炽盛的病证，我们就要选用清热泻火药；对于湿邪为患的病证，我们就要选用清热燥湿药；对于热毒内蕴的病证，我们就要选用清热解毒药；对于火热之邪导致的出血

病证，我们就要选用清热凉血药；对于津液不足的虚热病证，我们就要选用
清虚热药。

（2）火热之邪甚的，我们就要用药性为寒的药物来治疗，如栀子、决明
子、黄连等；火热之邪轻的，我们就要用药性为凉的药物来治疗，如石膏、
黄柏等。

2. 清热药的鉴别

药名	药材	气味	采收时间	药性	功用
石膏	矿石	味淡	冬	凉	补脾、入肾
知母	根茎	味微甘略苦	春、秋	春：性平 秋：性寒	补脾、心，入肝或肺
栀子	果实	味微酸而苦	冬季	寒	补肝心，入肾
夏枯草	果穗	味淡	夏	热	质轻发散、健脾、入心
决明子	果实	味微苦	秋	寒	补心、燥湿、入肺
黄芩	根	味苦	春、秋	凉、寒	燥湿、补心，入肝或肺
黄连	根	味极苦	秋	寒	补心、燥湿，入肺
黄柏	根	味极苦	夏	凉	补心、燥湿
龙胆草	根、根茎	味极苦	春、秋	凉、寒	补心、燥湿，入肝或肺
秦皮	枝皮或干皮	味苦	春、秋	凉、寒	燥湿、补心，入肝或肺
苦参	根	味极苦	春、秋	凉、寒	补心、燥湿杀虫，入肝或肺
金银花	花	气清香，味微苦	初夏	平	气香走窜，补心、燥湿
连翘	果实	气微香，味苦	秋	寒	燥湿、补心入肺，杀虫
大青叶	叶	味微酸、苦、涩	夏、秋	凉、寒	泻火排浊，补肝、心，或入肺
板蓝根	根	味微甜后苦涩	秋	寒	补脾心肝，入肺
白头翁	根	味微苦涩	春、秋	凉、寒	清热，补心肝，或入肺
生地黄	根	味微甜	秋	平	补脾，入肺肾
玄参	根	气特异似焦糖，味甘微苦	冬	寒	清热，补脾心，入肾
牡丹皮	根皮	气芳香，味微苦涩	秋	寒	清热，补心肝，入肺
紫草	根	气特异，味微苦、涩	春、秋	春：性平 秋：性凉	补心肝，或入肺
地骨皮	根皮	味微甘、苦	春初、秋后	寒	清热，补脾心，入肝或肺
银柴胡	根	味甘、微苦	秋	凉	补脾心，入肺
胡黄连	根茎	味极苦	秋	寒	补心、燥湿，入肺，消积

第四节　祛风湿药

> 一物降一物，对于临床上经常能见到的风湿病证，我们的首选药物当然是祛风湿类药。

凡是能祛风除湿，以治疗风湿痹证为主的药物，称为祛风湿药。

通常情况下，这类药物被分成三类：一类是祛风散寒药，如独活、威灵仙、木瓜、川乌、乌梢蛇等；一类是祛风清热药，如防己、秦艽、豨莶草、络石藤、桑枝、雷公藤等；一类是祛风强筋骨药，如狗脊、桑寄生、五加皮等。

下面，谈谈常用的一些中药功效来源及临床应用。

独　活

> 《中药学》上的功效：祛除风湿，散寒解表。

一、功效来源

（1）药用部位　独活为伞形科植物重齿毛当归的干燥根，习称"川独活"。

（2）气味　独活香气特异，味苦、辛、微麻舌。

（3）药性来源　独活是春初苗刚发芽或秋末茎叶枯萎时采挖，单从采挖时间来看，春独活性温，秋独活性凉；味苦属阴为寒，味辛属阳为热，综合之后，独活，春季采挖者性温，秋季采挖者性凉。

《本草正》上说的"微凉"，估计是对秋独活而言的，《别录》上说的"微温"，估计是对春独活而言的。

不过，上面我谈到的独活药材为人民卫生出版社出版的张钦德编写的《中药鉴定学》里面的知识，而上海科学技术出版社编写的《中药大辞典》却谈到独活药材有好多种，如资丘独活、香独活、香大活、紫茎独活、牛尾独活、山独活、九眼独活等，他们的气味不大一样，资丘独活气香郁，味苦微甜；香独活气芳香，味微甜而辛辣；香大活气特异而强烈，味辛苦；紫茎独活气芳香，味微甜而辛；牛尾独活气微香，味微甜；山独活气微香，味微苦；

九眼独活气微香，味淡。

《本经》上说的"苦、平"，也许是针对春季采挖的山独活而言的。

（4）功效归纳　中药治病，主要取其性味，这里，我还是以人民卫生出版社出版的《中药鉴定学》为标准。

根能补益，苦味补心，辛味补肺；根在植物的下部，取象比类，独活能治疗人体下部的病证。

二、临床应用

1. 补心

独活味苦补心，药材为根，能治疗下部病证，所以，对于腿脚部血脉不通的病证有很好的治疗作用，张元素就说独活能"散痈疽败血"。

焦树德老先生也说"独活配黄柏炭、川断炭、桑寄生，还可用于子宫出血"。

苦能燥湿，对于下部湿邪所致的病证，独活也能治疗，病性偏寒者用春独活，病性偏热者用秋独活。

2. 补肺

肺主排浊，独活补肺，对于人体需要排浊治疗的病证就可以用独活治疗，如《现代实用中药》中就谈到独活能"发汗、利尿、消浮肿"。

《小品方》中谈到治产后中风，虚人不可服他药者：独活三两，以水三升煮取一升，分服。耐酒者以酒水等煮之。

上海科学技术出版社出版的《中药大辞典》中有一临床报道：治疗慢性支气管炎：取独活 3 钱，红糖 5 钱，加水煎成 100 毫升，分 3～4 次服，疗程 1 周。治疗 422 例，显效 29 例，有效 282 例，有效病例均显示一定的镇咳、平喘作用，副作用有头昏、头疼、舌发麻、恶心、呕吐、胃部不适等，一般不必停药。

三、用药注意

1. 用法用量

一般用量为 6～9 克，个别体壮而病重者，可用到 12 克；外用熏洗时，可用至 30 克。

2. 用药禁忌

阴虚血燥者忌用。

威灵仙

> 《中药学》上的功效：祛除风湿，治骨鲠。

一、功效来源

（1）**药用部位**　威灵仙为毛茛科植物威灵仙、棉团铁线莲或东北铁线莲的干燥根或根茎。

（2）**气味**　威灵仙，气微，味淡；棉团铁线莲，味咸；东北铁线莲，味辛辣。

（3）**药性来源**　它们的采挖时间都是秋季，单从这点来看，药性为凉；从气味来看，味淡的威灵仙为温；味咸的棉团铁线莲为凉，味辛辣的东北铁线莲为热。综合之后，威灵仙性平，棉团铁线莲性寒，东北铁线莲性温。

（4）**功效归纳**　根能补益，善治下部病证；味淡补脾；味咸补肾，兼以软坚；味辛补肺而排浊；秋季采挖而入肺。

二、临床应用

威灵仙味淡补脾，脾主运化，可以治疗下部水湿不运的病证。

棉团铁线莲味咸补肾，软坚散结，能治疗癥瘕积聚证。

东北铁线莲味辛补肺，能治疗浊气浊物郁结的病证。

在 2001 年《河南中医》上马沂山介绍用威灵仙经验：

马先生临床用于治疗结石病，效果显著，特别适用于泌尿系统结石患者。对患泌尿系结石而服排石汤疗效不佳时，每于方中伍用威灵仙 20～30 克，经常收到意想不到的疗效。

如患者李某，男，42 岁，患左输尿管结石，腹痛难忍。B 超示左输尿管上端一 0.3 厘米 ×0.7 厘米大小的不规则强回声光团，左肾盂中度积水。诊断为左输尿管结石并不完全性梗阻。经用西药解痉止痛无效，患者非常痛苦，邀余诊治，即予处方威灵仙 30 克，桃仁 15 克，枳壳 15 克，金钱草 15 克，水煎去渣温服，1 剂未尽，腹痛即止，继服上方 2 剂，结石从小便排出，B 超复查已无结石征象。据马大夫经验，配威灵仙治疗胆系结石，可收到较好的排石止痛效果。

治胃痛　根据威灵仙有散癖积，通经止痛的功效，马先生常用单方威灵仙治疗胃脘痛。方用威灵仙 30～50 克，水煎去渣取汁 300 毫升，加红糖适量顿服，用于治疗虚寒型胃脘痛，每收良效。如患者王某，女，64 岁，素有胃气虚寒病史。因食生冷食物后致胃脘痛，嗳气，恶心呕吐，头出汗，手足不温，舌淡苔白稍腻。处方以威灵仙 50 克，如上煎服，约 40 分钟后，胃痛渐止，诸症消失。嘱继服用上方 5 剂，威灵仙用量改 30 克，以巩固疗效，随访 2 年未再复发。

治脚气病　前人曾有用威灵仙治疗脚气的论述，马先生多年来用于临床，对脚气、脚汗多、脚臭异常等效果良好。如患者姜某，男，32 岁，患脚气病 3 年余，多方治疗但收效短暂，不能根除，脚气病反复发作。平时脚痒脱皮，伴脚汗多，脚臭异常。给予处方威灵仙 100 克，葛根 30 克，白矾 10 克。水煎留盆内温洗，每次浸泡足部 30 分钟，一日 2 次，每剂药用 2～3 天。使用 3 剂后，脚痒脱皮明显减轻，足部出汗减少，已无异常脚臭。继用 3 剂后，脚气病痊愈。随访 2 年半未再复发。

威灵仙不但对脚气治疗效果满意，马先生亦常用威灵仙研细粉，加醋适量调成糊状，外敷于骨质增生、骨刺部位。如患者赵某，女，46 岁，X 线片示右足跟部骨刺，行走时疼痛加重。使用上方，将威灵仙制剂涂于布上，包于患处固定，每日换 1 次或 2 次。治疗 20 余日后，疼痛逐渐消失，行走如常。此方简单易行，疗效确切，可用于各部位骨质增生、骨刺所致疼痛。

下面选几首治疗单方：

（1）《圣惠方》中谈到治疗腰脚疼痛久不瘥　威灵仙五两。捣细罗为散，每于食钱温酒调下一钱，逐日以微利为度。

（2）《简便单方》中谈到治疗脚气入腹，胀闷喘急　威灵仙末，每服两钱，酒下，痛减一分则药亦减一分。

（3）《唐瑶经验方》中谈到治疗噎塞膈气　威灵仙一把，醋蜜各半碗，煎五分服，吐出宿痰。

（4）《幼科指掌》中谈到治疗癖积　威灵仙为末，炼蜜丸，如弹子大，红绢袋盛一丸，通精猪肉四两，去药吃肉，以知为度。

（5）《经验良方》中谈到治疗大肠冷积　威灵仙末，蜜丸，梧子大，一更时，生姜汤下十九到二十九。

（6）《外科精义》中谈到治疗痔疮肿痛　威灵仙三两，水一斗煎汤，先熏后洗，冷再温之。

（7）1982 年《中成药研究》上王乃山介绍治疗股阴疽　用威灵仙 2 份，

川牛膝1份，文火焙干研细。轻症每次3～5克，重症可增至10克，早晚各服1次，黄酒调服，服药后注意保暖。李桂华介绍治疗呃逆：用威灵仙、蜂蜜各30克，煎水内服（胃酸少者另加适量食醋），共治60余人，有效率90%以上，一般1剂奏效。

（8）1981年《中医杂志》上何振文介绍治疗胃寒痛　用威灵仙30克，水煎去渣取汁，加鸡蛋2个（去壳搅匀兑入），红糖适量，共煮成蛋汤温服，治疗胃寒痛，证见胃痛甚，额冒汗，手足冷，嗳气、呕吐恶心，不思饮食，喜暖畏寒等。成人一般服1剂，约过半小时即见效。胃痛止，勿再服。

（9）《医林漫笔》上欧阳勋介绍　威灵仙为末，泛水为丸，每服3～6克，日2次，温酒调服。能治风湿阻络，腰膝重痛；用威灵仙12克，水煎去渣，冲鸡蛋服，治胃神经痛；威灵仙10克，砂仁3克，熬服，治鱼骨梗喉；用威灵仙根焙干研末，每服10克，与鸡蛋1个搅匀，用菜油（或麻油）煎饼食，每天3次，连服3天，忌牛肉、猪肉及酸辣，治急性传染性黄疸型肝炎有卓效。

三、用药注意

1. 用法用量

内服煎汤时一般用量为3～12克，不过，有临床报道，大剂量可用到90克。如1983年的《上海中医药杂志》上谢坤治疗输尿管结石：徐某，男，28岁，患尿路结石半年，曾经中西医治疗，病情无好转。证见小便淋漓涩痛、血尿等，先用威灵仙、金钱草各60克，水煎服，日1剂，连服3剂。再改用威灵仙90克，金钱草50克，又服3剂。于第7天早晨患者小便出现入米粒大砂石数粒，血尿即止，后又治1例，服上药数剂也治愈。

2. 用药禁忌

气虚血弱，无风寒湿邪者忌用。

附　老姬杂谈

中医的单验方特别的多，但为什么没有发扬光大，其中一个原因就是有人用了之后不灵验。比如我上面谈到的单方，治疗腰脚疼痛的威灵仙要用味淡的威灵仙，治疗脚气入腹、噎塞膈气、癖积、大肠冷积、痔疮肿痛的要用味辛的东北铁线莲，治疗癥瘕积聚则须用味咸的棉团铁线莲，如果混用，效果肯定不会好。

所以，对于单方和验方，我们一定要知道其治病的道理，之后应用，"气死名医"。

木 瓜

《中药学》上的功效：除湿利痹，缓急舒筋，消食，治脚气。

一、功效来源

（1）药用部位　木瓜为蔷薇科植物贴梗海棠的干燥近成熟果实。

（2）气味　木瓜气微清香，味酸。

（3）药性来源　单从夏秋两季的采收时间来看，夏木瓜性热，秋木瓜性凉；味酸属阴为凉，综合之后，夏木瓜性温，秋木瓜性凉。看看历代本草，对于木瓜之药性说法不一，估计是与采收时间有关，如《别录》说"温"，而《药品化义》中说"性凉"，《玉楸药解》中说"微寒"。

（4）归纳功效　果实能补，木瓜味酸能补肝；夏季采收能入心，秋季采收能入肺。木瓜药材为果实，虽能治疗上部病证，但质地沉重，故而，临床上更多的是用其治疗中下部病证。

二、临床应用

木瓜有清香之气而善走窜；能补肝而增强疏泄之功，所以，木瓜有理气的作用。《雷公炮炙论》中就说"调营卫，助谷气"，《别录》中说"主湿痹邪气"，《本草拾遗》中说"下冷气"、"又脚气冲心，取一颗去子，煎服之，嫩者更佳。又止呕逆"，《日华子本草》中说"止吐泻奔豚及脚气水肿"等等。

酸性收敛，对于肝气横逆而导致的疏泄功能下降之病证，应用秋木瓜治疗，很是不错。

内蒙古《中草药新医疗法资料选编》中介绍治疗荨麻疹就用木瓜六钱，分2次煎服，日1剂。这里的单方治疗就是取木瓜的祛风顺气之功。

肝主筋，对于筋脉拘挛的病证，也可以直接应用木瓜来治疗，如上部的项强筋急（许叔微治法），下部的筋挛（现在临床常用）等。

三、用药注意

1. 用法用量

木瓜的一般内服水煎剂量为6~12克。

2. 用药注意

木瓜味酸，单独使用，有收敛作用，所以，筋骨关节不利兼有小便不畅者，不宜单独应用。

3. 用药禁忌

阴血不足者禁用。

防 己

《中药学》上的功效：祛除风湿，利水消肿。

一、功效来源

（1）药用部位　防己为防己科植物粉防己的干燥根。

（2）气味　防己气微，味苦。

（3）药性来源　防己的采挖时间为秋季，单从这点来看，防己性凉；其味为苦，属阴为寒，所以，防己药性为寒。

（4）功效归纳　根能补益，防己味苦补心；苦能燥湿，所以，防己有燥湿之功；秋季采挖能入肺。

二、临床应用

防己味苦补心，能增强血脉的功能，故而，对于血脉不通的病变，如血瘀、痈肿疮疡等都可以用防己治疗，如《本草再新》上说"破血"，《别录》中说"散痈肿恶结"，《药性论》中说"散结气痈肿"。

1990 年《吉林中医药》上李述文介绍治疗血栓性静脉炎：用防己 15 克，黄柏 15 克，苍术 15 克，川芎 10 克，当归 20 克，牛膝 20 克，薏米 20 克，王不留行 15 克，水煎 300 毫升，早晚分 2 次服。治疗 12 例，有效率 100%。其中显效 5 例，好转 7 例。一般 5 ~ 7 剂后症状改善。

苦能燥湿，寒能清热，防己药材为根，所以，对于人体下部的湿热病证，应用防己治疗，效果很好，如治疗因膀胱湿热而导致的小便淋漓不畅、膝部湿热蕴结出现的红肿热痛等。

防己的采挖时间为秋季，是肺所主之时，所以，防己能入肺。肺在体为皮，所以，湿热蕴于皮的病变，如皮肤上的红肿疮疡等，防己可以很好的治疗。

治疗皮水病的防己茯苓汤和治疗风水病的防己黄芪汤，就是以防己为君药来立法组方的。

三、用药注意

1. 用法用量

煎服用量一般为 3 ~ 9 克，大剂量可用至 20 克；研末冲服，每次 2 ~ 4 克。

2. 用药注意

药房里，防己有两种，一种是汉防己，一种是木防己，它们都能祛风湿、消水肿，但功效各有偏重，汉防己功偏利水消肿，木防己其味不太苦，所以，偏于疏通经络，祛风止痛，俗语说"治风用木防己，治水用汉防己"等。

防己味苦性寒，不宜大量使用，恐伤胃体。近代报道有汉防己小剂量应用可使尿量增加，大剂量应用反使尿量减少。

3. 用药禁忌

脾胃虚寒者禁用。

秦 艽

《中药学》上的功效：祛除风湿，退黄胆，除虚热。

一、功效来源

（1）药用部位　秦艽为龙胆科植物大叶龙胆、粗茎龙胆或西藏龙胆的根。

（2）气味　气特殊，味苦而涩。

（3）药性来源　秦艽的采挖时间为春秋两季，单从此点来看，春季采挖的性温，秋季采挖的性凉；苦味属阴为寒，涩味属阴为凉，综合之后，春秦艽药性为凉，秋秦艽药性为寒。

（4）功效归纳　根能补益，秦艽味苦补心，味涩补肝；春季采挖能入肝，秋季采挖能入肺。

二、临床应用

1. 补心

秦艽药性寒凉，味苦补心，心主血脉，故而，能治疗血热之证，因其药材为根，能治疗下部病证，所以，对于热迫血行而导致的便血、尿血等都有很好的治疗作用。如《医学启源》上就说治"肠风泻血"。

苦能燥湿，根类药物能治疗下部病证，所以，秦艽有清利湿热的功能，对于湿热郁阻而导致的筋脉拘挛、屈伸不利、小便艰难、大便黏滞、黄疸等证有很好的治疗作用。《别录》中说秦艽治"通身挛急"，《药性论》中就说"利大小便，瘥五种黄疸"。

2. 补肝

酸涩之味，功能相似，补肝疏泄的同时，兼具收敛之功，所以，祛邪气而不耗正气，祛湿邪而不伤正常津液，可以常用、久用。

3. 入肺

秋秦艽性寒能入肺排浊，对于人体下部需要排浊治疗的热性病证，如小便不利、大便不畅、白带发黄有异味等证就可以应用本品治疗。

《别录》中还明确谈到秦艽能"疗风，不问新久"。

三、名医经验

1. 陈继婷等介绍陈慈煦经验

类中风偏瘫或肝阳上亢的病人，有时肌肉抽动跳痛，甚则颈部及头项掣痛，此乃血虚生风，养血药中佐秦艽、地龙极佳。（2007 年《浙江中医杂志》）

2. 廖敦等介绍王琦经验

秦艽，临床以其祛风利湿、舒筋活络、清热除蒸为长，多用治痹证、虚热证、黄疸等。如常用之身痛逐瘀汤、秦艽鳖甲散、《太平圣惠方》之秦艽散。然其又为活血祛湿、利小便佳品。王教授临证常用其治疗慢性前列腺炎、前列腺增生症之小便不利。

《医学启源》谓："秦艽……下水，利小便，疗骨蒸，治口噤及肠风泻血。"《药性论》曰："利大小便，瘥五种黄病，解酒毒，去头风。"《本草纲目》更载："小便艰难或转胞，腹满闷，不急疗，杀人。用秦艽一两，水一盏，煎六分，分作二服。"可见，其活血祛湿、利小便之功，颇为显著。王教授谓：秦艽，功擅走窜搜络利窍，入治表之剂，则引伏热外透；合逐瘀之剂则祛风利湿、舒筋活络疗痹痛；配利湿之品，则导邪从下窍泄。况其味辛气平降肺，肺气行则水道通，水道通则小便自利。前列腺疾患多为湿热瘀阻下焦，秦艽功擅活血祛湿，利小便，投之多效。常用量 15 克以上。（2004 年《北京中医药大学报》）

四、用药注意

1. 用法用量

秦艽的一般用量为 3 ~ 9 克。

2. 用药禁忌

脾胃虚寒、大便滑泄者忌用。

狗 脊

> 《中药学》上的功效：补肝肾，除风湿，健腰膝，利关节。

一、功效来源

（1）药用部位　狗脊为蚌壳蕨科植物金毛狗脊的干燥根茎。

（2）气味　狗脊之味淡而微涩。

（3）药性来源　狗脊的采挖时间为秋、冬两季，秋季采挖者其季节之性为凉，冬季采挖者其季节之性为寒；淡味属阳而性温，涩味属阴而性凉；中和之后，秋狗脊之性为平，故《本经》中谓之"性平"；冬狗脊则药性为凉。

（4）功效归纳　根可补，根茎在植物的下部，取象比类，狗脊可治疗腰腿部疾病；淡味入脾，涩归属酸味而入肝，所以狗脊有补益脾肝之功；秋季采挖者可入肺，冬季采挖者可入肾。

二、药物炮制

1. 烫狗脊

取净砂子置锅内，用武火炒热后，加入净狗脊片，拌炒至鼓起，绒毛呈焦褐色，取出，筛去砂子，放凉后除去残存绒毛。

2. 炒狗脊

取狗脊，炒至微焦为度取出，放凉即可。

烫和炒之后，一方面可以使狗脊之性变为温热，特别适合于寒凉之证；一方面具有燥性，可除湿，所以，这两种方法炮制之后，对于寒湿之证很是适宜。

3. 蒸狗脊

取净狗脊片，置笼屉内，用武火蒸 4 ~ 6 小时，停火，焖 6 ~ 8 小时，取出，干燥。蒸狗脊药性绵软，长于补益，特别适合于老年人。

4. 酒狗脊

取净狗脊片，加黄酒拌匀，润透后置笼屉内，用武火蒸 4～6 小时，停火，焖 6～8 小时，取出，干燥。每狗脊片 100 千克，用黄酒 15 千克。黄酒，补益之中更兼上行疏散，所以，酒狗脊长于治疗胸椎部位之病。

5. 盐狗脊

取净狗脊片，加入适量盐水：拌匀，润约 3 小时，待盐水吸尽后，蒸 3 小时，取出，晒干。每狗脊片 100 千克，用食盐 2 千克。盐为咸味可入肾，蒸后补益之力增强，所以，盐狗脊可补肾。

狗脊经过以上炮制之后，药性变为温热。

三、临床应用

1. 达部位

狗脊为根茎类药物，且质地坚硬沉重，故而可以治疗人体腰、腹、腿部的疾病。酒狗脊治疗的部位稍偏上，可以治疗胸椎部位病变。

2. 平病性

狗脊性平，故而，对于腰腿部的脾、肝之虚证，可以单独应用而补益，此时，最好用蒸狗脊。"味归形"，脾之形为肉，肝之形为筋，所以，腰腿部的肌肉萎缩、筋软无力的病证，就可以用狗脊进行治疗。如果兼有骨之病变，由于肾之形在骨，而盐为咸味能入肾，所以，用盐狗脊则更好。治病求本，对于此类病证更要针对病因进行治疗，所以，狗脊在更多的时候是配伍他药应用的。

对于热证或寒证，狗脊平病性之力很弱，所以，也要配伍寒热之性的药物来平病性。对于寒证，则须用炮制之狗脊。

3. 入脏腑

狗脊味淡微涩，脾主甘、淡之味，肝主酸、涩之味，结合根茎的可补之性，所以，狗脊可补脾、肝。炮制之后的盐狗脊也可以补肾。

补脾：脾主运化水湿，对于腰腿部位湿邪郁滞的病证都可以用狗脊来治疗，这就是狗脊的去湿作用。比如水湿之邪郁结于腹部而导致的尿频、白带增多等病证就可以用狗脊来治疗。

在《伤寒蕴要》中谈到"用狗脊煎汤外洗治疗病后的足肿"，道理就是：病后为虚，足肿为水湿停留所致，狗脊补虚而健脾助运，一举两得，故而效好。

脾主肉，所以，对于人体下部肌肉萎缩之证就可以用狗脊来治疗。

补肝：肝主疏泄，疏清泄浊，对于腰、腹、腿部的浊气郁结而出现的气滞、风证等有一定的治疗作用，这就是狗脊的去风作用。肝主筋，所以对于下部筋伤的病证也可以用狗脊来治疗。

秋狗脊还可入肺排浊，冬狗脊还可入肾而益骨。但是，这些病变只能局限于腰、腹、腿脚部。

四、临床用量

水煎服时，一般剂量为 6～12 克。治疗腿脚部之病变，取其厚味下沉，所以，用量要大一些，可用到 30 克；治疗胸椎部位之病变，取其味薄上升，所以，用量要小，一般剂可用 6～9 克，且用酒狗脊。

○ 节后语

1. 祛风湿药怎么用？

（1）热者寒之，寒者热之。对于风湿病性属热者，我们就要用药性寒凉的祛风清热药来治疗，如防己、秦艽等；对于风湿病性属寒者，我们就要用祛风散寒药来治疗，如春独活、夏木瓜等；对于筋骨损伤严重的病变，我们就要用祛风湿强筋骨药来治疗，如狗脊等。

（2）对于风湿病证，我们在治疗时一定要选用合适的方法来治疗，比如在患者正气不衰、脾功能正常的情况下，我们就要用苦燥祛湿法来治疗，药物可选独活、木瓜和防己等；在患者正气不足、脾功能下降的情况下，我们就要选用淡渗除湿的方法，药物可选威灵仙、狗脊等。

2. 祛风湿药的鉴别

药名	药材	气味	采收时间	药性	功用
独活	根	味苦、辛	春初、秋末	春初：性温 秋末：性凉	补心肺，入肝或肺
威灵仙	根或根茎	味淡	秋	平	补脾，入肺
木瓜	果实	气微清香，味酸	夏、秋	夏：性温 秋：性凉	气香走窜，补肝，入心或肺
防己	根	味苦	秋	寒	补心燥湿入肺
秦艽	根	味苦而涩	春、秋	凉、寒	补心肝，入肺
狗脊	根茎	味淡而微涩	秋、冬	平、凉	补脾肝，入肺

第五节 化 湿 药

> 越鞠丸治六郁，其中苍术治湿郁，有人会说，除湿的药物很多，为什么要选用苍术来除湿？呵呵，往下看。

气味芳香，具有化湿运脾作用的药物称为化湿药。常用的化湿药有苍术、厚朴、藿香、佩兰、白豆蔻、砂仁、草豆蔻、草果等。

苍 术

> 《中药学》上的功效：燥湿健脾，祛风湿，解表，明目。

（1）药用部位　苍术药材为菊科植物茅苍术或北苍术的干燥根茎。

（2）气味　苍术气香特异，味微甘、辛、苦。

（3）药性来源　苍术的采挖时间为春、秋两季，单从此点来看，春季采挖的性温，秋季采挖的性凉；味甘属阳为温，味辛属阳为热，味苦属阴为寒；综合之后，春苍术性温，秋苍术性平。更多的书上谈到苍术性温，应该是针对春苍术而言的；《本草正义》上谈到用苍术治疗"夏秋之间，暑湿交蒸，湿温病"应是针对秋苍术来说的，还有中医上清利湿热的、由黄柏和苍术组成的二妙散中用的，也应该是秋苍术。

（4）功效归纳　气香走窜，根能补益，味甘补脾、味辛补肺、味苦补心；春季采挖能入肝。

二、药物炮制

苍术：拣去杂质，用水泡至七八成透，捞出，润透后切片，晒干。

炒苍术：取苍术片，用米泔水喷洒湿润，置锅内用文火炒至微黄色；或取拣净的苍术，用米泔水浸泡后捞出，置笼屉内加热蒸透，取出，切片，干燥即得。

三、临床应用

1. 补脾

苍术味甘补脾，芳香走窜，能很好的增强脾的运化水湿作用，所以，对于湿邪为患的病证，不管外感内生，都可以应用苍术来取效。对于脾虚湿盛，更是对证。故而，《珍珠囊》上说苍术"能健胃安脾，诸湿肿非此不能除"，《本草纲目》中谈到"治湿痰留饮"、"脾湿下流"，《本草求原》中说的"止水泻飧泻"等。

苍术药材为根，取象比类，苍术能治疗人体下部的水湿病证。

《简便单方》中谈到治湿气身痛：苍术，泔浸切，水煎，取浓汁熬膏，白汤点服。

《江西中医药》1990年第六期上刘德选治疗湿疹经验：用苍术、生马钱子等量，焙干研细末，名"苍马散"外敷患处。治疗阴囊湿疹，效果显著。例如曾某，男，51岁。阴囊部及两大腿内侧布满红色丘疹，奇痒且痛，搔破流黄水，可见古铜币大小的溃疡面，内外用药治疗不效。用"苍马散"10克，浴后外敷，3天治愈。

2. 补肺

苍术味辛补肺，加上走窜之性，则排浊之力更强，特别是外感湿邪，很是有效，可单用取功。故而，李杲就谈到苍术能"除湿发汗"，朱震亨也说其能"散风益气，总解诸郁"等。

脾为生痰之源，肺为贮痰之器，苍术脾、肺双补，消除痰饮，很是有效，对于痰饮重症，也可治疗，这点，《新安医籍丛刊》上谈的很是明白：苍术治痰饮成窠囊，行痰极效。

1992年《江苏中医》上秦杰介绍治疗阴汗症：用苍术12克，黄柏9克，川椒30克，加水2000毫升，文火煎至600毫升。每服100毫升，日3次。治疗阴部自汗证57例，1～2剂全部治愈。

3. 补心

苍术味苦补心，因其气味芳香，有走窜之性，故而，对于血脉郁阻的病变也有很好的治疗作用，如《本草纲目》中说的"治湿痰留饮，或挟瘀血成窠囊"，《玉楸药解》上谈的"行瘀"，《本草求原》中谈的治疗"下血"等。

1984年的《中医杂志》上刘耀驰介绍治疗烧、烫伤：苍术适量，研极细末，用白芝麻油调成稀糊状，涂于患处，每日1～2次。自1952年以来，用于治疗烧烫伤取得良好疗效。一般用药3～4天结痂，7～10天愈合。治疗时应暴露创面。

4. 入肝

春季采挖的苍术能入肝，因苍术气香走窜，能祛湿排浊，而肝又开窍于目，所以，对于眼部的浊气、浊物郁结不散而导致的视物模糊等证，有一定的治疗作用，如《太平圣惠方》中的抵圣散，治雀目，用苍术米泔浸过研末，入猪肝或羊肝内煮食。

四、名医经验

王晓丽介绍许彭龄经验

痹证初起，常因感受风寒湿邪，困遏肌表，阳气被郁，痹而不通，出现关节疼痛，伴有恶寒发热，无汗或汗出不畅等，此时只有通过开腠发汗，宣散肌表之风寒湿邪，俾郁阳得通，气血畅行，痹痛乃止。但风湿之发汗，应以"微微似欲出汗"为原则，许老经过多年的临床实践，在麻黄加术汤的基础上，总结出苍术、麻黄是祛湿发汗的最好配伍，且其功效与药物剂量相关。两者等量使用，则发大汗；苍术倍麻黄，则发小汗；苍术3倍于麻黄，则利尿作用加强；苍术4倍于麻黄，虽无明显的发汗利尿作用，但湿能自化。故许老在治疗以湿邪为主的疾病时，每每用之。（2007年《中医杂志》）

五、用药注意

1. 用法用量

内服煎汤时，一般剂量为5~10克，大剂量可用至30克；研末冲服，每次可用2~5克；外用适量。

2. 使用禁忌

阴虚内热，气虚多汗者忌服。

藿 香

《中药学》上的功效：化脾醒湿，辟秽和中，解暑，发表。

一、功效来源

（1）药用部位 藿香药材为唇形科植物广藿香或藿香的干燥地上部分。主产于广东、海南等地，习惯上分别叫做"石牌广藿香"和"海南广藿香"。

如单用老茎的话，就叫做"藿梗"。

（2）气味 藿香气香特异，味微苦。

（3）药性来源 广藿香的采收时间为6~7月；海南地区的藿香，采收时

184

间，第一次为 5~6 月，第二次为 9~10 月，单从这点来看，5~7 月采收的性热，9~10 月采收的性凉；味微苦属阴为凉，综合之后，广藿香和 5、6 月采收的海南地区的藿香，药性为温；9、10 月采收的藿香，药性为寒。

《别录》和《本草正义》上说的"微温"，大概就是针对广东产的藿香和 5、6 月采收的海南地区的藿香而言的。

（4）功效归纳　藿香气香走窜；苦能燥湿，能补心；秋季采收者还能入肺排浊。

二、临床应用

1. 祛湿

藿香气香走窜，苦能燥湿，所以，对于湿邪为患的病证，有很好的治疗作用。

对于外感湿邪，藿香祛湿，可以取效，如暑湿感冒等；对于内湿治病，单用或配伍他药应用，也能取效。如《本草述》中谈到"散寒湿、暑湿、郁热、湿热"，《本草再新》中说的"利湿除风"等。

当然，对于外感湿邪，应用海南地区 9、10 月采收的藿香，入肺排浊，则效果更好。

对于皮肤湿疹，单用藿香外洗，即可取效。

2. 补心

藿香微苦补心，气香走窜，对于血脉不通的病证也有很好的治疗作用，如痈肿疮疡等。《别录》中的"疗风水肿毒"也许就是由这个机制而推理出的。

《包会应验方》中谈到：治冷露疮烂，用藿香叶、细茶各等份，烧灰，油调涂叶上贴之。

3. 入肺

秋季采收的藿香能入肺排浊，不但能解表散邪，而且还能治疗咳嗽之证，如《本草再新》中就说藿香能"解表散邪"，藿梗能"化痰，治咳嗽"等。

三、用药注意

1. 用法用量

藿香内服煎汤，一般用量为 5~10 克，大剂量可以用到 20 克；研末冲服，每次 2~5 克。

2. 使用禁忌

由于藿香为气香之药，有走窜之性，易伤气阴，所以，对于阴虚、气虚之人，不可用。

佩 兰

> 《中药学》上的功效：化湿醒脾，解暑。

一、功效来源

（1）药用部位　佩兰药材为菊科植物佩兰的干燥地上部分。也叫兰草。

（2）气味　佩兰气味芳香，味微苦。

（3）药性来源　佩兰的采割时间是夏、秋两季（这里遵从的还是人民卫生出版社出版的《中药鉴定学》），单从此点来看，夏季采收的性热，秋季采收的性凉；味微苦属阴为凉，综合之后，夏季采割的药性为温，秋季采割的药性为寒。李杲说的"性寒"、《医林纂要》上说的"寒"大概就是针对秋季采割的佩兰而言的。

（4）功效归纳　佩兰气香走窜；苦味燥湿，且能补心；秋季采割能入肺。

二、临床应用

1. 祛湿

佩兰气香走窜，苦味燥湿，所以，能很好的化湿以消除湿邪。比如夏天的暑湿感冒，应用佩兰，特别是秋季采割的，效果很好，可单用收效；口发甘的脾瘅病，也是湿邪为患的病证，更可以单用佩兰以取效，这点，《黄帝内经》中就已经谈了："治脾瘅口甘：兰草（煎汤服）。"

秋季采割能入肺排浊，所以，对于外感湿邪所致病证，应用秋佩兰治疗，效果更好。

狭义之痰，必须外排，佩兰入肺排浊，其气芳香，所以，胸中、咽喉之痰，应用秋佩兰治疗，很是对症，如《本经》中就谈到"除胸中痰癖"，《本草经疏》中谈到佩兰为"清肺消痰，散郁结之圣药也"。

2. 补心

佩兰味微苦补心，能治疗因血脉不通而导致的痈肿疮疡，故而，《本草纲目》中就谈到"消痈肿"。由于佩兰能祛湿，故而，对于皮肤湿疹的治疗，不管内服还是外用，均能取得很好疗效。

3. 入肺

秋季采收的佩兰也能入肺排浊，所以，《现代实用中草药》中就说佩兰为"芳香性的健胃、发汗、利尿药"、《中药志》中就说佩兰能"发表祛湿"等。

三、用药注意

1. 用法用量

内服煎汤，一般用量为 4.5～9 克。

2. 使用禁忌

由于佩兰有走窜之功，有一定的伤阴、伤气的副作用，故而，对于阴虚、气虚者是禁用的。

砂 仁

《中药学》上的功效：化湿行气，温中止泻，安胎。

一、功效来源

（1）药用部位 砂仁药材为姜科植物阳春砂、绿壳砂或海南砂的干燥成熟果实。

（2）气味 阳春砂和绿壳砂，气芳香而浓烈，味辛凉、微苦；海南砂气味稍淡。

（3）药性来源 单从砂仁的采收时间为夏秋季节来说，夏天采收的性热，秋天采收的性凉；味辛属阳为热，微苦属阴为凉，综合之后，夏天采收的性热，秋天采收的性平。

《开宝本草》和《本草纲目》上谈的"性温"，大概就是针对夏天采收的砂仁而言的，《海药本草》上说的性"平"，也许是针对秋季采收的砂仁而言的。

（4）功效归纳 砂仁气香走窜，味辛补肺，味微苦能补心；夏秋两季采收，也能入心肺。

二、临床应用

1. 补肺

《本草纲目》中就明确的谈到砂仁有"补肺"之功。肺主排浊，砂仁补肺，上可散浊气以治疗浊气郁结于胸的胸闷、咳嗽，如《本草经疏》中谈到的"今亦有用之于咳逆者，通治寒邪郁肺，气不得舒"、《本草拾遗》中谈到的"主上气咳嗽"等；浊气郁结于胃的胃胀、呃逆、呕吐等；下可去肠道浊气浊物，能治疗腹部胀痛、奔豚气等，如《医林纂要》上谈的"开郁结"、《本草纲目》中谈到的"通滞气、散寒饮胀痞"、《药品化义》中谈的"主散结导滞"、《本草拾遗》中谈的治"奔豚"等。

《本草汇言》中更是明确谈到"沈则施曰：砂仁温辛香散，止呕通膈，达上气也；安胎消胀，达中气也；止泻痢、定奔豚，达下气也。与木香同用，治气病尤速"。

也许是根据这个功用，《事林广记》中就谈到"治一切食毒：缩砂仁末，水服一二钱"。

这里要注意的是，砂仁药性温热，即使秋天采收的，药性也是平性，故而，最好不要用于热证，如痰热咳喘之证，就不能应用砂仁治疗。

2. 补心

砂仁味微苦能补心，气香走窜，又能补肺排浊，故而，对于需要外散治疗的血脉病证，有很好的治疗作用，如《本草正义》中谈到的治疗"血痢"等。

苦能燥湿，气香走窜，善于行气，所以，砂仁又能消水肿，如《仁斋直指方》中就谈到"治遍身肿满，阴亦肿者：缩砂仁、土狗一个，研，和老酒服之"。

也正是因为砂仁芳香走窜且能祛湿，对于脾虚导致的湿邪，有很好的消除作用，湿邪消除，脾的运化负担减轻，功能更易恢复，所以，更多的书上就说砂仁有"醒脾"作用。

三、用药注意

1. 用法用量

砂仁内服煎汤时的一般常用剂量为 2～6 克。

2. 临床注意

由于砂仁气味芳香，长时间煎煮之后，有效成分易于挥发，故而，不宜久煎。

3. 使用禁忌

阴虚有热者忌用。

⊙ 节后语

1. 化湿药怎么用？

化湿药物，气味芳香，有走窜之力，味辛之药，走窜发散之力更大，故而，苍术和砂仁散湿之力很强；味苦之药，燥湿之力不错，故而，苍术燥湿之力最强，藿香、佩兰、砂仁燥湿之功次之。

苍术味微甘，还有一定的健脾之功，脾功能增强，运化水湿之力增大，加之苍术还有散湿、燥湿之功，故而，要用化湿之药来治疗病证，苍术为首选。

2. 化湿药的鉴别

药名	药材	气味	采收时间	药性	功用
苍术	根茎	气香特异，味微甘、辛、苦	春、秋	春：性温 秋：性平	气香走窜，补脾肺心，入肝
藿香	地上部分	气香特异，味微苦	夏、秋	夏：性温 秋：性寒	气香走窜祛湿补心，入肺
佩兰	地上部分	气芳香，味微苦	夏、秋	夏：性温 秋：性寒	气香走窜祛湿补心，入肺
砂仁	果实	气芳香浓烈，味辛凉、微苦	夏、秋	夏：性热 秋：性平	气香走窜，补肺、心

第六节　利水渗湿药

表象不同，选药也要不同，如治疗以水肿为主要表象的病证，就要选用利水退肿药；如治疗以小便不利为主要表象的病证，就要选用利尿通淋药；如治疗以黄疸为主要表象的病证，就要选用利湿退黄药。

利水渗湿药一般分为三种：一是利水退肿药，如茯苓、猪苓、泽泻、薏苡仁等；二是利尿通淋药，如车前子、滑石、木通、通草、石韦、海金沙、萆薢、瞿麦等；三是利湿退黄药，如茵陈、金钱草、虎杖等。

茯 苓

> 《中药学》上的功效：利水渗湿，健脾，化痰，宁心安神。

一、功效来源

（1）药用部位　茯苓药材为多菌科真菌茯苓的干燥菌核。

（2）气味　茯苓味淡。

（3）药性来源　野生茯苓常在7月至次年3月到松林中采挖；人工栽培茯苓于接种后第二年7~9月间采挖。现在，我们用的茯苓药品更多的是人工栽培的，所以，这里就不谈野生的。

单从采挖时间来看，茯苓是秋季采挖而性凉；味淡属阳为温，综合之后，茯苓的药性平和，故而，《本经》上就说茯苓之性为"平"。

（4）功效归纳　茯苓味淡补脾；秋季采挖能入肺；药性平和，对于适宜治疗的寒热之证均可应用。

二、药物炮制

茯苓：用水浸泡，洗净，捞出，闷透后，切片，晒干。

朱茯苓：取茯苓块以清水喷淋，稍闷润，加朱砂细粉撒布均匀，反复翻动，使其外表沾满朱砂粉末，然后晾干。由于朱砂有安神之功，所以，朱茯苓有健脾安神的作用。

三、临床应用

1. 补脾

茯苓味淡，专一健脾，脾主运化，一是运化营养物质入血，不但能补充血的不足，而且也能帮助消化；二是运化水液，消除痰湿之邪，由于茯苓性平，所以，寒热之痰可用，水肿可用，寒湿、湿热可用，泄泻也可用。

心主血脉而藏神，血虚之后，则神不藏。更多的书上谈到茯苓还有宁心安神的作用，其道理就是茯苓健脾而能补血，血充而神藏。

2006年《中医研究》中范桂滨介绍：在临床中发现，大剂量茯苓有较好的镇静催眠作用，且无明显的不良反应。取茯苓50克，水煎2次，共取汁100毫升左右，分2次服用，分别于午休及晚睡前半小时各服1次。服药期间停用一切镇静剂，禁食辛辣刺激性食物，用药1个月为1个疗程。

1989年《云南中医学院学报》上介绍治疗老年浮肿、肥胖症、脾虚证、失眠多梦：用茯苓磨细粉，每日15克，同好米或糯米60克煮粥服下，日1次，效佳。

2. 入肺

茯苓秋季采挖能入肺，肺主排浊，所以，对于需要发散治疗的皮肤风水之证更能取效。

四、名医经验

岳美中经验

秃发的形成，多因水上泛巅顶，侵蚀发根，使发根腐而枯落，茯苓能上行渗水湿，并导饮下降，湿去则发生，虽不是直接生发，但亦合乎"先期所因，伏其所主"的治疗法则。张石顽说："茯苓得松之余气而成，甘淡而平，能守五脏真气。其性先升后降。"《内经》言："饮入于胃，游溢精气，上输于脾，脾气散精，上归于肺，通调水道，下输膀胱。"则可知淡渗之味性，必先上升而后降，膀胱气化，则小便利。

徐某，男性，21岁，于1974年7月6日初诊。患者系秃发症，头顶上如胡桃大圆圈，连结成片，渐成光秃，见者多说此症难愈，患者心情忧郁得很。切其脉濡，舌稍白，无其他痛苦。岳老处一味茯苓饮：茯苓500～1000克，为细末，每服6克，白开水冲服，1日2次，坚持服一个时期，以发根生出为度。服药2个月余，来复诊，发已丛生，基本痊愈。另治一10余岁少儿，亦患秃发，脱去三五片，即曾投以一味茯苓饮，3个月后头发渐生。（《名中医治病绝招》）

五、用药注意

1. 临床注意

茯苓，一般指白茯苓而言。其色淡红者，为赤茯苓，偏于清热利湿；抱松根而生者，称为伏神，偏于宁心安神；伏神中的松根称为茯神木，偏于舒筋止痉；茯苓外面的皮质部分称为茯苓皮，偏于利水消肿。

2. 用法用量

茯苓的一般内服煎汤剂量为 9～12 克。茯苓皮为 15～30 克。茯神木为 15～30 克。

3. 使用禁忌

阴虚津亏者不宜用；滑精者须慎用。

猪　苓

> 《中药学》上的功效：利水渗湿。

一、功效来源

（1）药用部位　猪苓药材为多孔菌科真菌猪苓的干燥菌核。

（2）气味　猪苓气微，味淡。

（3）药性来源　单从采挖时间为春、秋二季来看，春猪苓性温，秋猪苓性凉；味淡属阳为温，综合之后，春猪苓性温，秋猪苓性平。

（4）功效归纳　味淡补脾；春季采挖能入肝，秋季采挖能入肺。

二、临床应用

猪苓味淡补脾，能运化水液，所以，猪苓有很好的利水渗湿作用，能治疗小便不通、水肿胀满、泄泻、淋、浊、带下等病证。

肝主疏泄而调气，气顺则水液代谢正常；肺主排浊，浊气、浊物畅排，则水液的代谢也正常。所以，不管是春季采挖还是秋季采挖，猪苓的健脾运化水液作用都是很强的，在《子母秘录》中就记载"治妊娠从脚上至腹肿，小便不利，微渴引饮：猪苓五两，末，以熟水服方寸匕，日三服"。

三、用药注意

1. 用法用量

茯苓的一般内服煎汤剂量为 6～12 克，大剂量也可用到 20～30 克。

2. 使用禁忌

阴虚无湿者忌用。

泽 泻

> 《中药学》上的功效：利水渗湿，泄热。

一、功效来源

（1）药用部位　泽泻药材为泽泻科植物泽泻的干燥根茎。

（2）气味　泽泻气微，味微苦。

（3）药性来源　泽泻是冬季茎叶开始枯萎时采挖，单从这点来看，泽泻药性为寒；味微苦属阴为凉，综合之后，泽泻的药性属寒。

（4）功效归纳　根能补益，味微苦而补心；根属于下，泽泻性寒，所以，其善治下部热性疾病；冬季采挖的能入肾。

二、药物炮制

泽泻：拣去杂质，大小分档，用水浸泡，至八成透时捞出，晒凉，闷润至内外湿度均匀，切片，晒干。

盐泽泻：取泽泻片，用盐水喷洒均匀，稍闷润，置锅内用文火炒至表面略显黄色取出，晾干。

三、临床应用

泽泻性寒，药材为根，故而，对于下部的热证具有极好的治疗作用，如湿热下注导致的热淋、膝部的红肿热痛、湿热脚气等。

泽泻味微苦能补心，对于因热而导致的出血病证有较好的治疗作用，如《日华子本草》上谈的治"尿血"等。心主血脉，血脉不通，首责于心，而高血脂就属于中医上血瘀的范畴，泽泻补心，所以，就可以降血脂。现代研究已经证实，泽泻有很好的降血脂的作用，

泽泻能入肾，所以，治疗骨蒸潮热之证效果不错。更多人在临床上用补肾药的时候少佐一些泽泻，能防止补药生热而出现其他的变证。

遗精，一般为肾虚不固所致，如果因火所致，就可以单用泽泻来取效，如1983年《中医杂志》上侯士林介绍：泽泻10～12克，早晚各服1剂。治疗相火妄动之遗精14例，均速告愈。如韩某，男，19岁。梦遗1年余，每夜1～2次，阳事易起，失眠多梦，身软乏力，精神不振，自汗，脉虚数。乃用

泽泻 10 克，水煎，早晚分服。服 10 剂证减，再服 10 剂，未再遗精。

因热导致的强中，也可以单用泽泻来收效，如 1987 年《中医杂志》上庄柏青介绍：曾治疗 2 例强中病人，均应手取效。如张某，男，21 岁。入夜阳挺不倒，胀痛难眠，缠绵数月。曾服乙烯雌酚未效。诊见面色苍白，神疲乏力，阴茎及睾丸胀痛，头昏目眩，心烦不寐，舌红，苔薄黄，脉弦数。此系肾阴亏损，相火亢进。先投以知柏地黄汤加味，效微。后以泽泻 10 克，代茶饮，日 1 剂。未尽 10 剂，诸症悉除。

四、用药注意

1. 用法用量

泽泻内服煎汤时，一般剂量为 6～9 克，大剂量应用时也可用到 30 克。

2. 使用禁忌

肾虚滑精者忌用。

薏 苡 仁

《中药学》上的功效：利水渗湿，健脾，除痹，排脓消痈。

一、功效来源

（1）药用部位　薏苡仁药材为禾本科植物薏苡的干燥成熟种仁。

（2）气味　薏苡仁气微，味微甜。

（3）药性来源　薏苡仁的采收时间为秋季，单从这点来说，其药性为凉；薏苡仁味微甜属阳为微温，综合之后，薏苡仁的药性为微凉，所以，《本草正》上就说"微凉"。

（4）功效归纳　种子能补，薏苡仁味微甜，所以有补脾之功；性微凉能清热；秋季采收能入肺。

二、临床应用

薏苡仁药材虽为种子，但其质地沉重，故而，更多的用于治疗下部疾病；补脾运化，祛湿利水，因药性微凉，所以，对于湿热出现的病证，效果不错；薏苡仁能入肺而助肺主排浊，有较好的祛痰排脓作用。

《本草新编》上谈到：薏苡仁最善利水，不至耗损真阴之气，凡湿盛在下身者，最宜用之，视病情之轻重，准用药之多寡，则阴阳不伤，而湿病易去。故凡遇水湿之证，用薏苡仁一二两为君，而佐以健脾去湿之味，未有不速于凑效者也，倘薄其气味之平和而轻用之，无益也。

更多的书上还谈到薏苡仁有舒筋的作用，这是因为薏苡仁能祛湿，对于湿热导致的筋脉拘挛有较好的治疗作用，但对于因寒导致的拘挛则绝不可用，比如小腿肚子受凉之后出现的抽筋，这时就不能用薏苡仁来治疗。

三、名医经验

1. 李玉和重用薏苡仁治湿痹经验

顽痹尤重除湿，除湿而首用薏苡仁。李老治湿痹常重用薏苡仁，其剂量为 45~60 克加入治痹方中，古人云："风可骤散，寒因温去，惟湿浊难以速除。"湿邪不仅在痹证的发生、发展与转归中起重要作用，而且也是痹证所以迁延不愈的原因之一，用薏苡仁正是体现了健脾祛湿的思路，使湿无内生之源，则顽痹可除。（2000 年《中医药学报》）

2. 吴天强经验

一次偶然的机会，给一位卵巢囊肿患者处方用药以桂枝茯苓汤重加薏苡仁 50 克，不料，患者耳外眼角下一颗刺疣及左腕处两颗刺疣皆落。患者已带疣近 20 年，今服药 30 剂，不仅卵巢囊肿愈，刺疣也全部脱落，疣痕皆无。余兴致之余，每见患者有刺疣者，均在处方之余，加生薏苡仁 50 克研末令其冲服，20 日以后大多都能消失。20 年运用于临床每收捷效，无一不应手而消。运用生薏苡仁 150 克，加炮山甲 3 克，共研末冲服，治疗痔核，无不应手而除。黄某，女，26 岁，患痔疮 7 年之久，经多方医治，反复发作，3 年前手术根治。1 年后，再次发现多个痔核，因不愿再受手术之苦，遂来吴先生处就诊。处方：生薏苡仁 1000 克；炮山甲 20 克。共研末，每次冲服 50 克，每日 1 次，嘱其坚持服尽。15 日后，痔核消除，药尽。至今已 2 年未见复发，平日用于痔疮患者，汤药合之无不应验。

临证治疗乳腺结核、乳腺纤维瘤、乳腺小叶增生、子宫肌瘤、卵巢囊肿，在对应用药基本方中，加入生薏苡仁 50 克，白芥子 12 克，神奇地发现病灶消除神速。薛某，女，53 岁，经山东省菏泽市人民医院诊断为：子宫肌瘤（B 超显示 83 毫米 ×78 毫米），延余诊疗，予自拟"参莲贝甲汤"加薏苡仁 60 克，白芥子 12 克嘱服 15 剂后 B 超复查。20 日后，B 超显示子宫肌瘤 52 毫米 ×38 毫米，嘱患者依方坚持再服 30 剂后复查，结果 B 超显示瘤体消失，余拟"参莲汤"代茶饮以固疗效。至今已1年未见复发。

薏苡仁清热排脓更消肿瘤，临床运用体会，最小量不能低于50克，炒用没有生用的效果良好，薏苡仁无毒副作用，许多地方当作粮食服食。放心运用，百利无一害。（2008年《中国中医药现代远程教育》）

四、用药注意

1. 用法用量

薏苡仁内服煎汤的一般剂量为10~20克，大剂量可用到30~60克。

2. 临床注意

薏苡仁生用偏于利湿、排脓，炒用之后偏于健脾胃。

3. 使用禁忌

妊娠之人慎用。

车 前 子

> 《中药学》上的功效：清热，利水通淋，渗湿止泻，清肝明目，祛痰止咳。

一、功效来源

（1）药用部位　车前子药材为车前草科植物车前或平车前的种子。

（2）气味　车前子味淡。

（3）药性来源　单从车前子的采集时间为秋季来看，药性为凉；味淡属阳为温，综合之后，车前子应为平性之品，所以，《药性论》和《药品化义》上都说"性平"。

（4）功效归纳　种子能补，味淡补脾，秋季采收能入肺排浊，所以，车前子以祛痰湿为主要功效。

二、临床应用

临床上，车前子上能祛痰，下能祛湿利尿，对于痰湿所致病证，应用车前子治疗，效果较好。

利小便能实大便，1987年的《中西医结合杂志》上黄冬度介绍治疗小儿腹泻：用车前子30克，纱布包煎，加白糖适量饮服，每日1剂。治疗本病69

例，一般 1 ~ 2 天即愈，治愈率达 91.3%。

三、用药注意

1. 用法用量

车前子内服煎汤时一定要用纱布包起来，这是因为其含有多量的黏液质，不好过滤。其内服煎汤时的一般剂量为 10 ~ 15 克，较大量可用至 30 克。

2. 使用禁忌

气虚者禁用。

滑 石

> 《中药学》上的功效：清热，利水通淋，清解暑热。

一、功效来源

（1）药材　滑石药材为硅酸盐类矿物滑石族滑石，习称"硬滑石"，研粉之后，色白，手感滑腻。

（2）气味　滑石气微，味淡。

（3）药性来源　根据《中药大辞典》中谈到滑石有"微凉感"，能治疗热性病证，从而可以推理出滑石应为寒凉之性。

（4）功效归纳　滑石为矿物类药物，质地相对沉重，有降气之功；手感滑腻，有通利之用；味淡健脾，增强水湿运化；寒能清热；色白入肺，能助肺排浊。

故而，滑石有降气、清热、利湿、排浊的作用。

二、临床应用

1. 降气清热

对于人体下部有热之证，可选用滑石来治疗，如红肿之症、小便发热、淋漓不尽等。

对于人体上部有热之病证，应用滑石治疗，可起到釜底抽薪的作用。

以石治石，滑石降气清热，对于石淋有很好的治疗作用，如《药性论》中就说"能疗五淋，主难产，除烦热心躁，偏主石淋"。

胃中之气，以降为顺，滑石降气，可治疗胃气不降之病证，如《本草再新》中谈到的"止呕吐"，《本经》中谈到"荡胃中积聚"等。

《圣济总录》中有滑石散，治疗热淋，小便赤涩热痛：滑石四两。捣罗为散。每服二钱匕，煎木通汤调下，不拘时候。

《千金方》中治疗小便不利，茎中疼痛，少腹急痛：滑石、蒲黄等份。上二味，治下筛。酒服方寸匕，日三服。

《广利方》中谈到治疗气壅关格不通，小便淋结，脐下烦闷兼痛：滑石八分，研如面。以水五大合和搅，顿服。

2. 健脾助运化

《本草衍义补遗》中谈到滑石能"补脾胃"。脾主运化，能使水湿运行，滑石健脾，清热降气，所以，对于下部水肿病证，有很好的治疗作用，如《本草纲目》中谈到的治疗"水肿脚气"、《本草再新》中谈到的"消水肿火毒"、《日华子本草》中谈到的"利津液"等。

《濒湖集简方》中谈到治脚趾缝烂：滑石一两，石膏（煅）半两，枯白矾少许。研掺之，亦治阴下湿汗。

3. 排浊

滑石色白入肺，能排浊，内可通利二便，外可解表发汗。

《名老中医医话》中介绍刘绍勋经验：

刘老在临床中，经常运用滑石治疗外感疾病。认为它能解肌发汗，发汗而不伤气阴，这一特点胜过羌活等药。治疗外感，如果滑石与生石膏伍用，相得益彰，疗效更为突出。

滑石所以能够"上开腠理而发表"，主要是滑利柔润，利窍淡渗的作用。凡是外邪，首先侵袭皮毛腠理，促使肌腠郁闭，肺气被遏不宣，继而出现外感症状。而滑石的滑润之特性，轻抚皮毛，柔润肌肤，使肌腠疏密得当，肺气得以宣畅，俾令体内沁沁汗出，进而驱邪外散。

近年来，无论治疗外感或是流感，方中刘老必用滑石，无不收效甚速。仔细玩味，无非外邪一从汗解，一从溲去使然。1984 年 4 月初，刘老因外感发热，体温 38.4 摄氏度，自拟一解表汤剂，方中重用滑石 30 克，仅服 1 剂而告病愈，次日照常上班。看来，古人认为滑石"上开腠理而发表"，实为经验之谈。

三、名医经验

兰友明经验

现代药理实验证实，滑石能增加尿量，促进尿素、氯化物、尿酸等的排泄。在临床实践中，用单味滑石煎煮代茶饮，治疗痛风病，疗效显著。治疗方法：单味滑石 40 克（布包），加水 500 毫升，浸泡 30 分钟后煮沸，频服代茶饮，每日 1 剂。用药期间逐渐停服秋水仙碱等药物。

如治李某，男，52 岁。患痛风病 2 年。其症状表现为右足趾疼痛，常在夜间痛醒，伴发热，午后体温在 37.3～37.8 摄氏度。10 天前查血尿酸 430 微摩尔/升，24 小时尿酸 8.1 微摩尔/升。服用秋水仙碱可缓解症状，但不能制止疼痛发作。形体较胖，舌苔腻微黄，脉弦滑。曾服中药多剂无明显效果。诊为痛风，证属湿热蕴结。以单味滑石 40 克（布包），水煎代茶饮，每日 1 剂。患者服药 12 天后，右足趾疼痛明显减轻。服 20 余日后，诸症消失。复查血尿酸及 24 小时尿酸正常。随访 3 年未复发。其间停服秋水仙碱，仍间断服用滑石以巩固。（2000 年《中医杂志》）

四、用药注意

1. 用法用量
滑石煎汤时应用布包，其一般内服剂量为 9～12 克。

2. 使用禁忌
脾气虚弱，滑精及热病津伤者忌服，孕妇慎用。

通 草

《中药学》上的功效：清热利水，通乳。

一、功效来源

（1）药用部位　通草药材为五加科植物通脱木的干燥茎髓，色白，心空。

（2）气味　通草无臭，无味。

中医以五味，即酸（涩）、甘（淡）、咸、苦、辛来概括所有药物之味，所以，严格来说，没有无味的药物，这里，通草的无味，只能说明其味是相当的淡，以至于口尝时感觉不到什么味，所以，通草才是真正的淡味药。

（3）药性来源　通草药材的采割时间是秋季，这时的季节之性为凉；味淡属阳为温，综合之后，通草为平性之药，故而，《医学启源》和《本草蒙筌》上都说"气平"。

（4）功效归纳　淡味补脾；色白入肺；运用象思维，茎能疏通，中空之品有行气之功；秋季采割更能入肺。

二、临床应用

通草补脾，能通利水湿；色白、秋季采割都能入肺而排浊，中空能行气，故而，对于湿邪留滞需要外排的病证都有很好的治疗作用，如《医学启源》上谈的"除水肿癃闭，治五淋"等；对于浊物、浊气不能畅排滞留而导致的疾病也有很好的治疗作用，如《长沙药解》中谈到的"通经闭"、"消痈肿，利鼻痈"和《本草备要》中说的"治目昏耳聋，鼻塞失音"等。

张锡纯在《医学衷中参西录》中谈到"凡利小便之药，其中空者多兼能发汗，木通、萹蓄之类是也。发汗之药，其中空者多兼能利小便，麻黄、柴胡之类是也"，通草能利小便，药材中空，故而，也能发汗。而发汗，正是肺排浊的一种形式。

乳汁以外排为顺，通草性平能入肺而助其外排，所以，临床上也常用通草来通乳。如《湖南药物志》上就说"催乳：通脱木、小人参。炖猪脚食"。注意，这里的"小人参"就是我们常吃的萝卜。

三、名医经验

俞尚德介绍通草降肺气以治呃逆经验

临证之际，如能察其因而和降胃气，导降肺气，则呃逆应手可安。导降肺气以通草为优，李东垣云，通草"味甘而淡，气平味薄，降也。能助西方秋气下降，利小便。专泻气滞"。用治多人，效如桴鼓。

徐某，男，66岁。因急性阑尾炎穿孔，伴局限性腹膜炎，做外科手术后，次日呃逆频发，几无休时，经吸指甲烟、针灸、服阿托品等均无效。4天后服中药丁香柿蒂合旋覆花代赭石汤3剂亦无效。邀余会诊，见患者呃逆频频不已，发声响亮，进食后可使呃逆暂停约半小时，苔白滑，脉弦滑有力，治拟平肝和胃，导降肺气。处方：生石决明30克，赭石50克，通草6克，炒白术9克，炙甘草12克，赤芍10克，薤白头10克，全瓜蒌10克，紫苏梗12克，青皮、陈皮各6克。药后当晚呃逆明显减少，翌日24小时中，合计约有2小时发生呃逆，纳食增进。服药2剂后，呃逆已安。复诊：苔薄白糙，脉象弦势趋缓。处方：赭石、通草、沉香曲、全瓜蒌、炙甘草、赤芍、炒白术、青皮、陈皮。服药3剂。因手术后残余脓肿，再做手术，术后亦无呃逆复发。

此例得食后呃逆可暂安，故以茅术、甘草和胃缓中。鉴于起病于手术创伤之后，故用赤芍通络和血，且芍药甘草汤可缓急迫之势。又以脉象弦滑有力，故以石决明、赭石平肝气之横逆。而通草导降肺气，实奏斡旋之功。（《南方医话》）

四、用药注意

1. 用法用量

通草的一般内服剂量为 3～9 克。焦树德老先生谈到"但在有的下乳方中，可用到 15～18 克或 30 克"。

2. 使用禁忌

孕妇忌用。

海 金 沙

> 《中药学》上的功效：清热利水通淋。

一、功效来源

（1）药材　海金沙药材为海金沙科植物海金沙的干燥成熟孢子。

（2）气味　海金沙气微，味淡。

（3）药性来源　海金沙的采集时间是秋季，此时的季节之性为凉；味淡属阳为温，综合之后，海金沙药性为平，故而，《品汇精要》中就说"味淡，性平"。

（4）功效归纳　淡味补脾，能增强运化之力；秋季采收能入肺而助肺排浊。

二、临床应用

1. 补脾健运

海金沙能补脾健运，主要表现在两方面：一是能运化饮食物中的营养物质入血而消食，如《湖南药物志》中就谈到"补脾健胃。治小儿食积"；二是运化津液而治疗水湿之证，如《本草纲目》中说的"治湿热肿满"、《广西中药志》上说"用于水肿"、《本草正义》中说"治男子淫浊，女子带下"、广州部队《常用中草药手册》上说治"肾炎水肿"、《江西草药》中说的"除湿"和治"肾性水肿"等。

所以，临床上，见到脾虚不运之证，就可以考虑应用海金沙来治疗。

2. 排浊

海金沙为秋季采集，能排浊，因为淡能利窍，所以，对于小便不利、大便不爽之病证有很好的治疗作用。如《嘉祐本草》上说的"主通利小肠"、《本草纲目》中说的治"小便热淋、膏淋、血淋、石淋、茎痛"、《本草正义》上说的"利水通淋"、广州部队《常用中草药手册》上说的"治尿路感染、尿路结石"和"小便短赤，肠炎，痢疾"等等。

三、用药注意

1. 用法用量

海金沙内服时的一般剂量为 3 ~ 9 克。单用时也可用到 15 ~ 30 克。

2. 使用禁忌

体虚尿频、津液不足所致的小便不利者禁用。

瞿 麦

《中药学》上的功效：利水通淋。

一、功效来源

（1）药用部位　瞿麦药材为石竹科植物瞿麦或石竹的干燥地上部分。

（2）气味　瞿麦气微，味淡。

（3）药性来源　瞿麦的采割季节为夏、秋两季，单从季节之性来说，夏季采割的性热，秋季采割的性凉；味淡属阳为温，综合之后，夏季采割的瞿麦性热，秋季采割的瞿麦性平。

（4）功效归纳　瞿麦味淡补脾；夏季采割的能入心，秋季采割的能入肺。

二、临床应用

1. 补脾健运

淡味补脾，淡能利窍，瞿麦补脾健运，对于水湿、小便不利之症有很好的治疗作用，如《本经》上说的"主关格诸癃结，小便不通"、《药性论》中说的"主五淋"、《本草图经》上说的"利小肠为最要"、《现代实用中药》上说的"治水肿"等。

2. 入心

夏季采割的能入心，心主血脉，所以，夏瞿麦可以治疗血脉病变，如《本经》上说的"下闭血"、《现代实用中药》上说的治"血淋"等。

3. 入肺

秋季采割的能入肺，肺主皮毛而排浊，故而，《别录》中就说"长毛发"。对于排浊：利小便是排浊，"下闭血"也是排浊，《本经》上说的"破胎堕子"更是排浊。

三、名医经验

成秀梅介绍李春棠经验

多年来，李老应用单味中药瞿麦治疗囊肿取得了很好的疗效。每日用瞿麦 50 克，加水 1000 毫升，开锅后文火煎 20 分钟，取汁当茶饮，用于治疗多种囊肿。根据李老的经验，尤以治疗卵巢及甲状腺囊肿效果更佳。举例如下。

患者张某，女，30 岁，结婚后 3 年未孕，后经 B 超检查确诊为：双侧卵巢囊肿。当时其他医院都说需要手术治疗，病人考虑到影响生育不愿手术，就抱着一线希望找李老求治。李老应用上述方法进行治疗，2 个月后病人复查囊肿明显减小，又继续服药半年，B 超提示囊肿完全消失。后来病人怀孕足月顺产一男婴，随访多年无复发。

囊肿，中医学认为此病多由气滞、血瘀、痰结而成，常应用活血化瘀、化痰散结、理气行滞类药物进行辨证治疗。瞿麦有清热利水、破血通经的作用。《本草正》曰："瞿麦，性滑利，能通小便，降阴火，除五淋，利血脉。"现代药理研究发现：瞿麦有显著的利尿作用，使氯化物的排出量增加，又有兴奋肠管，降低血压，影响肾容积，且对于多种细菌有抑制作用。用其治疗多种囊肿，与其上述作用有密切关系。（1994 年《医学文选》）

四、用药注意

1. 用法用量

瞿麦内服时的一般剂量为 4.5～10 克。

2. 临床注意

孕妇不宜用。

茵 陈

《中药学》上的功效：清热利湿，退黄疸。

一、功效来源

（1）**药用部位** 茵陈药材为菊科植物滨蒿或茵陈蒿的干燥地上部分。

（2）**气味** 茵陈气清香，味微苦。

（3）**药性来源** 茵陈是春季幼苗高 6～10 公分时采收或秋季花蕾长成时采割，除去杂质及老茎，晒干。春季采收的称"棉茵陈"，秋季收割的称"茵陈蒿"。棉茵陈的季节之性为温，茵陈蒿的季节之性为凉；味微苦属阴为微寒，综合之后，棉茵陈药性为平，茵陈蒿的药性为寒。

《本经》上说的性"平"也许是针对棉茵陈而言的，《别录》上说的性"微寒"也许是针对茵陈蒿而言的。

（4）**功效归纳** 气香走窜；味微苦补心；春季采割的能入肝，秋季采收的能入肺。

二、临床应用

1. 补心

茵陈有微苦之味，能补心，心主血脉，更因其气香走窜，对于血脉不通的病变有较好的治疗作用，如《本经》上说的"去伏瘕"、《日华子本草》上说的治"女人瘕瘕"等。

1980 年的《中医杂志》上介绍治疗高胆固醇血症：用茵陈 15 克，代茶饮，每日 1 剂，1 个月为 1 疗程。观察 82 例，结果胆固醇平均下降 42.4 毫克，平均下降率为 14.3%。

2. 入肝

棉茵陈能入肝，肝主疏泄，调气调血，故而，对于气血不畅的病变，可以应用棉茵陈来治疗，如《本草拾遗》上说的"通关节，去滞热"、《本草蒙筌》上说的"行滞，止痛，宽膈"、《医林纂要》上说的"去郁，解热"等。

3. 入肺

茵陈蒿能入肺，可排浊，如《别录》上说的"治通身发黄，小便不利"、《本草蒙筌》上说的"化痰"、《医学入门》上说的"治遍身疮疥"、《本草再新》中说的"化痰，止咳发汗"等。

由于茵陈蒿药性寒凉，有清热泻火之功，故而对于因热导致的黄疸有很好的治疗作用，如《本经》上就说茵陈蒿治"热结黄疸"。

三、用药注意

1. 用法用量

茵陈的一般内服煎汤剂量为 9 ~ 15 克，病重者也可用到 25 ~ 30 克。个别情况还可用到 60 克作用。

2. 临床注意

非因湿热引起的黄疸，忌用茵陈。

金 钱 草

《中药学》上的功效：清热利水通淋，除湿退黄，解毒。

一、功效来源

（1）药用部位　金钱草药材为报春花科植物过路黄的干燥全草。

（2）气味　金钱草气微，味淡。

（3）药性来源　金钱草的采收时间是夏秋两季，单从季节之性来看，夏季采收的性热，秋季采收的性凉；味淡属阳为温，综合之后，夏金钱草性热，秋金钱草性平。《岭南采药录》上说的"性平"大概就是针对秋季采收的金钱草而言的。

（4）功效归纳　味淡补脾；夏季采收的能入心，秋季采收的能入肺。

二、临床应用

1. 补脾

金钱草味淡补脾，能增强脾的健运水湿作用，对于湿邪留滞、水肿等病证就可以用金钱草来治疗，如王安卿《采药志》上的治"白浊"、《本草求原》上的"祛风湿"、《陆川本草》上的"消肿止痛"、《四川中药志》上的"治风湿麻木，筋骨疼痛"等。

淡能利窍，故而，对于水湿所致的二便不利病证，金钱草也有很好的治疗作用，如《现代实用中药》上就说金钱草有"利尿"作用，《安徽药材》

上说"治膀胱结石"等。

1985 年湖南科学技术出版社出版的《中药学》里介绍：毒蛇咬伤、烫火伤之后，可单用鲜金钱草取汁内服，或涂擦患处，对本病红肿疼痛或破溃流水者，有显效。

2. 入心

夏季采收的金钱草能入心，对于血脉病变，可以选择性的选用金钱草来治疗，如《植物名实图考》上就说"治吐血、下血"、《现代实用中药》中说"止血"、《陆川本草》上说"破积"、《贵阳民间药草》上说"治红崩带下"等。

3. 入肺

秋季采收的金钱草能入肺排浊，上面谈的利小便、去结石本身就是排浊的一种，其他的还有《本草纲目》中说的"去风散毒，煎汤洗一切疥疮"、王安卿的《采药志》上说"发散头风风邪"、《四川中药志》上谈的治"黄疸、肺痈"等。

1986 年《中国肛肠病杂志》上颜赐坤介绍治疗痔疮：每日用鲜金钱草100 克（干品减半）煎服。治疗 30 例，一般 1～3 剂即可消肿止痛，对内、外痔均有疗效。

四、用药注意

1. 用法用量

内服煎汤时，金钱草的一般剂量为 15～30 克，大剂量可用至 60～90 克。新鲜者剂量加倍。

2. 药物反应

1986 年的《四川中医》上介绍，服用金钱草可能会引起过敏反应：据载，食金钱草炒鸡蛋引起过敏反应 1 例。表现为皮肤瘙痒难忍，全身潮红，面部肿胀，无汗，腹痛，大便时肛门热痛。经用 10% 葡萄糖酸钙 20 毫克，加氢化可的松 50 毫克静脉注射；并口服扑尔敏 4 毫克，异丙嗪 25 毫克，泼尼松10 毫克，日服 3 次。3 天后症减，后改服消风散 3 剂而愈。

虎　杖

《中药学》上的功效：祛除风湿，利湿退黄，活血通经，祛痰止咳，清热解毒。

一、功效来源

（1）药用部位　虎杖药材为蓼科植物虎杖的干燥根茎及根。

（2）气味　虎杖的气微，味微苦、涩。

（3）药性来源　虎杖的采挖时间是春、秋二季，单从季节之性来说，春季采挖的虎杖性温，秋季采挖的虎杖性凉；味微苦属阴为微寒，味涩属阴为凉，综合之后，春虎杖性凉，秋虎杖性寒。

（4）功效归纳　根能补益，善治下部疾病；味微苦能补心，味涩能补肝；苦能燥湿，涩能收敛；春季采挖的能入肝，秋季采挖的能入肺。

二、临床应用

1. 补心

虎杖补心，能通利血脉，如《别录》上说"主通利月水，破留血癥结"、《日华子本草》上说"治产后恶血不下"和"仆损瘀血"、《贵州民间方药集》上说"散瘀血"等。

心主脉，脉能固血，虎杖补心，能固脉止血，如《贵州民间方药集》上说虎杖能"止血"。

寒能清热，苦能燥湿，对于湿热之证，虎杖也可治疗，如《药性论》上说"治大热烦躁"和"压一切热毒"、《日华子本草》上说"主疮疖痈毒"、《滇南本草》上说"攻诸肿毒"和"治痔漏"、《贵州民间方药集》上说"治痔瘘，去风湿"等。

虎杖药材为根，虽善于治疗人体下部之热证，但对于头面部的热性病证，用虎杖治疗之后，也可"釜底抽薪"以降火泻火，如《中医药实验研究》上说"治实火牙痛"、《滇南本草》上说"止咽喉疼痛"等。

《补缺肘后方》中谈到治毒攻手足肿，疼痛欲断：虎杖根，锉，煮，适寒温以渍足。

《本草纲目》中说治产后瘀血血痛，及坠仆昏闷：虎杖根，研末，酒服。

2. 补肝

虎杖补肝，能调气调血，对于气血不顺的病证也有很好的治疗作用，如《本草拾遗》上说"主风在骨节间"、《日华子本草》上说治"心腹胀满"和"破风毒结气"等。

涩能收敛，苦能燥湿，故而，虎杖有敛疮祛湿之功，如《中医药实验研究》上说治"湿疮烂腿，脚趾湿烂"、《贵州民间方药集》上说的"收敛止血"和"外用治火伤"等。

《豫章医萃——名老中医临床经验精选》中谈到傅再希经验：虎杖为治肝胆病要药。虎杖入药，远在 1200 年前中医学即有过记载，诸家本草，皆盛赞其治暴癥之功。曰："腹中暴瘕，坚硬如石，痛刺，不治百日内死。"治法只用虎杖一味，酒浸服。并云："此方治癥，大胜诸药。"1970 年 10 月，傅老在南昌"6·26"医疗服务站工作时，省交通邮政局职工林某，男，40 余岁，患右上腹部肿块如鹅蛋大小，按之作痛，自诉起病不到 2 个月，某院疑为慢性胆囊炎、胆囊肿大。建议手术治疗。患者因惧怕开刀。改服中药。傅老想此当属中医所谓暴癥，遂处方用虎杖 100 克，锉碎浸烧酒 500 克。密封 1 周后，开瓶取服，每次大约 50 克，日 2 次。药酒服完后又来我处复诊，肿块已较软，按之亦不甚作痛，嘱原方再服 1 剂，肿块竟已全消，随访至今，未见复发。自后余治肝胆疾患，常在辨证的基础上加入虎杖，每或良效。

3. 入肺

肺主排浊，虎杖药材为根，善治人体下部疾病，故而，对于二便不能畅排的及皮肤上的湿热病证，都有很好的治疗作用，如《药性论》上说的"利小便"和"治五淋白浊"、《岭南采药录》上说的"治蛇伤，脓疱疮"等。

质轻者上浮，秋虎杖质地较轻，能入肺排浊，故而，也可以治疗上部的痰、咳之证，如《中药鉴定学》里谈的能"止咳化痰"等。

《上海常用中草药》中说治胆囊结石：虎杖一两，煎服。

《姚僧坦集验方》中说治五淋：虎杖不计多少，为末。每服两钱，用饭饮下，不拘时候。

《本草图经》上说"治诸恶疮：虎杖根，烧灰贴"及"治肠痔下血：虎杖根，洗去皴皮，锉焙，捣筛，蜜丸如赤豆，陈米饮下"等。

《四川中医》1986 年第十一期上李武忠治疗霉菌性阴道炎的经验：取虎杖 100 克，加水 1500 毫升，煎取 1000 毫升，过滤，待温，坐浴 10~15 分钟，每日 1 次，7 天为 1 疗程。共治疗霉菌性阴道炎 30 余例，全部临床治愈。

三、用药注意

1. 用法用量

虎杖内服煎汤的剂量一般为 9~30 克，外用适量。

2. 使用禁忌

孕妇忌用。

○**节后语**

1. 利水渗湿药怎么用？

（1）根据病情不同，我们要选用不同的利水渗湿药，如治疗以水肿为主要表象的病证，我们就要选用茯苓、猪苓、泽泻、薏苡仁等利水退肿药；如治疗以小便不利为主要表象的病证，我们就要选用车前子、滑石、通草、海金沙、瞿麦等利尿通淋药；如治疗以黄疸为主要表象的病证，我们就要选用茵陈、金钱草、虎杖等利湿退黄药。

（2）要选用合适的平病性药物，如水肿属于热证者，我们就要选用药性为寒的泽泻来治疗；水肿属于寒证者，我们就要选用药性为温的春猪苓来治疗。如黄疸属于热证者，我们就要选用药性为寒的秋茵陈和秋虎杖来治疗；如黄疸属于寒证者，我们就要选用药性为热的夏金钱草来治疗。

2. 利水渗湿药的鉴别

药名	药材	气味	采收时间	药性	功用
茯苓	菌核	味淡	人工种植：秋	平	补脾，入肺
猪苓	菌核	味淡	春、秋	春：性温 秋：性平	补脾，入肝或肺
泽泻	根茎	味微苦	冬季	寒	清热，补心入肺
薏苡仁	种仁	味微甜	秋季	微凉	补脾入肺
车前子	种子	味淡	秋季	平	补脾，入肺
滑石	矿物	味淡	不固定	寒凉	降气、清热、健脾，入肺
通草	茎髓	无味	秋季	平	疏通，补脾入肺
海金沙	孢子	味淡	秋季	平	补脾，入肺
瞿麦	地上部分	味淡	夏、秋	夏：性热 秋：性平	补脾，入心或肺
茵陈	地上部分	气清香、味微苦	春、秋	春：性平 秋：性寒	气香走窜，补心，入肝或肺
金钱草	全草	味淡	夏、秋	夏：性热 秋：性平	补脾，入心或入肺
虎杖	根及根茎	味微苦、涩	春、秋	凉、寒	补心肝，入肝或肺

第七节　温里药

> 寒者热之，温里药就是专门修复寒邪对人体造成伤害的药物。

凡是能温里祛寒，治疗里寒证为主要作用的药物称为温里药，也叫祛寒药。

常用的温里药有附子、干姜、肉桂、吴茱萸、小茴香、丁香、花椒、高良姜、胡椒等。

附　子

> 《中药学》上的功效：回阳救逆，温脾肾，散寒止痛。

一、功效来源

（1）药用部位　附子为毛茛科植物乌头子根的加工品。

（2）气味　附子气微，味咸而麻，刺舌。

（3）药性来源　附子的采挖时间为夏至至小暑之间，这时，天气炎热，此时采挖，药性大热；咸味属阴为凉，麻辣之味属阳为热，综合之后，附子药性为大热，所以，《别录》上说"大热"，《本草正》上说"性大热"。

（4）功效归纳　根能补益，味咸补肾；热能祛寒。

二、药物炮制

附子有毒，内时必须炮制：

淡附片：取盐附子，用清水浸漂，每日换水 2～3 次，至盐分漂净，置锅内与甘草、黑豆加水同煮透，至切开后口尝稍有麻辣感为度，取出，去甘草、黑豆，刮去皮，切为两瓣，置锅内加水煮约 2 小时，取出，晾晒，反复闷润数次，润透后切片，晒干。

炮附片：取盐附子洗净，清水浸一夜，除去皮脐，切片，再加水泡至口尝稍有麻辣感为度，取出，用姜汤浸 1～3 天，然后蒸熟，再焙至七成干，倒入锅内用武火急炒至烟起，微鼓裂为度，取出，放凉。

三、临床应用

1. 祛寒

临床上，外寒需要发散，里寒需要温里，附子为大热之品，能很好的消除寒邪对人体造成的伤害，只要我们见到里寒之证，就可以应用附子来治疗。

疾病的性质，只有两种，一种是热证，一种是寒证。从舌上来说，舌红苔黄的，是热证；舌不红、苔不黄的，就是寒证，对于寒证，应用附子治疗，效果很好。

2. 补肾

附子补肾，能增强纳摄功能，如吸气不足的喘证、固摄力下降导致的出汗、二便自遗等证。

肾主骨，附子大热补肾，不但能消除骨中之凉气且能强骨，所以，对于骨之寒证病变，附子治疗的效果很是不错。

四、用药注意

1. 用法用量

内服煎汤，一般为 5 ~ 15 克，较大剂量时一定要先煎 30 ~ 60 分钟以减其毒性。

2. 临床注意

附子有毒，单用、配伍不当、剂量过大、生用、煎煮时间过短，或个体差异者，就会中毒，出现：先感唇舌灼热，继则发痒、发麻，并逐渐遍及全身，且痛觉减弱。恶心呕吐、腹痛腹泻、流涎和心律失常，甚者突然抽搐、昏迷、紫绀、瞳孔散大、心跳呼吸停止。

附子中毒之后，中药的解救办法是生姜 120 克、甘草 15 克水煎服，或是绿豆 120 克、甘草 60 克，水煎服，或是蜂蜜 50 ~ 100 克，开水冲服；或是黄连 9 克、黑豆 30 克，童便为引，水煎分 2 次服。

3. 使用禁忌

不是寒证的忌用；热厥入咽即毙；孕妇忌用。

一般不可与半夏、瓜蒌、贝母、白及、白蔹同用。

在《黄河医话》中华占福介绍：1952 年秋，一朱姓患者，男，50 余岁，素患肺结核，因遇冷感冒，自谓阴寒证，在药店自取"回阳救急汤"2 剂，服后发高热，吐血不止，次日身亡，送葬时，仍有血从棺木缝隙中滴滴流出，这是误服附子造成的失误。回想仲景用附子为何不会造成失误，反而药到病除？主要是药能对证，同时用附子时常配以蜂蜜、甘草、大枣，再加久煎，药量上也恰到好处。

肉 桂

《中药学》上的功效：温中补阳，散寒止痛。

一、功效来源

（1）药用部位　肉桂药材为樟科植物肉桂的干燥树皮。

（2）气味　肉桂气香浓烈，味甜、辣。

（3）药性来源　从采集时间为 8～10 月来看，肉桂应为凉性，但其味甘辛属阳为热，综合之后，肉桂应为温性药。故《本经》谓之性为"温"。

（4）功效归纳　皮可疏通、温可增强气血的流速且能除寒，加之其味芳香，走窜之力强，故而，肉桂有通血脉、除冷积的作用；味甜补脾，味辣补肺；秋季采收能入肺。

二、临床应用

1. 温通血脉

肉桂能温通血脉，可治疗血脉不通的病证，如《本经》上说的"利关节"、《别录》中说的"通脉"、《药性论》中说的"主破血，通利月闭"、《日华子本草》上说的"破痃癖癥瘕、消瘀血"、《本草纲目》中说的"治寒痹"等。

2. 除冷积

肉桂性温，气香走窜，有除冷积的作用，如《药性论》中谈到"止腹中冷气，痛不可忍"、《医学启源》上说的"治沉寒痼冷"等。

3. 补脾

肉桂味甜补脾，气香走窜，能提高脾的运化功能，故而，《本经》上就说"补中益气"；由于其性温，所以，《别录》中就说"温中"；脾主肌肉，肉桂补脾，故而，《日华子本草》上就说"生肌肉"；脾主运化水湿，脾虚之后，水湿不运，上可出现口渴，下能出现泄泻，肉桂补脾，故而，《主治秘要》上就说其能治"渗泄，止渴"等。

4. 补肺

肺主排浊，肉桂味辛辣补肺，能提高排浊之力，故而，《本经》中说"主上气咳逆"、《药性论》中说"除咳逆"和"主下痢，鼻息肉"、《日华子本草》中说"去一切风气"和"通九窍"、《珍珠囊》中说"去卫中风邪"、《用药心法》中谈到"散寒邪，治奔豚"等。

1983 年《中医杂志》上兰茂璞介绍治疗口疮：用肉桂 10 克（1 次量）研细末，醋调成糊状，于睡前敷双侧涌泉穴，胶布固定，次晨取下。治疗 6 例，均 3~5 次治愈。

1988 年《四川中医》上陈虞滨介绍治疗口疮：用单味肉桂研末敷脐，治疗口疮多例，效果显著。

二便的外排靠的也是肺功能的发挥，肉桂补肺，故而，也有利小便、通大便的作用，如《百家名医临证经验》中施奠邦谈到：曾会诊一重症尿毒症患者，浮肿、呕逆、日尿量仅 200 毫升左右，用西药呋塞米等不应。忆及《吴鞠通医案》有以肉桂、人参配伍五苓散治肿胀案，遂用五苓加入黄芪，合吴茱萸汤，肉桂用至 15 克，服后小便增多，水肿渐退，尿素氮下降。凡此，肉桂须选用上品，用量不宜小，否则不易收效。再如《名中医治病绝招》中谈到江心镜经验：肉桂不仅用以温中止腹痛，而且有治痢作用。《药性论》《本草纲目》均载肉桂治下痢，《千金翼方》之桂心汤治下痢，但脓血赤白，日数十行，腹痛，《普济方》之桂连丸治小儿下痢赤白等。肉桂治痢并非漫无法度，使用的标准是久痢下元火衰出现面色白，神疲肢冷，舌质淡嫩，脉沉迟等虚寒见证，或因过服苦寒药所酿成之寒湿不化局面。使用的方法是：①常伍以健脾的白术、淮山药，清热调气的黄连、木香，可收温化之功，无增热之弊。②以肉桂末拌饭粒吞食，既有益胃之功，又取其直达下焦病所，发挥其温化作用。

三、名医经验

何任经验

何老常将肉桂末与桂枝合用，温阳气，鼓舞气血，治疗低血压病证，收到了良好的效果。如治患者沈某，男，33 岁，1995 年 2 月 15 初诊。某院诊为急性泛自主神经感染所致的直立性低血压。直立时经常要晕倒，测血压：卧位 16/10.5 千帕、坐位 10.5/6.5 千帕、站位 6.5/1.3 千帕。病人神情萎顿，苔薄白，脉濡软。处方在参、芪补气血药物基础上，加桂枝 9 克，肉桂末 3

（分 2 次，每次 1.5 克吞服）。前后坚持服药 5 个月左右，直立时晕倒症状已消失，日常生活能自理，测血压：卧位 17/10 千帕、坐位 13/8.5 千帕、站位 10/7 千帕，并能和健康人一样骑自行车或步行外出。药服至今诸症稳好，已恢复上班。（《何任临床经验辑要》）

四、用药注意

1. 用法用量

肉桂煎汤宜后下，内服时的一般煎汤剂量为 2～5 克，特殊需要时可加大剂量；研末冲服，每次 1～2 克。

2. 使用禁忌

阴虚火旺者及孕妇禁用。

丁 香

> 《中药学》上的功效：温中降逆，温肾助阳。

一、功效来源

（1）药用部位　丁香药材为桃金娘科植物丁香的干燥花蕾。花蕾在植物的上部，按理说可以治疗人体上部的疾病，但由于质地稍重，所以，病位趋下，我们常用来治疗中下焦的病证。

（2）气味　丁香，气芳香浓烈，味辛辣，有麻舌感。

（3）药性来源　丁香通常在 9 月至次年的 3 月间花蕾由青转为鲜红时采收。单从季节之性来说，冬季采挖者性寒，春季采收者性温；味辛属阳为热，综合之后，春季采收的丁香性热，冬季采收的丁香性平。《本草纲目》上说的"辛、热"，应该是针对春季采收的丁香而言的。

（4）功效归纳　丁香常用于治疗中焦病证；气味芳香，善于走窜；味辛补肺，善于发散；春季采收者可入肝，冬季采收者可入肾。

二、临床应用

1. 补肺

辛味为肺所主，丁香辛辣，能补肺而助肺排浊。由于气香走窜，故而，以外排浊气为主：胸中浊气外排，咳喘得愈；胃中浊气外排，呃逆、呕吐得止；肠道浊气外排，腹满得消，所以《日华子本草》上说治"反胃"和"奔豚气"、《本草纲目》中说"治虚哕，小儿吐泄"、《本草正》上说"治上焦呃逆"、《医林纂要》上说"散风湿"、《药材学》上说"治慢性消化不良，胃肠充气"、《本草再新》中说的"开九窍"等。

《怪证奇方》中治痈疽恶肉：丁香末敷之，外用膏药护之。

《圣惠方》中治鼻中息肉：丁香棉裹纳之。

丁香外敷治癣疮，效果很好。如《中药大辞典》中谈到：丁香 15 克，加入 70% 的酒精至 100 毫升，浸 48 小时后去渣，每日外捈患处 3 次，观察 31 例病史在 2 年以上的体癣和足癣患者，一般在治疗 1 天后症状即见减退，2 天后患处开始有皮屑脱落。病史较长或经其他癣药治疗而不能控制者，则于治疗后 2～3 天症状才开始消退，一般经 3～5 天亦可治愈。但有 20% 左右治愈后仍反复。

2. 入肝

肝主疏泄，春季采收的丁香能入肝，因其气香走窜且性热，故而，对于肝气不舒、气血不畅的病证有很好的治疗作用，如《医林纂要》中说的"补肝"、《本草再新》上说"舒郁气，去风"、《本草正》中说"温中快气"、《日华子本草》上说的"消疹癖"、《海药本草》中说的"治气"、《本草正》中说的治"七情五郁"等等。

《圣惠方》中谈到治久心痛不止：丁香半两，桂心一两，捣细，罗为散，每于食前，以热酒调下一钱。

3. 入肾

冬季采收的丁香能入肾，对于肾气虚弱，不能纳摄之证有较好的治疗作用，如，《日华子本草》上就说丁香能"疗肾气"、《药材学》中谈到治"疝痛"、《医林纂要》上说的"润命门"等。

4. 善治中焦之证

春丁香性热，气香走窜，对于中焦寒性病证，有很好的治疗作用，如《开宝本草》中说的"温脾胃"、《本草正》中说的"温中"、《医林纂要》中说的"暖胃、去中寒"等。

吃凉性食物如螃蟹、葡萄等所致的病证也可以用丁香来治疗。如《证治要诀》中谈到治食蟹致伤：丁香末，姜汤服五分。

如果把丁香的用量加大，质重下沉，则可治疗下焦病证，如《日华子本草》中说的治"阴痛，壮阳，暖腰膝"、《本草汇》中说的"疗胸痹、阴痛，暖阴户"等。

三、用药注意

（1）水煎服时，丁香的一般剂量为 3～6 克。治疗腰腹病变，取其厚味下沉，所以，用量要大一些，可用到 10～20 克。

（2）热病及阴虚火旺者忌用。

（3）丁香畏郁金，所以，两药不能在同一处方中应用。

花　椒

《中药学》上的功效：温中止痛，杀虫。

一、功效来源

（1）药用部位　花椒为芸香科植物花椒的果皮。

（2）气味　花椒具有特殊的强烈香气，味麻辣而持久。

（3）药性来源　花椒的采收时间是 8～10 月，为肺所主之秋季，单从这点来说，药性为凉；麻辣之味属阳为热，综合之后，花椒的药性为温。如《本经》中就说"味辛，性温"。

（4）功效归纳　性温祛寒；麻辣之味能补肺。

二、临床应用

1. 祛寒

花椒性温，所以，对于寒性病证有很好的治疗作用，如《本经》中谈到的"温中，除寒痹"、《别录》中谈到的"除六腑寒冷"、《药性论》中说的"疗腹中冷痛"、《日华子本草》上说的"暖腰膝"、《本草纲目》中谈到的"散寒除湿"和"温脾胃"等。

花椒气香走窜，故而，也可以治疗气血不畅的病证，如《日华子本草》上说的"治心腹气"、《别录》中说的"利五脏"、《本草纲目》中说的"解郁结"和"通三焦"等。

2. 补肺

花椒麻辣补肺，能增强肺的排浊功能，可治疗浊气过多在胸的咳嗽气逆、浊气过多在胃的呃逆呕吐、浊气过多在皮的风痒等证。如《本经》上说的

"主邪气咳逆"、《别录》中说的"疗喉痹、吐逆"和除"大风汗不出"、《药性论》中说的"治恶风，遍身四肢顽痹，口齿浮肿摇动；主女人月闭不通"、《食疗本草》中说的"下乳汁"等。

《秘传经验方》中谈到治呃噫不止：川椒四两。炒研，面糊丸，梧子大，每服十丸，醋汤下。

《食疗本草》中谈到治久患口疮：蜀椒去闭口者，水洗，面拌，煮做粥，空腹吞之，以饭压下，重者可再服，以瘥为度。

《谭氏小儿方》中谈到治漆疮：汉椒汤洗之。

3. 杀虫

经临床验证，花椒有很好的杀虫作用，对于蛔虫、蛲虫、血吸虫等所致病证有很好的治疗作用。

《寿域神方》中谈到治冷虫心痛：川椒四两，炒出汗，酒一碗淋之，服酒。

1983年《四川中医》上朱长义介绍治疗疥疮：用花椒20克，桐油90克，硫黄50克，治疗疥疮多例，效果满意。一般1次即愈。用法：先将桐油煎沸后入花椒、硫黄，再煎10分钟，冷却备用。治疗时将药加热，用鸡毛蘸药液搽涂患处，每日1~2次，待疮愈后更换内衣，用开水烫洗。1剂可用于10人次。

三、用药注意

1. 用法用量

花椒内服煎汤时，一般剂量为2~5克，大剂量可用至12克；研末冲服，每次1~3克。外用适量。

2. 使用禁忌

入阴虚内热者、孕妇及哺乳期妇女均不宜应用。

○**节后语**

1. 温里药怎么用？

（1）寒证程度不同，我们选用的药物也不同，大寒之证，我们就要用大热之药，如附子；寒证较轻者，我们就要用温性之品，如肉桂、花椒等。

（2）根据寒证所在的脏腑部位不同，须选用不同的药物，如肾寒之证，须选附子和冬丁香等；如脾寒之证，则需选用肉桂；肺寒之证，则需选用肉桂、丁香和花椒等。

2. 温里药的鉴别

药名	药材	气味	采收时间	药性	功用
附子	子根加工品	味咸而麻	夏	大热	补肾祛寒
肉桂	树皮	气香浓烈，味甜辣	秋	温	通血脉，除冷积，补脾肺
丁香	花蕾	气芳香浓烈，味辛辣，麻舌	冬、春	冬：性平 春：性热	气香走窜，补肺，入肾或肝
花椒	果皮	强烈香气，味麻辣持久	秋	温	祛寒，补肺，杀虫

第八节　理气药

> 肝功能低下怎么办？就用理气药。因为理气药就是补肝药。

以疏理气机，适用于气滞、气逆病证的药物称为理气药。由于肝主疏泄而调气，理气药能助肝调气，所以，也可以说，理气药就是补肝药。不过，春季采收的和味酸的能直接入肝理气，其他的比如味辛的、秋季采收的能补肺助肺以排浊，体表的浊气畅排，体内的气机自然条畅，间接的起到补肝作用。当然，气味芳香的药物，有走窜之功，能顺气，而让体内的气顺畅就是肝的职能，所以，理气药性多味辛而芳香，其味辛能散、芳香能走窜，疏理气机即行气、降气、解郁和散结。

中医上，常用的理气药有橘皮、青皮、枳实、木香、香附、乌药、荔枝核、薤白、川楝子、厚朴等。

橘　皮

> 《中药学》上的功效：行气除胀满，燥湿化痰，健脾和中。

一、功效来源

（1）药用部位　橘皮药材为芸香科植物橘及其栽培变种的干燥成熟果皮，

放置了三年以上的为陈皮。色黄入脾。

（2）气味　橘皮，气香，味辛、苦。辛味为肺所主、苦味为心所主。

（3）药性来源　10～12月采摘成熟果实，剥取果皮，阴干或晒干。由于是冬季采收，故而，单从这点来看，橘皮的药性应为寒；橘皮之味为辛、苦，辛属阳为热、苦属阴为寒，中和之后，橘皮应为寒性，故而，民间谓橘皮泡水喝能清热化痰，《本经》上说"主胸中瘕热"、《别录》上说"除膀胱留热"等。

（4）功效归纳　橘皮芳香，能走窜；味辛苦，能补肺心；冬季采收能入肾；色黄能入脾。

性易走窜，为动药；补肺可排浊；补心能强血脉；辛能发散、苦能燥湿；入肾能祛湿。

二、药物炮制

刷去泥土，拣净杂质，喷淋清水，闷润后切丝或切片，晾干。

三、临床应用

1. 补肺

橘皮味辛，可补肺排浊。

脾为生痰之源，肺为贮痰之器，痰都是在肺的排浊作用下外排的，橘皮补肺，故而，就有很好的排痰作用。

胃中浊气郁结，下行不畅，逆上而出，就出现了呃逆、嗳气甚则呕吐等病证；胸中浊气郁结，人体一过性的排气便出现了咳嗽；肺虚之后，排浊不力，小便停留，便出现了小便不利的情况；大便停留，便出现了肠道闭塞的情况。橘皮能补肺排气，浊气畅排之后，呃逆咳嗽等小便不利，大便不畅症状自然就会消失，故而，《别录》上说橘皮能"止呕咳、停水、五淋，利小便"，《药性论》中说能治"上气咳嗽"，《纲目》上说能治"大肠闭塞"等。

气香能走窜，辛能发散，故而，《本草正》就说"陈皮，气实痰滞必用"。

橘皮色黄，能入脾而祛痰湿，对于痰而言，橘皮既能燥湿健脾而消除痰的产生根源，又能补肺排浊而消痰，故而，橘皮除痰湿的效果很好。

《简便单方》中谈到：治痰膈气胀，用陈皮三钱，水煎热服。这个方子就是陈皮补肺排浊的临床直接应用。

肺主皮，橘皮补肺；以皮治皮，陈皮为皮。所以，橘皮能治疗更多的皮肤病，如治烧伤，1975 年《赤脚医生杂志》上介绍，将鲜橘皮洗净、切碎、捣烂、装瓶中密封，待其液化至水样或糊状后外涂局部，1 日数次。治疗 40 余例物理性 I 度至浅 II 度烧伤，有止疼、消炎、收敛作用。

《普济方》中记载：治大便秘结，陈皮（不去白，酒浸）煮至软，焙干为末，复以温酒调服两钱。此方治病的机制是：陈皮能补肺排浊。因酒有升提之功，用酒浸和酒服，能起到"提壶揭盖"的作用。

朱进忠老先生在《难病奇治》一书中谈到陈皮治便秘的病案，很不错，这里，我摘录一下：

程某，女，18 岁。十几年来，一直便秘，便如羊屎而干，腹胀纳差，每次便秘均需用中、西药物治疗才能排便。在 10 多岁的左右时候，每次便秘一用西药缓泻剂即可顺利排出。到 14 岁以后逐渐发现西药不再有效，不得已，才改用灌肠法使其排便。这种方法开始应用起来非常有效，但 1 年以后逐渐效果不够理想。尤其是使用起来非常不方便，后又改用中药缓泻丸剂。开始时尚称有效，但不久又无明显效果。又改用大承气汤，3 天 1 剂内服。开始有效，但最近 2 个多月以来，虽每次用大黄 1 两、芒硝 1 两、枳实 5 钱、厚朴 5 钱亦不见微效，即使加入玄参 1 两、麦冬 1 两，也没有明显效果。近十几天以来，因大便秘结，腹胀难忍，不但不能饮食，就是平卧睡眠亦痛苦难忍，有时连续几天不能入睡。细察其证，除大便秘结，已经 4 日不行，腹胀等证之外，并见其纳呆食减，疲乏无力，舌苔薄白，脉沉弦缓。综合脉症，再结合前医所用药物效果进行考虑：此乃寒湿郁滞，肝脾失升，大肠失其传到之令所致耳。治拟理肝脾，化湿浊，散寒邪。宗润肠丸。处方：陈皮 120 克，甘草 30 克。服药 1 剂后，腹胀好转，食欲增加，大便得行。其后，每周 1 剂，大便转为 1 日 1 次。共服 20 剂，停药 1 年，大便一直正常。

2. 补心

心主血脉，橘皮味苦能补心，由于其气芳香，具有发散之辛味，故而，对于因血脉不通而导致的癥瘕、气机不畅导致的痃癖就有很好的治疗作用，如《日华子本草》上就说橘皮"能消痰止嗽，破癥瘕痃癖"。

3. 入肾祛湿

肾主骨，对于风湿骨病也可加用橘皮治疗。

4. 治疗"急性乳腺炎"

有人根据陈皮之性寒而用以治疗属于中医上热证的"急性乳腺炎"，如

1959 年《中华外科杂志》上韩绍明介绍，每日以陈皮 30 克，甘草 6 克煎服，治疗 88 例急性乳腺炎患者，治愈 85 例。

四、名医经验

王启俊等介绍吴启尧经验

重剂陈皮汤，系我县名老中医吴启尧老师治疗乳腺增生病的经验方。陈皮汤组成：陈皮 80 克，夏枯草、王不留行、丝瓜络各 30 克。随症加减：热重者加金银花 30 克，蒲公英 30 克；湿重者加半夏 15 克，茯苓 30 克；胁胀甚者加香附 15 克，青皮 15 克；疼痛重者加延胡索 15 克，川楝子 15 克；苔黄厚腻加瓜蒌 30 克，川贝母 15 克；冲任不调加鹿角胶 10 克，菟丝子 20 克；病程较长，久治不消加橘核 30 克，穿山甲 15 克，海藻 30 克，昆布 15 克。每日 1 剂，分早晚 2 次服。治疗组临床治愈 81 例，显效 24 例，好转 9 例，无效 6 例，总有效率 95% 。在治愈 81 例中，服药最少者 18 剂，最多者 146 剂。

本某，女，28 岁，1992 年 3 月 24 日初诊。患者 2 年前自觉乳房胀痛，按之有一肿块，经钼靶拍片、病理切片检查，诊断为乳腺增生症，屡治效果不佳。刻诊：患者精神抑郁，胸胁疼痛，嗳气频作，纳呆乏力。究其因，婚后 5 年未孕，夫妻不和，忧郁过极所致。查体：右侧乳房外上方有一 5cm×4cm× 3.8cm 肿块，表面光滑，推之可移，无红肿、灼热感，边缘清楚，压之疼痛，舌淡，苔白厚腻，脉弦。辨证属肝气郁结，痰阻血凝，治宜理气化痰、活血通络、软坚散结。药用：陈皮 80 克，夏枯草、海藻、橘核、王不留行各 30 克，丝瓜络 20 克，穿山甲、半夏、香附各 15 克，鹿角胶 10 克。患者服上药 15 剂，肿块明显缩小，疼痛大减，继出入加减 60 余剂，肿块全消，钼靶拍片增生右侧乳房未见异常而痊愈。（1996 年《北京中医》）

五、用药注意

1. 用法用量

陈皮的常用内服煎汤剂量一般为 3～9 克，特殊需要时可以加大剂量。

2. 临床注意

不良反应：1988 年《中药通报》上谈到"据载，治 2 例咳嗽患者，均用陈皮泡茶饮，服后当天即便血。停药后 1～2 天出血止"。

过敏反应：1989 年《河南中医》上谈到"一患者，因哮喘病服三拗汤和苏子降气汤加减，方中有陈皮，而患者平素有食橘子过敏史，服药当天下午即出现喷嚏不止、流涕、溢泪、喘满有增无减、辗转不安之症状，后按原方再增陈皮1剂，上述症状又作，后按原方减去陈皮，服至病愈，未再出现过敏反应"。

3. 使用禁忌

陈皮为香燥之品，过用、久用均可耗散正气；没有气滞者不能用。

附　老姬杂谈

有一长期低烧患者，平素易感冒，找我治疗。考虑"邪之所凑，其气必虚"，这是肺气不足，排浊不力，浊气郁结，郁而发热，故用陈皮泡水代茶饮，1周之后，低烧消失。

青　皮

《中药学》上的功效：疏肝破气，消积化滞。

一、功效来源

（1）药用部位　青皮药材为芸香科植物福橘或朱橘等多种橘类未成熟的果皮或幼果。

（2）气味　青皮气香，味苦辛。

（3）药性来源　一般在春末夏初时采收。从采收时间来看，青皮为温性；苦、辛味之性寒热抵消，故而，青皮药性为温。

（4）功效归纳　气香走窜，辛入肺能发散，故而，青皮有很好的补肺散气作用；苦能燥湿，所以，青皮有消痰逐湿之功，如《医学启源》上就说"去下焦诸湿"，《本草备要》上说"除痰消痞"；由于肝主升发，青皮为未成熟的果皮或幼果，处于生长期，取象比类，青皮能入肝；青皮质地沉重，能入下焦而排浊，故而对于疝气也有很好的治疗作用。

二、药物炮制

青皮，捡净杂质，用水浸泡，捞出，润透，切片，晒干。

醋青皮，取青皮片，用醋拌匀，待醋吸尽，置锅内以文火炒至微带焦黄色，取出，晾干。

三、临床应用

1. 补心

心主血脉，青皮能补心可治疗血脉不通的病变如癥瘕积聚痞块等。

朱震亨治疗因久积抑郁，乳房内有核如指头，不痛不痒，五七年成痈，名乳癌，用青皮四钱，水一盏半，煎一盏，徐徐服之，日一服，或用酒服。

2. 补肺

青皮味辛，能补肺排浊，上能排胸中浊气而治疗咳喘，中能排胃中浊气而治疗胃胀，下能排肠道浊气而治疗腹胀、疝气。

3. 入肝

肝主疏泄而调气，青皮能入肝，所以，青皮有很好的疏肝理气作用；由于青皮还有补肺排浊作用，故而，理气作用很强，更多的书上就说"破气"。

四、用药注意

青皮的一般用量为 3~9 克。

应用青皮时，气虚者慎用；无气滞及多汗者不用；不可过用、久用，恐伤正气。

枳实、枳壳

《中药学》上的功效：行气除胀满，化痰开痞，消积导滞。

《本草衍义》云"枳实、枳壳，一物也。小则其性酷速，大则其性和而缓"。枳实药材为未成熟果实，形小皮厚；枳壳药材为将近成熟之果实，形大而薄。

一、功效来源

（1）**药用部位** 枳实药材为芸香科植物枸橘、酸橙或香圆的幼果，质地沉重；枳壳药材为将近成熟的果实，质地较轻。

（2）**气味** 枳实和枳壳都是气香，味微酸苦。

（3）**药性来源** 枳实的采集时间为 5~6 月，是心所主的夏季，单就此而言，枳实之性为热；从枳实的味来说，苦属阴为寒，酸属阴为凉；中和之后，枳实的药性为凉，故而《别录》上说"微寒"；枳壳的采集时间为 7~8 月，结合味之性，枳壳药性为寒，故，《医学启源》上就说"寒"。

（4）功效归纳　幼果处于生长期，具有肝的升发之性；气香走窜；酸味为肝所主、苦味为心所主，所以，枳实能补肝心两脏；夏季采收，能入心；质重下沉，有沉降之性。枳壳为将近成熟的果实，升发之性较枳实小，故而，破气之力较弱；枳壳质地较轻，善治部位偏上的疾病，一般情况下，枳实用治中下焦部位的病证，枳壳用治中上焦部位的疾病。

二、药物炮制

枳实，拣净杂质，用水浸泡至八成透，捞出，润至内无硬心，切片，晒干。

炒枳实，先将麸皮撒匀于加热的锅内，俟烟冒出时，加入枳实片，拌炒至微呈焦黄色，取出，筛去麸皮，放凉。

三、临床应用

1. 补肝

枳实味酸，具有补肝之功。药材为幼果，具有肝的升发之性，气香走窜，故而，理气调气之力强大，有"破气"之能。由于人体之内只有气具有自己运动性，其余所有的物质都是随着气的运动而运行的，枳实理气作用强大，所以，对于腹部胀痛、痞痛、痰癖、积食等病证，都有很好的治疗作用。不过，要注意的是，枳实治疗，只是消除表象而已，并没有去掉病证产生的根源。

枳壳善治胃、胸中气滞。

皮肤中浊气郁结之重症，用发散药不效者，可以用枳实"破"之，如《本经》上说枳实"主大风在皮肤中，如麻豆苦痒"。

2. 补心

心主血脉，枳实味苦能补心，故而，《主治秘诀》上就说枳实能"散败血、破坚积"。

苦能燥湿，《圣济总录》谈到"气行则水行，气滞则水滞"。枳壳为理气要药，又有胜湿化痰之功。动物实验发现，枳壳煎剂能使胃肠蠕动增强。可见枳壳用治胃肠停饮，实为治本之道，但需大剂量用之，其效方捷，否则未免"量不中鹄，箭成虚发"。

3. 具有沉降之功

枳实质地沉重，具有降气之功，对于肠滞便秘、腹痛腹胀有很好的治疗作用，如 1985 年《江苏中医杂志》上董汉良介绍治疗老年便秘：卓某，女，83 岁。初时大便干燥难解，继则不大便已 6 ~ 7 天，自觉腹痛胀满，大便难下，舌质红绛，但口不干，舌尚湿润，脉来沉细。用枳实 6 克，水煎服，每日 1 剂。2 剂后大便畅行，腹满顿除。枳实对老年性便秘，疗效显著，但用量不宜过大，一般在 6 ~ 10 克。

这里也许有人要问，既然枳实有降气之功，但为什么还能治疗气虚导致的下垂病证，如胃下垂、子宫脱垂、脱肛等？

原因是这样的：清升浊降，自然之理，人体出现了脏器下垂，只能说明这些下垂的脏器部位有更多的浊气，枳实降气，降的是浊气，脏器部位浊气得排，清气自然补充，以通为补，下垂病证即可治愈。所以，1990 年的《中医药学报》上就谈到"用枳壳、枳实治疗下陷病证，应注意几点：①病位在中下焦，病证以脾胃气虚为主；②应重用至 40 ~ 90 克，加入益气、升提药中；③与升麻、柴胡配伍，升麻、柴胡量一定要少；④必须用炒枳实、炒枳壳"。

四、名医经验

廖敦等介绍王琦经验

王教授根据多年实践明确提出"阳痿从肝论治"之说，方选四逆散加味治疗功能性阳痿，意义深远。现代医学研究发现阴茎的勃起并非海绵体平滑肌舒张程度越大越好。不少阳痿患者阴茎海绵体肌纤维由于过度扩张充血，而变性、断裂，失去正常的松弛、收缩功能。另外，白膜的适度收缩、剪切机制以维持阴茎的勃起等，足以证明，阴茎勃起时，海绵体平滑肌、白膜的舒缩功能协调才是正常的作用机制。四逆散中白芍、枳实，一柔一刚，一舒张平滑肌、一收缩平滑肌，一入血分滋阴养血活血，一入气分理气导滞，得柴胡之引，直入肝经，肝气得舒，肝血得养，气血流畅，直抵前阴，故阳痿可起，四逆散作用机制与现代海绵体病理生理学研究发现不谋而合。王老师谓：此方中白芍、枳实药量配伍尤为重要。一般用量之比为 2：1，常用量：白芍 30 克，枳实 15 克。（2004 年《北京中医药大学学报》）

五、用药注意

1. 用法用量

《当代中药临床应用》中谈到"内服：煎汤，3 ~ 10 克，如用于子宫脱垂、脱肛及胃下垂、胃肠停饮者，可用 60 ~ 100 克；研末冲服，每次 1 ~ 2 克，日服 1 ~ 3 次"。

2. 使用禁忌

气虚者慎用。

1982 年《辽宁中医杂志》上介绍"一患者，女，40 岁。子繁多劳，生活艰难，体质孱弱。曾患慢性胃炎，经常呕酸，胃痛，脘痞。某医嘱日服验方：枳实 9 克，白及 9 克，痢特灵 0.2 克，持续服半年之久，共服枳实 1 千克有余，胃痛、呕酸虽减，却更感体衰乏力，食量日少。某日晨起，忽胃痛不止，气短而喘，遂住院治疗。西医检查未见明显器质性病变。急用大剂补气升提之药，药已煎好，尚未及服，病者即溘然而逝。原笔者认为，此案属于久服枳实损伤胸中至高之气，而至气脱而死"。

木 香

> 《中药学》上的功效：行气止痛。

一、功效来源

（1）药用部位　木香药材为菊科植物云木香、越西木香、川木香等的根。根能治疗人体下焦病证；木香质轻上浮，也能治疗中焦疾病。

（2）气味　木香气香浓烈而特异，味微苦。

（3）药性来源　木香的采收时间为 10 月至次年 1 月，单从冬季采挖来看，木香的性为寒；味微苦属凉，中和之后，木香之性为寒。木香配黄连组成的香连丸就是治疗湿热病证的药方。

1983 年《上海中医杂志》上介绍治疗热入血室"运用陕西妇科老中医徐玉林验方五红汤（五灵脂、红花、广木香、制大黄）配合大剂柴胡，治愈 2 例此证"，从这里也可以看出，木香之性应为寒。

但是，更多的书上都说木香之性为温，大概是因木香之气浓香，更能走窜，动属阳为热、静属阴为寒的缘故。

（4）功效归纳　气香走窜，有行气之功；苦能燥湿，有除湿之用；苦味为心所主，故而，木香能补心；冬季采收的能入肾；木香为质地较轻的根，可以治疗中下焦部位的病证。

二、药物炮制

木香片：将原生药放清水内洗净，捞出，闷润 12～24 小时使软，切片，晒干。

煨木香：将木香片放在铁丝匾中，用一层草纸，一层木香间隔，平铺数层，置炉火旁或烘干室内，烘至木香中所含的挥发油渗透至纸上，取出放凉。有些地方将木香片 1 斤，麸皮 4 两，放锅内拌炒至黄色不焦为度，筛去麸皮，放凉。

三、临床应用

木香行气，能治疗中下焦的病证，对于胃肠气滞有很好的治疗作用。《简便单方》中谈到"治一切走注，气痛不和：广木香，温水磨浓汁，入热酒调服"。从这里的"温水""热酒"也可以知道，木香的性应为寒凉。

木香味苦补心，《药性论》中说木香"治女人血气刺心心痛不可忍，末，酒服之"、"治九种心痛"、"疰痞癥瘕"等。

肾为水脏，苦能燥湿，木香入肾且味苦，加之气香发散，故而，对于水湿病证也有很好的治疗作用。1988 年《安徽中医学院学报》上巴昆杰介绍"曾治疗一水肿病人，用苓桂术甘汤合肾气丸加木香而愈。数年后患者以水肿复发就诊，辨证同前，故仍用前方治疗，惟缺广木香 1 味，患者服后不但无效，水肿反有欲增之势，疑病不胜药，仍以原方加大各药量，然药后仍不见寸功。遂嘱病人方中补入木香，果然服药后小便通利，水肿渐消。自此凡治水肿无论属虚属实，均在辨证选方基础上佐以木香，皆应手取效。笔者认为木香之功不在退肿，而在木香的协同之效，一则能行气以助气化，气行则水行；二则借其行散之性，使方中补药不致腻而不行；三则水肿之人脾胃多滞，广木香芳香悦脾，能助脾运化。一药三用而水肿遂消"。

四、名医经验

高冬来经验

实践体会，胆绞痛，木香、大黄为必用之品，二药之剂量，均以 15 克为宜，然木香属辛香燥烈之品，大剂久服必有伤阴之弊，故在痛止之后，即应减量乃至停服，以免用药过度，造成不良后果。(《黄河医话》)

五、用药注意

1. 用法用量

一般为 0.9 ~ 9 克，特殊需要时也可用到 12 ~ 15 克。

2. 临床注意

入行气药时，宜用生木香；入治泄泻、实大肠药时，宜用煨木香。

补药中，少佐一些木香，可以免除滋腻、呆滞的弊病而增强治疗效果。

应用木香，有时可引起过敏，如 1986 年《山东中医杂志》上介绍"一患者，因上腹部胀痛拟香砂六君子汤加味治疗，患者服半付药后腹痛加重，皮肤出现粟粒样丘疹，奇痒。第 2 日复诊，因疑食物过敏，嘱其继服前药，结果上症加重，胸闷憋气，经西药脱敏治疗后缓解。1 年后服香砂养胃丸复发，遂投初诊方，逐味小剂量（2 克）泡水饮服，当服木香时病人出现过敏反应，故断定为木香所致"。

3. 使用禁忌

阴血亏虚之人忌用。

香　附

> 《中药学》上的功效：疏肝理气，活血调经。

一、功效来源

（1）药用部位　香附药材为莎草科植物莎草的根茎。

（2）气味　香附气香，味微苦。

（3）药性来源　香附的采挖时间为秋季，秋季之性凉，单从采挖时间来看，香附为凉性；微苦之味属凉，综合之后，香附应为寒凉之性，比如《本经》上说"微寒"、"主除胸中热"，《唐本草》说"除胸腹中热"等。

如果单考虑气香走窜，和木香差不多，那么，香附就是温性，如《滇南本草》上就说"微温"。

也许因为有的说温，有的说凉，所以，《本草纲目》就中和之而说"性平"。

（4）功效归纳　根能补益，苦味入心，所以，香附有补心之功，秋季采收能入肺，所以，香附有入肺排浊的作用；其气芳香浓郁，更善走窜；根能治疗人体下部疾病。

二、药物炮制

生香附：拣去杂质，碾成碎粒，簸去细毛及细末。

醋香附：取净香附粒，加醋拌匀，闷一宿，置锅内炒至微黄色，取出晾干。

香附炭：取净香附，置锅内用武火炒至表面焦黑色，内部焦黄色，但须存性，喷淋清水，取出晒干。

三、临床应用

1. 补心

根能补益，苦味为心所主，香附能补心，因心主血脉，加之性善走窜，故而，香附对于血脉不通之疾的治疗效果很好，如《本草纲目》上就说香附"治诸痛"、"消食积癥痕"、"痈疽疮疡，吐血、下血、尿血、妇人崩漏"等。

《黄帝内经》上说"诸痛痒疮，皆属于心"，香附补心，所以能治疗这些病证。

2. 入肺

香附，秋季采挖可入肺排浊，对于浊气郁结的病证，就可以应用香附来治疗，如肠道滞气等。

由于香附又能补心而通血脉，故而，1983 年《福建中医药》上介绍"香附外敷治体表诸疾：本品外敷有消肿散结、活血止痛之功，善治痰湿、瘀血郁滞体表之疾。对于急性淋巴管炎、急性淋巴结炎、丝虫病象皮肿（Ⅰ度）、非感染性局部组织肿胀、皮下瘀血及血肿等、肌内注射引起局部硬结肿痛、眼球挫伤血肿等疾患效果尚满意。用法：香附为末，炒热米醋淬之，调成稠糊，温敷患处，日 1 次。如用药超过 3 天，局部皮肤先涂上少量凡士林以免产生药疹"。

3. 其气香窜

香附香气浓郁，更善走窜，且能入肺排浊，故而，为理气的要药，前人认为香附"主一切气"。因调气理气是肝的职责，所以，更多的书上就说香附有很好的疏肝解郁之功。

4. 根能治疗人体下部疾病

香附为根，对于下部的血脉不通、气机郁结、浊气、浊物滞留的病证有很好的治疗作用。

妇女之病多从气而发，常见的经、带等妇科病患位于下部，用香附治疗很是对证，所以，李时珍就说香附为"理气之总司，女科之主帅"。

四、名医经验

于伟臣经验

重用香附 50 克治疗经行不畅的痛经病证，效果不错。如吴某，女，24 岁。经水未见，小腹胀痛不可忍，约 1 周经止痛定。困顿 2 年，服药多剂，时有小瘀。此次经将行，小腹刺痛，胸满闷，处调经饮加味：当归、茯苓、桃仁、红花各 16 克，青皮、柴胡、牛膝各 10 克。2 剂，效不明显。原方增香附 50 克，1 剂经畅痛减，3 剂经止痛定。（1990 年《四川中医》）

五、用药注意

1. 用法用量

香附的一般内服煎汤时的剂量为 3~9 克。外用适量。

2. 临床注意

香附生用，偏于上行胸膈，外达皮肤；醋制之后，更多用于消积聚；血见黑即止，黑香附常用于各种出血病证。

3. 使用禁忌

气虚血燥者慎用。

乌 药

《中药学》上的功效：行气止痛，温肾散寒。

一、功效来源

（1）药用部位　乌药药材为樟科植物乌药的干燥块根。

（2）气味　乌药气香，味微苦、辛。

（3）药性来源　乌药的采集时间为冬、春二季。冬季采收为寒，春季采收为温；微苦之味属阴为凉，辛味属阳为热，中和之后，冬乌药性凉，春乌药性温。

（4）功效归纳　乌药气香走窜，具有理气之功；药材为根，能治疗下焦病证；味苦补心、味辛补肺；冬季采挖的能入肾、春季采挖的能入肝。对于寒证，用春乌药；对于热证，用冬乌药。

二、药物炮制

拣去杂质，分开大小条，用水泡透，根据季节注意换水，防止发臭，及时捞出切片。

三、临床应用

1. 补心

乌药理气的同时能补心，故而，对于血脉郁阻的病证有很好的治疗作用，如《本草通玄》上说"理七情郁结，气血凝停"，《玉楸药解》中说"破瘀泄满，止痛消胀"。

《江西草药》中有一治跌打损伤方（背部伤尤宜）：乌药一两，威灵仙五钱，水煎服。

心主血脉，乌药补心，也可以治疗因血脉不固而导致的出血，如《圣济总录》上谈到"治泻血、血痢：乌药不以多少，炭火烧存性，捣罗为末，陈粟米饭和丸，如梧子大。每服三十丸，米饮下"。

2. 补肺

肺主排浊，乌药味辛补肺，有排浊之功，因其药材为根，故而，对于下焦的浊气、浊物滞留之证有很好的治疗作用，如治疗因浊气滞留而导致的腹胀、疝气，因浊物滞留而导致的大便难等。

更多的书上谈到乌药有缩小便的作用，可治疗小便次数增多之症，其实，这是乌药补肺排浊功能的另一种表现：人体之中只有气具有自主运动性，其余所有的物质都是随着气的运动而运行的，小便的外出也不例外；小便次数增多，只能说明膀胱部位的浊气郁结过多；肺主排浊，膀胱部位的浊气畅排之后，小便次数自然减少，这就是缩小便。乌药能补肺排浊，所以也就有缩小便之功。

3. 入肾

冬季采收者能入肾，肾主骨，对于骨中气滞疼痛病证，冬乌药也可以治疗，如《局方》里的乌药顺气散就可以治疗骨节疼痛。

4. 入肝

春乌药入肝，能调气。由于乌药本身气味芳香，具有走窜理气之功，加上春乌药的助肝调气，其顺气之功更强，故《日华子本草》上说"主一切气"。

四、名医经验

1. 李智经验

近10年来李智先生将乌药用之临床具有良好的治疗遗尿、较强的治疝之功，以及良好的消胀、镇痛之功。

（1）止遗尿　陈某，男，11岁，学生。于1989年至今经常遗尿，甚者一夜几次，舌淡、苔薄，脉沉弱。诊为遗尿症。治以温肾缩泉，方用乌药30~50克，醋调成糊状，敷于神阙穴，治疗1周后，症状好转；2周后，症状全部消失。

（2）治疝症　姜某某，男，50岁，阴囊局部有一肿物，犹如鸡子大，遇寒加重，时而隐散，舌淡、苔薄，脉弱。诊为寒疝，拟温肾散寒止痛法，方用乌药100克，姜汁调之，敷于肿大部位，用纱布包裹，持续4~5小时，5~7天为1个疗程。

（3）消腹胀　朱某，女，57岁，腹胀如鼓，气短乏力，生气加重，肿痛难忍，舌淡、苔薄，脉沉弱。经多方治疗效果不佳，西医诊断胃神经功能紊乱。李先生采用乌药、槟榔各等份，每天15克，冲服，1周为1个疗程。治疗2周，症状全部消失。（1994年《江西中医药》）

2. 朱良春经验

朱老指出："乌药性温气雄，对于客寒冷痛，气滞血瘀，胸腹胀满，或四肢胀麻，或肾经虚寒、小便滑数者，用之最为合拍。若属气虚或阴虚内热者，均不宜用。本品有顺气之功，但对孕妇体虚而胎气不顺者，亦在禁用之列，否则祸不旋踵，切切不可猛浪。由于它'上入脾肺，下通膀胱与肾'（《本草从新》）。"朱老用此治疗肾及膀胱结石所致之绞痛，取乌药30克，金钱草90克煎服，有解痉排石之功，屡收显效。乌药常用剂量为10克左右，但治肾绞痛需用至30克始佳，轻则无效。此乃朱老经验之谈。

徐某，男，38岁，干部。1年前突发肾绞痛，经检查为右侧输尿管结石引起，对症治疗而缓解。因工作较忙，未作根治，顷又发作，右侧腰腹部绞痛甚剧，汗出肢冷，尿赤不爽，苔白腻，脉细弦。此输尿管结石引发之肾绞痛也。急予乌药30克，金钱草90克煎服，药后半小时腰腹部绞痛即渐缓，4小时后又续服2煎，绞痛即定。次日排出如绿豆大的结石2枚。继以金钱草

60 克，海金沙 20 克，芒硝 4 克（分冲），鸡内金 9 克，甘草梢 5 克，服 20 剂，又排出结石 3 枚，经 B 超复查，已无结石。如湿热偏盛，则需加用生地榆、生槐角、小蓟、萆薢等品始妥。（《朱良春用药经验集》）

五、用药注意

1. 用法用量

乌药的内服煎汤剂量一般为 4.5 ~ 5 克，大剂量可用至 30 克。

2. 使用禁忌

气虚者禁用。

荔 枝 核

《中药学》上的功效：疏肝理气，散结止痛。

一、功效来源

（1）药用部位　荔枝核药材为无患子科植物荔枝的干燥成熟种子。

（2）气味　荔枝核气微，味微甘、苦、涩。

（3）药性来源　荔枝核的收取时间为夏季，单从这点来看，其药性为热；甘味属阳为温，苦涩属阴为寒，综合之后，荔枝核的药性为温。

（4）功效归纳　种子有很好的补益作用，味甘补脾、味苦补心、味涩补肝，性温疏通。

二、临床应用

1. 补脾

荔枝核性温补脾，有很好的温中作用，如《本草备要》上就说"辟寒邪，治胃脘痛"。

2. 补心

荔枝核质重下沉，故而能治疗妇女的血气刺痛，如《纲目》中就说"治妇人血气刺痛"；《妇人良方》中就有治"血气刺痛方：荔枝核（烧存性）半两，香附子一两。上为末，每服两钱，盐酒送下"。

3. 补肝

肝主酸涩，荔枝核味涩也可以补肝而调气，但涩亦有收敛之功，故而，荔枝核能散浊气而敛清气。如《本草衍义》上就说"治心痛及小肠气：荔枝核一枚。煅存性，酒调服"。

我们常用荔枝核在临床上治疗疝气疼痛和睾丸坠胀疼痛，就是取其散浊气、敛清气之功。

至于《用药心得十讲》上焦树德老先生谈到荔枝核还可治疗奔豚气，即病人自觉有气发于小腹，向上攻冲，冲至心下、上腹或咽喉等很难受的一种病证，其道理在于：荔枝核质地沉重，有调气之功，能治疗人体下部浊气郁结之病证；奔豚气的发生，根本原因就是腹部浊气不能从下外排，郁结之后，上冲所致；荔枝核散浊气，敛清气，使得腹部的浊气外排，清气得聚，这样，奔豚气自然就可消失。

三、用药注意

1. 用法用量

荔枝核内服煎汤时的一般剂量为 6～12 克，治疗腹部奔豚气可以用到 15～30 克。

2. 使用禁忌

无寒湿滞气者慎用。

薤 白

> 《中药学》上的功效：通阳散结，行气导滞。

一、功效来源

（1）药用部位 薤白药材为百合植物小根蒜、或薤的鳞茎。

（2）气味 薤白有蒜臭味，味微辣。

（3）药性来源 北方多在春季、南方多在夏秋间采收，因于夏秋间为长夏，故而，单从采集时间来看，薤白为温性；辣，就是辛，微辣。就是微辛，其味之属性也是温，综合之后，薤白的药性为温。

（4）功效归纳 薤白药材为鳞茎，有很好的补益作用，味辛入肺，故而，薤白有很好的补肺排浊作用；其性为温，对于寒证尤为适宜；春季采收能入肝、长夏采收能入脾。

二、药物炮制

薤白：拣去杂质，簸筛去须毛。

炒薤白：将净薤白入锅内，文火炒至表面呈现焦斑为度，取出放凉。

三、临床应用

1. 补肺

薤白性温补肺，肺主排浊，故而，《本草备要》上就说薤白有"利窍"之功。临床上，薤白对于寒性的浊气、浊物聚结之病证有很好的治疗作用，如浊气郁结在胸中而出现的咳喘，薤白可以治疗；痰湿郁结在胸中出现的胸闷，薤白同样可以治疗。这也就是我们常说的"助阳、宽胸、散气"。

前面我们说了，奔豚气的发生就是由于腹部浊气不能畅排而郁结产生，薤白能排浊气，所以，薤白也可以治疗奔豚气，如《肘后方》上说"治奔豚气痛：薤白捣汁饮之"。

人体要健康，则体内的溢于脉外之血和所有的脓毒都须排出体外，而排浊是肺的职能，薤白补肺，故而，就有很好的排瘀血和脓毒作用，如《食医心镜》上就说"治赤白痢下：薤白一握。切，煮做粥食之"，《千金方》里还谈到治疗"手足瘑疮：生薤一把。以热醋投入，封疮上"。不过，这里要说的是，薤白可以排浊，但不能消除这些浊毒产生的原因，故而，临床治疗时最好加用治本之品。

《用药心得十讲》上谈到薤白能治疗大肠气滞所产生的泄痢下重，大肠涩滞等病证，也是取薤白的补肺排浊之功。

肺开窍于鼻，对于鼻渊之证，薤白也能治疗，如《陆川本草》上谈到"治鼻渊：薤白三钱，木瓜花三钱，猪鼻管四两。水煎服"。

2. 入肝

春季采收的薤白能入肝，肝主调气，故而，春薤白散气之力更强。

3. 入脾

夏秋之间采收的薤白能入脾，脾主运化，故而，能消痰湿积食、健胃开膈，如《本经逢原》上说"捣汁生饮，能吐胃中痰食虫积"，《岭南采药录》上说"健胃，开膈"，《本草拾遗》上说"调中"；脾主肉，《千金·食治》中说"能生肌肉"。

在这里，我多说点：一些中医初学者或是爱好者，翻开中医古书，按方服药，即使辨证准确，但有时有效，有时无效，原因之一就是没有准确的把握好药物，如对于肌肉萎缩的病人，看到薤白能生肌肉，就赶快的到药房买来薤白服用，结果，疗效不显，这时要么就说这个药方不好，要么就说中药不能治病等等，但就是没有想到你买的薤白是什么时候采收的，没有想到薤白能生肌肉的道理。故劝用药者，在知其然的同时一定要知其所以然。

四、名医经验

李国霞介绍章次公经验

薤白头辛苦温，乃治胸痹心痛彻背之名品，有理气宽胸，通阳散结之功，尤能下气散血，健胃开膈，对脘胀具有显效，故凡溃疡病伴有胃胀者，次公悉用之。这是次公独具特色的用药经验。（1995年《承德医学院学报》）

五、用药注意

1. 用法用量

薤白的内服煎汤剂量一般为3~9克，特殊时候可以用到15克甚至更多。

2. 使用禁忌

气虚者忌用。

川 楝 子

> 《中药学》上的功效：疏肝理气，杀虫疗癣。

一、功效来源

（1）药用部位　川楝子药材为楝科植物川楝的果实。

（2）气味　气特异，味酸而后苦。

（3）药性来源　川楝子的采集时间为秋冬果实成熟时采收，秋凉冬寒；酸苦之味属阴也是寒凉，故而，川楝子的药性为寒。

（4）功效归纳　果实能补，川楝子味酸补肝、味苦补心；药性寒凉，能治疗热证；秋季采收能入肺，冬季采收能入肾。故而，《医林纂要》上就说"泻心火，坚肾水，清肺金，清肝火"。

看到这里，也许有人会问：您在《其实中医很简单》里面谈到"脏腑功能亢进时所出现的一类证象称为热证"，川楝子性寒，能治疗因脏腑功能亢进而导致的病证，现在，您又谈到川楝子补脏腑，岂不是越补则脏腑功能越亢进？

呵呵，问得好。

脏腑功能的正常发挥是人体生命活动的前提和基础，在《其实中医很简单》里面我们谈了，气是脏腑功能发挥的物质，这里的气，指的是清气，脏腑功能亢进，就是脏腑过多的发挥功能，这时，清气被大量的利用，浊气产生过多，"气有余便是火"，浊气过多，运动增强，摩擦力增大，产热过多，形成"火热"之证；寒性药物，作用人体之后，热胀冷缩，可以减缓浊气的运行速度，减小摩擦，从而消除"火热"之象；川楝子性寒，不但能减缓浊气运行速度，更能排散浊气，可以治疗人体不适的热证，而补肝、心以提高功能发挥则能保证生命活动的正常进行。就如工厂里的机器，要正常生产，就要不停的运转，但运转就会产生热，此热，就如中医上的热证表象；正常生产，就如人体正常生命活动；不停的运转，就如脏腑功能的发挥。为了保证生产，就要保证机器正常运转，且须消散产生的热，两者必须同时进行。可以用电来带动机器运转，用冷水来促进散热，更可以用电来带动风机以吹风散热。这里，电，既能保证机器运行，又能促使散热，一物两用。川楝子，既能消除此"热"，又能"保证机器正常运转"，也是一药两用。

二、药物炮制

川楝子：拣去杂质，洗净，烘干，轧碎或劈成两半。

炒川楝子：将轧碎去核的川楝肉，用麸皮拌炒至深黄色为度，取出放凉。

三、临床应用

1. 补肝

肝主疏泄，疏清气泄浊气，川楝子味酸补肝，有很好的理气之功，因质地沉重，故而，川楝子的主要作用就是下气，治疗人体下焦气滞之病证，如前人认为川楝子"为疝气要药"。

2. 补心

心主血脉，对于血脉不通和血热外溢之病也可用川楝子来治疗，如《本草求原》上"治积聚、诸逆冲上，溲下血，头痛，牙宣出血"，《本草纲目》上谈到的治"痔"等。

3. 入肺

秋川楝子能入肺排浊，所以，《本经》中说"利小便水道"；《圣惠方》里谈到"治耳有恶疮：楝子，捣，以棉裹塞耳内"。

4. 入肾

冬川楝子能入肾，对于火热伤肾而出现的肾阴不足有辅助治疗作用。

5. 杀虫

前人经验认为虫见酸则软，见苦则下。川楝子为酸苦之味，有很好的杀虫作用，能治疗体内的虫积病证。

四、用药注意

1. 用法用量

川楝子的内服煎汤剂量一般为 3～12 克。

2. 使用禁忌

脾胃虚寒者忌用。

厚　朴

> 《中药学》上的功效：燥湿行气，降逆平喘。

一、功效来源

（1）药用部位　厚朴药材为木兰科植物厚朴或凹叶厚朴的干燥根皮。

（2）气味　厚朴气香，味辛辣、微苦。

（3）药性来源　厚朴的采收时间为 4～6 月，单从季节属性来看，厚朴药性为热；辛味属阳为热、苦味属阴为寒，综合之后，厚朴为热性。《药性论》上说"性大热"。

（4）功效归纳　根皮有保护之功；热能散寒；气香走窜，味辛补肺发散；味苦补心能燥湿。

总之，厚朴有补肺、心，发散、燥湿，除寒之功。

二、药物炮制

厚朴：用水浸泡捞出，润透后刮去粗皮，洗净，切丝，晾干。

姜厚朴：取生姜切片煎汤，加净厚朴与姜汤共煮透，待汤吸尽，取出，及时切片，晾干。

三、临床应用

1. 补肺

厚朴气香走窜，味辛补肺，故而，有很好的外排浊气、浊物的作用，如王好古就说"主肺气胀满，膨而喘咳"；药材为根皮，能治疗下焦病证，如消除腹部胀满等。因厚朴性热，故对于寒积所致病证有很好的治疗作用，肠道寒积为正治；胃中寒积，通过厚朴的热和外排肠道浊气浊物，而除寒下滞，效果也是不错。

1989 年《四川中医》上何厚夫介绍治疗顽固性咳喘证，以厚朴、麻黄为主随症加减，水煎服，日 1 剂，治疗顽固性咳喘证 2 例，效果显著。

1990 年《辽宁中医杂志》上介绍"治疗闭经，用单味厚朴（研末冲服），治疗因情志不调致腹胀闭经，久治不愈患者 1 例，共进厚朴 90 克而获痊愈。随访 2 年，经行正常"。

2. 补心

厚朴有苦味，可以补心，由于心主血脉，故而，《药性论》中就有"破宿血"的论述，《本经》上谈到可以治疗"气血痹"等。

苦能燥湿，肺能排浊，故而，厚朴也能很好的消除痰湿。

3. 治疗寒性病证

厚朴性热，能治疗寒性病证，如肌强直，更多的是因为"寒则收引"所致，在 1985 年《中医杂志》上就介绍单用厚朴 9～15 克，水煎服，治疗多例，效果显著。

四、名医经验

李秋贵介绍李文瑞经验

厚朴一般用量 3～10 克，重用 25～50 克，最大用至 80 克。李师认为厚朴具有理气除胀，增强肠蠕动之功，与兴奋肠管的现代药理作用相符。重剂用于腹胀较甚者，方可获效。常在厚朴三物汤、枳术丸、厚朴七物汤等方中重用。临床主要用于帕金森病、腹部手术后、胃肠功能紊乱等。服药期间未见明显毒副反应。

如治一男性 80 岁患者，患帕金森病住院，经西药治疗肢体抖动等症状明显减轻，惟腹胀便难如故，遂邀师会诊。证见腹胀如鼓，便软而难解，纳呆食少。舌淡红，苔薄白，脉弦细。证属气运失司，浊气不降。遂拟厚朴三物合枳术丸，重用厚朴至80克，加莱菔子10～15克。服3剂后略减，治疗月余症状缓解。（1994年《辽宁中医杂志》）

五、用药注意

1. 用法用量
厚朴煎汤内服时的一般剂量为3～6克，有时也可以用到9～12克甚至更多；研末冲服2～5克。

2. 临床注意
生厚朴偏于下气，姜厚朴偏于散浊气而止呕。

3. 使用禁忌
虚人及孕妇慎用。

。节后语

1. 理气药怎么用？

（1）理气药就是专门治疗气滞病证的，故而，对于因气滞导致的病证就可以应用理气药来治疗。如上部气滞的，我们可以选用果皮类或鳞茎类药物治疗，如橘皮、薤白等，当然，也可以选用果实类质地较轻的药物，如枳壳等；对于下部气滞的，就可以选用根类药物来治疗，如木香、香附、乌药、厚朴等，当然，也可以选用质地较沉重的果实、种子类药物，如枳实、荔枝核、川楝子、青皮等。

如果气滞病证需要发散治疗的，就可以用辛味之药，如橘皮、青皮、薤白、乌药、厚朴等。橘皮、青皮、薤白向上发散，乌药、厚朴向下发散。

如果气滞病证需要降气来治疗的，就可以选用质地沉重的药物，如枳实、厚朴、荔枝核、川楝子等。

（2）辅助活血药以治疗血瘀病证。中药治疗，讲究气血结合。运用补血药的同时，加用补气药，效果更好，同样，用活血药的同时，加用理气药，也能大大提高疗效。这是由于人体之中只有气具有自主运动性，其余所有的物质都是随着气的运动而运行的。理气药能顺畅气机，使气的运动正常；气为血之帅，能推动血的运行，故而，理气药也能间接的活血化瘀。

（3）辅佐静药以取功。中药治疗，讲究动静结合。静药进入人体之后，只能靠人体脏腑的功能发挥而运送到所需之地，如果加用动药，不但能使静药更快的发挥功效，而且还能防止静药的腻胃作用。如我们用熟地时加用少量的木香，就是这个目的。

（4）减轻补气药的副作用。中药治疗，还讲究补泻结合。有些补气药容易产生壅滞，比如山药，服用之后，有时可产生气壅、腹中胀闷、食欲不振等，这时，稍佐一些陈皮，就可以减轻或消除这些副作用。

2. 功效鉴别

药名	药材	气味	采收时间	药性	功效
橘皮	果皮	气香，味辛苦	冬季	性寒	补肺心，入肾入脾
青皮	果皮或幼果	气香，味苦辛	春末夏初	性温	补心肺，入肝
枳实、枳壳	果实	气香，味微酸苦	枳实：夏季 枳壳：秋季	性凉	补肝心，枳实沉降
木香	根	气香，味微苦	冬季	性寒	补心入肾
香附	根茎	气香，味微苦	秋季	性凉	补心入肺
乌药	根	气香，味微苦、辛	冬、春两季	冬乌药性凉 春乌药性温	补心肺，冬乌药入肾春乌药入肝
荔枝核	种子	气微，味微甘、苦、涩	夏季	性温	补脾心肝
薤白	鳞茎	有酸臭味，味微辣	北方多大春季，南方多在夏秋间	性温	补肺，春薤白入肝 长夏薤白入脾
川楝子	果实	气特异，味酸苦	秋冬	性寒	补肝心，秋采收入肺冬采收入肾
厚朴	根皮	气香，味辛辣微苦	夏季	性热	补肺心

（1）对于热性病证，选用理气药时首选橘皮、木香和川楝子，其次选用枳实、枳壳、香附和冬乌药；对于寒性病证，选用理气药时首选厚朴，其次可选青皮、荔枝核、和薤白。

（2）橘皮、青皮、乌药、薤白和厚朴都具有辛味，理气的同时兼具散气，对于浊气、浊物需要排散的病证，效果很好。运用象思维，橘皮和青皮，药材为果皮或幼果，故而，偏于治疗上部病证，如胸闷咳喘、嗓子有痰等；乌药药材为根，善治下部病证，如腹胀、疝气、小便滑数等；薤白药材为鳞茎，上下部位的病证都能治疗，如鼻渊、胸闷、奔豚气、大肠涩滞等。

（3）木香和香附，药性寒凉有异，治疗之病性热重者选木香，热轻者选香附；木香香气浓烈，故而，理气作用更强；木香药材虽为根，但质轻，所以，能治疗中焦病证；香附质地相对较重，故而，多用于治疗人体下部疾病；木香入肾，水肿病常用之；香附入肺，具有散气之功，对于肠道滞气，取效甚捷。

（4）橘皮和青皮相比较，橘皮味是先辛后苦，青皮味是先苦后辛，故而，橘皮是先补肺排浊后入心通脉，而青皮是先入心通脉后补肺排浊；青皮能入肝，故而，理气作用要强于陈皮；橘皮入肾入脾，祛痰力强，且能治疗骨中风湿。

第九节　消　食　药

> 伤什么食，就把什么东西烧焦了来吃。对于积食轻证，用这个民间土法效果不错，一旦积食严重，则须用消食药来治疗。

以消积导滞，促进消化，治疗饮食积滞为主要作用的药物称为消食药。常用的消食药有山楂、神曲、麦芽、谷芽、莱菔子、鸡内金等。

山　楂

> 《中药学》上的功效：消食化积，活血化瘀。

一、功效来源

（1）药用部位　山楂药材为蔷薇科植物山里红或山楂的干燥成熟果实。

（2）气味　山楂气微清香，味酸、微甜。

（3）药性来源　单从山楂的采收时间是秋季来看，山楂性凉；味酸属阴为凉，微甜属阳为温，综合之后，山楂的药性为凉，所以，《唐本草》上就说"冷"。

（4）功效归纳　果实能补；气香走窜；味酸补肝、微甜补脾；秋季采收能入肺。

二、药物炮制

山楂：拣净杂质，筛去核。

炒山楂：取拣净的山楂，置锅内用文火炒至外面呈淡黄色，取出，放凉。

焦山楂：取拣净的山楂，置锅内用武火炒至外面焦褐色，内部黄褐色为度，喷淋清水，取出，晒干。

山楂炭：取拣净的山楂，置锅内用武火炒至外面焦黑色，但须存性，喷淋清水，取出，晒干。

三、临床应用

1. 补肝

肝主疏泄，山楂味酸补肝，能提高疏泄调气之功，又因气为血帅，能推运血行，加之山楂气香走窜，所以，更多的书上就说山楂有行气散瘀的作用。《方脉正宗》上谈到"治诸滞腹痛：山楂一味煎汤饮"也许就是据此理而设。

2. 健脾

山楂有健脾之功，脾主运化，能运送营养物质，饮食物中的营养物质被运送，这就是消化，所以，山楂有消化之功。

前人认为山楂能消肉食，比如《简便单方》上就说"治食肉不消：山楂肉四两，水煮食之，并饮其汁"，也许是根据肉是红色的，山楂也是红色的这个取象比类思维。临床经过验证，确实如此。在《本草纲目》中就谈到"按《物类相感志》言，煮老鸡硬肉，入山楂数颗即易烂，则其消肉积之功，盖可推矣"。

中医上有一句话"中焦之病，中间属于痰湿，左边为死血，右边为积食"，西医上的肝脏就在中焦右边，所以，对于西医之肝硬化，中医要用消食导滞之品来治疗，山楂就可选用，比如1986年《浙江中医杂志》上虞人荣介绍治疗肝硬化：自身患肝硬化，肝肿大胁下4.5厘米，剑突下5厘米，压痛明显，质偏硬。用遍各种护肝药，不见好转。乃停服西药，单用山楂粉内服，1日3次，每次6克，连服1年4个月。超声波检查：肝胁下1厘米，剑突下1.5厘米。肝质变软，无明显压痛，食欲大振，诸症明显改善。虞人荣还介绍治疗慢性胆囊炎：李某，男，73岁。患慢性胆囊炎已10多年，反复发作。1980年3月起用山楂治疗，1日3次，每次6克。服后不但胆囊炎未复发，且有2次从大便中排出结石。患者素有高血压、冠心病，长期服山楂前后达7年，不但胆囊炎未复发，而且高血压、冠心病亦完全被控制。

3. 入肺

肺主排浊，具有行气散瘀之功的山楂能入肺，所以，可治疗浊气郁结的皮肤病变，如1988年《河南中医》上马建国介绍治疗毛囊炎：用山楂片40

克，煎水烫洗，每日2次，1剂可用2天。一般4天即愈。

对于水肿和小便白浊之证，单用山楂1味也可取效，如1989年《中医杂志》上介绍的治疗乳糜尿和肾盂肾炎，这里摘录一下治疗肾盂肾炎的资料：雷震甲等介绍，用生山楂90克，水煎服，每日1剂，14天为1疗程，共治疗105例，其中急性肾盂肾炎45例，34例痊愈，7例好转，有效率为91.1%；慢性肾盂肾炎60例，42例痊愈，8例好转，有效率为88.3%。

对于呃逆：1984年《中西医结合杂志》上介绍口服生山楂汁，成人每次15毫升，日3次。治疗顽固性呃逆85例，一般1剂即愈。

四、用药注意

1. 用法用量

山楂内服煎汤时的一般剂量为3～15克。

2. 临床注意

经验认为：山楂生用，开胃消食、行气活血；炒焦之后，适用于消食导滞；山楂炭适用于消食止泻。

3. 使用禁忌

气虚者禁用。

神　曲

《中药学》上的功效：和食消胃。

一、功效来源

（1）药材　神曲药材为辣蓼、青蒿、杏仁等药加入面粉或麸皮混合后，经发酵而成的曲剂。

（2）气味　有陈腐气，味苦。

（3）药性来源　根据神曲的制作原料来看，药性应为热，但其味为苦，属阴为寒，综合之后，神曲药性为平，所以，《滇南本草》上就说"性平"。

（4）功效归纳　味苦入心，能活血通脉；此发酵的曲剂能帮助消化，这点已经经过临床实证。

二、药物炮制

炒神曲：取麸皮撒匀于锅内，俟起烟，将神曲倒入，炒至黄色，取出，筛去麸皮，放凉；或不加麸皮，炒至黄色亦可。

焦神曲：取神曲置锅内炒至外表呈焦褐色，内部焦黄色，取出，略喷些凉水，放凉。

三、临床应用

1. 入心能活血通脉

对于血脉郁阻不通的病变，可以用神曲治疗，如《本草再新》上就说"消瘰疬疝瘤"，《汤液本草》上说"破癥结"，《本草述》上说治"蓄血"等。

在《本草汇言》中记载治疗产后瘀血不运，肚腹胀闷，渐成臌胀：陈久神曲一斤，捣碎，微炒磨为末，每早晚各服三钱，食前砂仁汤调服。

2. 助消化

对于消化不良的病证，也可以应用神曲来治疗。如《摘元方》中介绍治疗食积心痛：陈神曲一块，烧红，淬酒二大碗服之。

四、用药注意

1. 用法用量

神曲内服煎汤时的一般剂量为3～9克。

2. 临床注意

神曲炒焦用，消食的效力可增强，故消导药中常用焦神曲；神曲生用除消食外，兼有些发散之力，所以，停食兼有外感发热者，宜生用。

经验证明，神曲有帮助金石药消化、吸收的作用，所以在使用磁石、代赭石等药物时少佐一些神曲，则效果更好。

3. 使用禁忌

阴虚火旺者不宜用。

麦 芽

《中药学》上的功效：消食和中，回乳。

一、功效来源

（1）药用部位　麦芽药材为禾本科植物大麦成熟果实经发芽后的干燥品。

（2）气味　气微，味微甜。

（3）药性来源　单从味上来说，微甜属阳为微温。

（4）功效归纳　甜味补脾，所以，麦芽有健脾作用。

二、药物炮制

炒麦芽：取麦芽置锅内微炒至黄色，取出放凉。

焦麦芽：同上法炒至焦黄色后，喷洒清水，取出晒干。

三、临床应用

脾主运化，能把饮食物中的水液和营养物质进行运送而转化为血，这就是饮食物的消化吸收。麦芽味甜补脾，所以，麦芽就有消食作用。根据象思维，麦芽是由大麦化生，大麦能制作面食，故而，麦芽主要用来消面食积滞。

乳汁是由营养物质和水液化生的，而脾主管运化营养物质和水液，所以，乳汁是由脾主管产生的。生麦芽健脾，故而，生麦芽就有通乳的作用，对于乳汁量少之人，可以应用生麦芽治疗；炒麦芽有微苦之味，苦味入心，炒麦芽能让更多的营养物质和水液入血，所以，需要回乳之人则须用炒麦芽。

按理来说，需要回乳之人用焦麦芽则效果更好，因为其苦味更重，但是，我们在考虑利的同时还要考虑弊。杀鸡何用宰牛刀，能达到目的就成，炒麦芽就有回乳之功，何必需要焦麦芽，更何况焦麦芽之味更苦，苦味之品能伤胃；苦味属阴为寒，在回乳的同时，小儿还在食用，母婴传递，苦味之寒性可以传递给小儿，小儿受寒，可出现腹泻等不适，这是谁都不愿意见到的事，所以，临床上的回乳都是用炒麦芽。

四、名医经验

李历城经验

炒麦芽回乳，早在《丹溪纂要》、《薛立斋医案》中有记载，一直沿用至今，为断乳之良药。然而临证中，其效果全然不一。有的得心应手，效加桴鼓；有的如泥牛入海，全无消息。李老临证摸索，认为其中存在一个药量和煎制法问题。炒麦芽断乳，取效快的关键在于其用量要大，煎制法为：取生麦芽180克，微火炒黄（注意一定要即时炒即时用），置砂锅内，加水1000毫升，煎至500毫升（先文火后武火，煎煮时间需20～30分钟），滤出头汁。复加水800毫升，煎至400毫升，将2次煎的药物兑在一起，分2次温服，服后令微汗出。近年来，笔者临床治疗百余人，均为 2 剂服完，即告痊愈。
（《黄河医话》）

五、用药注意

1. 用法用量

麦芽内服煎汤时的一般剂量为 3 ~ 9 克，大剂量可以用到 30 ~ 60 克，如
回乳时就用 60 克炒麦芽。

2. 使用禁忌

无停食积滞者慎用。

莱 菔 子

> 《中药学》上的功效：消食化积，祛痰下气。

一、功效来源

（1）药用部位　莱菔子药材为十字花科植物莱菔的成熟种子。

（2）气味　莱菔子味甘微辛。

（3）药性来源　单从采集时间为夏秋间来看，这个时候属于中医上的长
夏，此时采收之药其性为温；甘、微辛之味属阳为温，综合之后，莱菔子药
性为温热，所以，《滇南本草》上就说"性温"。

（4）功效归纳　种子补益，莱菔子性温祛寒；味甘补脾，味辛补肺。

二、药物炮制

莱菔子：拣去杂质，漂净泥土，捞出，晒干，用时捣碎。

炒莱菔子：取净莱菔子，置锅内用文火炒至微鼓起，并有香气为度，取
出，放凉。

三、临床应用

1. 补脾

莱菔子味甘补脾，能助脾运化而有消食之功；质地沉重，有下降之能，
所以，对于食积胃脘不下之病证，有很好的治疗作用。

同炒麦芽一样，炒莱菔子也有很好的回乳作用，1990 年《湖北中医杂

志》上介绍治疗退乳：炒莱菔子 30 克打碎，水煎服，用于退乳，屡试屡效。

2. 补肺

肺主排浊，莱菔子味微辛能补肺，向外能除风发汗，向下能通利二便，所以，《本草再新》上就说"化痰除风，散邪发汗"，《本草纲目》上也说"利大小便"。因其质重下沉，所以，特别是对于腹胀便秘之证有很好的治疗作用。

《食医心境》上谈到"治积年上气咳嗽，多痰喘促，唾脓血：用莱菔子一合，研，煎汤，食上服之"。

1986 年《四川中医》上吴炳章介绍治疗气滞便秘：用炒莱菔子 120 克，研细末，每日早晚用盐水送服。治疗数 10 例，辄取捷效。

1986 年《重庆医药》中杨建介绍治疗老年性便秘：用莱菔子 30 ~ 40 克，文火炒黄，温水送服，日 2 ~ 3 次。治疗 60 岁以上老年性便秘 32 例，服药后不到 24 小时排便者 20 例，12 ~ 24 小时排便者 9 例，24 小时以上仍不排便者 3 例，总有效率为 90.6%。

四、用药注意

1. 用法用量

内服煎汤，一般剂量为 10 ~ 30 克。

2. 使用禁忌

气虚者慎用。

鸡 内 金

《中药学》上的功效：消食积，止遗尿。

一、功效来源

（1）药用部位　鸡内金药材为雉科动物家鸡的干燥砂囊内膜。

（2）气味　气微腥，味淡微苦。

（3）药性来源　味淡属阳为温，微苦之味属阴为凉，综合之后，鸡内金药性为平，所以，《日华子本草》和《本草备要》中都说"平"。

（4）功效归纳　味淡补脾，味苦补心；鸡活着的时候，这个砂囊内膜有磨石消石作用，取象比类，中医就认为鸡内金也有很好的消除体内结石的作用，验之临床，果然有效。

二、药物炮制

鸡内金：拣去杂质，漂净晒干。

炙鸡内金：先将沙子放入锅内炒热，再把洗净之鸡内金放入锅中，用文火拌炒至棕黄色或焦黄色鼓起，取出，筛去沙子。

三、临床应用

1. 补脾

鸡内金味淡补脾，能助脾运化而起到消食作用。临床上对于积食不消的病证，无论寒热，都可以应用鸡内金来治疗。如《本草求原》上就谈到"治食积腹满：鸡内金研末，乳服"。

2. 补心

鸡内金之味微苦补心，心主血脉，所以对于血脉不通的病证也可以加用鸡内金来治疗，无论寒热。如《医学衷中参西录》上就谈到"治疝癖癥瘕，通经闭"。

舌为心之苗，舌上生疮，也可以用鸡内金来治疗，如《活幼新书》上谈到"治一切口疮：鸡内金烧灰，敷之"。

3. 消石

不管是胆结石、肾结石、尿路结石等，都可以应用鸡内金来治疗。如治疗尿路结石，《医林集要》中就谈到"治小便淋漓，痛不可忍：鸡肶内黄皮五钱。阴干，烧存性，作一服，白汤下"。

四、名医经验

蒋志君介绍鸡内金善治闭经经验

治疗胆结石、膀胱结石，凡是颗粒不大的或泥沙性结石，用开水冲服生鸡内金粉，每次3克，每日3次，不到1个月，便会有显著的效果。不过，如果使用金钱草煎汁冲服，效果会更佳。

还有，鸡内金还善于治疗女性闭经。清代著名医学家张锡纯在他所著的《医学衷中参西录》一书中载有"论鸡内金为治女子干血痨要药"一文。所谓女子干血痨，便是一种顽固性的闭经。文中详细阐述了鸡内金治疗闭经的机制，认为使用鸡内金功效在于健脾以助生化之源，使其气血生成旺盛，上注于肺，肺朝百脉，输布周身五脏六腑，下注血海，其血海满盈不溢，自无经闭之虞。其瘀滞不通者，亦可达活血而瘀自去之目的。更神奇的是鸡内金不但能消除脾胃之积，而且无论脏腑经络何处有积，鸡内金皆能消之，故鸡内金治闭经毫无开破之弊。

根据鸡内金治疗女性闭经的机制，蒋志君老师根据病人的具体情况而灵活应用。对于闭经时间较长、身体消瘦、面无血色、不思饮食而属脾胃虚弱者，以党参、白术、茯苓、黄芪、当归、甘草为主，佐以鸡内金，使脾胃健壮，气血充盈，闭经则愈。对于精神抑郁、肝气不舒而引起的闭经，可用柴胡、赤芍、川芎、香附、枳实、川牛膝等行气药，同时服用生鸡内金粉，使气行则血行。对于瘀血阻滞引起的闭经，则可口服生鸡内金粉配以桃仁、红花、熟地黄、当归、川芎、白芍等，疗效甚佳。（2001年《中国中医药报》）

五、用药注意

1. 用法用量
内服剂量一般为3~9克。

2. 临床注意
消石宜生用，消食宜炒用。

◦ 节后语

1. 消食药怎么用？
（1）根据积食的原因不同，须选用不同的药物，如肉食积滞，要用山楂来治疗；面食积滞，要用麦芽、神曲来治疗。

（2）要想消食效果更好，则需把消食药炒焦之后应用。

（3）兼症不同，消食药的选用也不同，如兼有血瘀的，就用山楂；兼有结石的，就用鸡内金等。

（4）炒麦芽和炒莱菔子都有回乳作用，不过，要注意的是在回乳的时候一定要现炒。

2. 消食药的鉴别

药名	药材	气味	采收时间	药性	功用
山楂	果实	气微清香，味酸、微甜	秋	凉	补肝健脾，入肺

续表

药名	药材	气味	采收时间	药性	功用
神曲	多药发酵后的曲剂	有陈腐气，味苦	随时加工	平	补心，助消化
麦芽	大麦发芽后	味微甜	据需要加工	微温	健脾
莱菔子	种子	味甘微辛	长夏	温热	补脾、肺
鸡内金	鸡砂囊内膜	气微腥，味淡微苦	随时	平	补脾、心，消石

第十节　驱 虫 药

> 不战而屈人之兵，善之善者也。驱虫药，更多的是让体内之虫邪外排。

以驱虫或杀灭人体寄生虫为主要作用的药物称为驱虫药。这些药物都是经过临床验证有很好的效果，常用的驱虫药有：使君子、南瓜子、槟榔等。

使 君 子

> 《中药学》上的功效：杀虫消积。

一、功效来源

（1）药用部位　使君子药材为使君子科植物使君子的干燥成熟果实。

（2）气味　气微香，味微甜。

（3）药性来源　单从使君子的采收季节为秋季来看，药性为凉；从气味来看，微甜之味属阳为微温，综合之后，使君子之性应为微凉。这点也可以从《中药大辞典》中使君子的使用禁忌中得到验证（具体内容见后）。

（4）功效归纳　经验认为，使君子有杀蛔虫作用；微甜有补脾之功。

二、临床应用

1. 杀虫

经验认为，使君子有很好的杀蛔虫的作用，所以，对于蛔虫导致的所有疾病都可以应用使君子来治疗。如《补要袖珍小儿方论》中的使君子散：治疗小儿蛔虫咬痛，口吐清沫，用使君子（去壳）为极细末，用米饮调，五更早空腹服。

2. 补脾

果实有补益之性。使君子味微甜，有补脾之功，脾主运化，能助饮食物的吸收消化，加之气香走窜，所以，使君子还有消积健脾之功，对于脾虚食滞之证也有很好的治疗作用。

三、用药注意

1. 用法用量

煎汤内服，一般剂量为 3 ~ 15 克。

2. 使用禁忌

服药时忌饮热茶。大量服用能引起呃逆、眩晕、呕吐等反应。

南 瓜 子

《中药学》上的功效：杀虫。

一、功效来源

（1）药用部位　南瓜子药材为葫芦科植物南瓜的种子。

（2）气味　气香，味微甜。

（3）药性来源　南瓜子的采收时间为夏季，单从这点来看，药性为热；味微甜属阳为微温，综合之后，南瓜子为热性之药。

（4）功效归纳　经验认为，南瓜子有很好的杀虫作用；微甜之味有健脾之功。

二、临床应用

1. 杀虫

前人认为，南瓜子能杀蛔虫、绦虫，如《现代实用中药》中谈到"驱除绦虫"，《安徽药材》中谈到"能杀蛔虫"，所以，凡是遇到绦虫、蛔虫所致病证，都可以应用南瓜子来治疗。

2. 健脾

气香走窜，味甜健脾，性热疗寒，对于脾虚的寒证，应用南瓜子治疗，很是对证。

三、用药注意

1. 用法用量

内服煎汤，一般剂量为 30 ~ 60 克。

2. 使用禁忌

热性病证忌用。

槟　榔

《中药学》上的功效：杀虫，消积，行水。

一、功效来源

（1）药用部位　槟榔药材为棕榈科植物槟榔的干燥成熟种子。

（2）气味　槟榔气微，味涩、微苦。

（3）药性来源　单从采集时间为春末到秋初来看，槟榔药性为热；从味来看，涩味属阴为凉，微苦之味属阴也为凉，综合之后，槟榔药性为平。

（4）功效归纳　经验认为，槟榔有很好的杀虫作用；味涩补肝，微苦补心。

二、临床应用

1. 杀虫

前人通过临床实践证明，槟榔能杀蛔虫、绦虫、蛲虫、钩虫、姜片虫等，所以，临床上见到此类病证，就可以应用槟榔来治疗。

2. 补肝

槟榔味涩补肝，肝主疏泄而调气，加之质地沉重，有下降之性，所以，槟榔有很好的降气之功。前人经验认为槟榔"性如铁石之降"，能把人体最高位之滞气降泄于下，所以，对于气机上逆之病证也有很好的治疗作用。如呃逆、嗳气、奔豚气等。

津液的布散靠的是气，气顺则津液布散正常，槟榔补肝顺气，也就能间接的治疗因津液布散失常而出现的水肿，如《本草汇言》中谈到"治脚气累发，渐成水肿不消：大腹子。滚汤磨汁半盏，食前服，日两次。服二月（大腹子就是槟榔）"。

涩味又有收敛之功，所以，对于遗精、乳糜尿等，槟榔也有很好的治疗作用，如1986年《江西中医药》上谈到治疗乳糜尿：用槟榔、海藻各60克，并随证加减，水煎服，日1剂。治疗9例，3例1周见效，5例2周见效。以上8例经乳糜实验检查均为阴性，尿常规正常。其中2例半年后复发，复用上方收效。1例治疗1个月后症状缓解，但尿检未转阴。

3. 补心

槟榔微苦补心，心主血脉，所以，对于血脉不通的病证，如癥瘕积聚等，也可以用槟榔来治疗。如《日华子本草》上说的"破癥结"，《随息居饮食谱》中说"宣滞破坚"等。

三、用药注意

1. 用法用量

内服煎汤，驱杀绦虫、姜片虫时，可用60～120克；用治其他疾病时，可用6～15克。

2. 使用禁忌

气虚及大便溏泄者不宜用；见效即止，不可久用。

节后语

1. 驱虫药怎么用？

体内有虫的时候，我们就要用驱虫药。不过，使君子只能驱除蛔虫；而南瓜子不但能驱除蛔虫也能驱除绦虫；槟榔则能驱除更多的虫，如蛔虫、绦虫、蛲虫、钩虫、姜片虫等。

使君子和南瓜子都有微甜之味，能补脾，不过，使君子药性微凉，而南瓜子药性为热，故而，对于脾虚有热之证，要选用使君子来治疗；而对于脾虚有寒的病证，却须用南瓜子来治疗。

槟榔药性平和，寒热之证均可应用，因其有涩而微苦之味，故而，除具驱虫作用外还有补肝心、收敛之功。

驱虫药的鉴别

药名	药材	气味	采收时间	药性	功用
使君子	果实	气微香，味微甜	秋	微凉	杀虫，补脾
南瓜子	种子	气香，味微甜	夏	热	杀虫、健脾
槟榔	种子	味涩、微苦	夏	平	杀虫，补肝心

第十一节　活血化瘀药

> 生命在于运动，一旦血液没有正常运行而产生瘀滞，则百病皆出。

凡能通利血脉、促进血行、消散瘀血的药物，称为活血祛瘀药。其中活血祛瘀作用较强者，又称破血药或逐瘀药。

常用的活血化瘀药有川芎、丹参、益母草、桃仁、红花、三棱、莪术、元胡、郁金、乳香、没药、穿山甲、皂角刺、鸡血藤、川牛膝、王不留行和五灵脂等。

川　芎

> 《中药学》上的功效：活血祛瘀，祛风止痛。

一、功效来源

（1）药用部位　川芎药材为伞形科植物川芎的干燥根茎。

（2）气味　川芎的香气浓郁，味苦、辛、稍麻舌，回味甜。

（3）药性来源　从川芎的采挖时间为夏季来看，川芎性热；味苦属阴为寒，味辛为属阳为热，甜味属温，综合之后，川芎药性为热。

（4）功效归纳　根能补，气香走窜，味苦补心，味辛补肺，味甜补脾；夏季采挖能入心。

二、药物炮制

川芎：拣去杂质，分开大小个，用水浸泡，晒晾，闷润后切片，干燥。

酒川芎：取川芎片用黄酒喷洒均匀，稍闷，置锅内炒至微焦为度，取出放凉。

三、临床应用

1. 补心

川芎气香走窜，能补心而通血脉，故而，有理气活血之功，对于气滞血瘀之证，单用川芎就可取效。

比如根骨骨刺导致的疼痛，更多的是气滞血瘀所致，单用川芎治疗，效果就不错。1989年《四川中医》上齐彦文介绍治疗根骨骨刺"用川芎45克，研成细粉，分装在用薄布缝成的布袋里，每袋装药面5克左右。将药袋放在鞋内，直接与痛处接触，每次用药1袋，每天换药1次，3个药袋交替使用，换下的药袋晒干后仍可再用。一般用药7天后疼痛减轻，20天后疼痛消失，共治疗75例，全部有效"。

心主血脉，对于脉不固血而导致的出血病证，川芎也可以治疗，如陶弘景就说"齿根出血者，含之多瘥"。

1990年《陕西中医》上，对于功能性子宫出血，张和平介绍：每日取川芎24~18克，白酒30毫升，水250毫升，浸泡1小时后，加盖用文火煎煮，分2次服；不饮酒者，可单用水煎服。病程较长者，可在血止后减量续服8~12日，以巩固效果。共治29例，除4例合并子宫内膜炎者配合用抗生素外，其余均单用川芎治愈。服药最少者2剂，最多者10剂，以3剂者为多。治愈后随访4个月以上，未见复发。

2. 补肺

自然界中，空气流动形成风，人体之中，浊气郁结，运动增强也形成风。川芎补肺排浊，由于气香上行，故而，药材虽为根，但对于上焦浊气郁结之风证也有很好的治疗作用。如《本经》中说"主中风入脑头疼"，《别录》中说"除脑中冷动，面上游风去来，目泪出，多涕唾，忽忽如醉等"。

3. 补脾

川芎回味发甜而补脾，脾主运化水湿，且苦味能燥湿，所以，川芎对于水湿病证也有比较好的治疗作用，如《本草纲目》上就说"燥湿、止泻痢"。

由于川芎性热，能治疗寒证；补肺能祛风；补脾能祛湿，故而，对于风寒湿痹，单用就可以治疗，如1990年《湖北中医杂志》上陈兰介绍治疗风寒湿痹：取川芎500克，研极细末备用。用时取川芎末少许，以温水或醋调成糊状，涂在纱布上敷患处，然后以纱布固定，2天1换。

四、用药注意

1. 用法用量

煎汤，3~10克；研末吞服每次1~1.5克。

对于用量，说法不一：

（1）量要小。

1982 年《中医杂志》上张了然主张用川芎治疗外感头疼，必须剂量轻微，一般用 2~3 克即可，最多不超过 4 克。即"上焦如羽，非轻不举"，若重用川芎，则药过病所，不仅头疼难除，反能使人昏瞀。若用川芎治疗阳亢头疼时，则应大剂量，一般习用 9~12 克，并常配合石决明、珍珠母等潜阳药。

秦伯未在《谦斋医学讲稿》中谈到：川芎治头疼的用量应以 3 克为宜，若用至 9 克，服后反增头晕欲吐。

（2）量要大。

宋代许叔微写的《普济本事方》中就有单用川芎 30 克的记载。

1989 年《中医药研究》中谈到：近年来有人治疗血管神经性头疼时，在辨证用药的基础上加用川芎 50 克，若疗效不显著，可加大量至 75 克，不但效果好，且未发现不良反应。王可鸿曾用川芎茶调散治疗 1 例头疼患者，川芎用量为 18 克，服药后 1 小时，即出现头晕、胸闷、恶心等不适。根据"久病属热"之说，即在原方中加生石膏 30 克，又服 2 剂，不但无以上不良反应，头痛反而大减。原方川芎调至 30 克、生石膏调至 50 克，服药 5 剂，头疼痊愈。《药品化义》载"川芎单服或久服，可走散胆中真气"，朱丹溪谓"久服能致暴亡"。现代药理证实：川芎不但有中枢镇静作用，而且能扩张血管，降低血压。小量能兴奋心脏，大量能使心脏抑制。故王氏认为川芎大剂量应用时，应注意 3 点：一是要严格辨证；二是注意药物的配伍；三是服药后密切注意病情变化。

2. 用药注意

1982 年《上海中医药杂志》上有用川芎后引起过敏性唇炎的报道；1986 年《江苏中医杂志》上有引起过敏性皮炎的报道。

3. 用药禁忌

阴虚火旺及气虚之人不能用。

丹 参

《中药学》上的功效：活血祛瘀，凉血清心，养血安神。

一、功效来源

（1）药用部位　丹参药材为唇形科植物丹参的干燥根及根茎。

（2）气味　丹参气微，味微苦涩。

（3）药性来源　丹参的采挖时间为春、秋二季，单从这点来看，春丹参性温，秋丹参性凉；味微苦涩为凉，综合之后，春丹参性平、秋丹参性寒。

看看以前的本草经书，《本经》上说"微寒"，李当之的《药录》上说"大寒"，《本草经疏》上说"微温"。如果我们不明白药性来源，只是看书死记，那么，我们到底相信谁所说？名气大的？

（4）功效归纳　根能补，丹参味微苦涩，能补心肝；春季采挖能入肝，秋季采挖能入肺。

二、药物炮制

丹参片：拣净杂质，洗净，捞出，润透后切片，晾干。

炒丹参：取丹参片放入锅内，以文火炒至微有焦斑为度，取出，放凉。

三、临床应用

1. 补心

丹参微苦补心，心主血脉，故而对于血脉不通的病证有较好的治疗作用，如癥瘕积聚、瘀血腹痛等；对脉不固血而导致的热性出血也有很好的治疗作用，如吐血、子宫出血等。

心主神志，对于因热而导致的神志不宁也有很好的收敛安神作用，如《陕甘宁青中草药选》上治疗神经衰弱丹参五钱，五味子一两。水煎服。

2. 补肝

丹参微涩，涩味的作用和酸味相似，能补肝收敛，对于气郁的热证瘰痕、硬皮病、痤疮等有很好的治疗作用。

3. 入肺

秋季采挖的丹参能入肺而排浊，不但能治疗病性为热的恶疮肿毒，还因其药材为根，善治疗下焦病变，入肺排浊而通便。

四、用药注意

1. 用法用量

一般煎汤内服用量为 10～15 克，大剂量可用到 30～60 克。

2. 临床注意

1990 年《中西医结合杂志》上说应用丹参有时会引起不良反应和过敏反

应："少数病例有口干、恶心、呕吐、心慌、乏力、肠道反应等。停药后片刻即可自行缓解"，"据载，用丹参注射液滴注引起过敏反应8例，其中过敏性休克3例，皮疹4例，死亡1例。用复方丹参注射液静注也出现1例过敏性休克"。

3. 使用禁忌

无血瘀者慎用。

益 母 草

《中药学》上的功效：活血调经，利水消肿，凉血消疹。

一、功效来源

（1）药用部位　益母草药材为唇形科植物益母草的新鲜或干燥地上部分。以质嫩、叶多、色灰绿者为佳。

（2）气味　益母草气微，味微苦。

（3）药性来源　益母草的采收时间为春、夏两季，从季节之性来说，春季采收的性温，夏季采收的性热。味微苦属阴为凉，综合之后，春益母草性平，夏益母草性温。《本草蒙筌》上说的"微温"也许就是针对春益母草而说的。

（4）功效归纳　苦味为心所生，益母草味微苦补心；春季采收能入肝，秋季采收能入肺；秋益母草性寒能清热。

二、临床应用

1. 补心

心主血脉，益母草味微苦能补心，夏季采收的更能入心，故而，活血通脉之功甚好，如《本草蒙筌》上说的"行瘀血"，《本草纲目》中说的"活血，破血，调经"；《本草纲目》中说的治"崩中漏下，尿血，泻血"等。

《闽东本草》中谈到治瘀血结块：益母草一两，水、酒各半煎服。

《外台秘要方》中谈到治尿血：益母草汁（服）一升。

2. 入肝

春季采收的益母草能入肝，肝主疏泄，调气调血，所以，《本草蒙筌》中就说益母草能"行瘀血，生新血"，《本草衍义》中就说"行血养血"等。

三、用药注意

1. 用法用量

内服，煎汤，一般为 10～30 克。外用适量。

2. 临床注意

益母草应用不当，可引起中毒，其中毒症状为全身乏力，四肢麻木；大汗、小动脉扩张导致血压下降而发生休克；孕妇可发生流产；腰痛，血尿；呼吸增快，增强等。临床一定要注意。

3. 使用禁忌

动物实验表明，益母草有收缩子宫的作用，大量应用后可致流产，故而，孕妇忌用。

桃 仁

《中药学》上的功效：活血祛瘀，润肠通便。

一、功效来源

（1）药用部位 桃仁药材为蔷薇科植物桃或山桃的干燥成熟种子。

（2）气味 桃仁气微，味微苦。

（3）药性来源 桃仁的采集时间为长夏，此时的季节之性为温；桃仁味微苦属阴为凉，综合之后，桃仁的药性平和。故而，《本经》和《别录》中都说桃仁性"平"。

（4）功效归纳 种子补益，桃仁味微苦补心，长夏采收能入脾。

二、临床应用

1. 补心

心主血脉，桃仁补心，能活血通脉，可治疗闭经、癥瘕、跌打损伤、瘀血肿痛等病证。如《本经》中说"主瘀血，血闭癥瘕"，《别录》中说"破癥瘕，通脉，止痛"，《医学启源》中说"治大便血结"等。

2. 入脾

脾为生痰之源，桃仁能入脾，故而，就可以消痰散结，如《滇南本草》中就说"治血痰"。

桃仁质地较重，能沉降以治人体下部病证，桃仁入脾，脾能运化水液，故而，可以治疗肠道干燥之证，这就是我们常说的"润燥通便"。

三、用药注意

1. 用法用量

内服煎汤，一般剂量为 3~9 克。

2. 使用禁忌

无瘀血者及孕妇忌用。

红 花

> 《中药学》上的功效：活血祛瘀。

一、功效来源

（1）药用部位　红花药材为菊科植物红花的干燥花。

（2）气味　红花气微香，味微苦。

（3）药性来源　红花的采集时间是夏季，这时的季节之性为热；红花味微苦属阴为凉，综合之后，红花药性为温。

（4）功效归纳　红花性温；气微香有走窜之性；味微苦补心；夏季采收能入心。

二、临床应用

红花性温补心，性善走窜，由于心主血脉，故而，活血通脉的作用很好；通则不痛，所以，中药教科书上就说红花能"活血通经，祛瘀止疼"。不但能治疗闭经、癥瘕，也可以治疗跌打损伤等病变。

1985 年《浙江中医杂志》上王贵森介绍治疗痛经和闭经的经验：凡治经期后延，月经量少有块，经行腹痛，可用红花 100 克，加入 50 度白酒 500 克中浸泡。10 周后服用，每日 10 毫升，或再加入开水 10 毫升和适量红糖饮服，效果良好。

中医上还有一种说法，就是"治风先治血，血行风自灭"。由于红花有很好的活血作用，故而，对于皮肤瘙痒症的治疗，也有良效。

四、用药注意

1. 用法用量

红花的煎汤内服剂量一般为 3 ~ 9 克。

2. 临床注意

前人有"过用能使血行不止"的经验记载，故而，红花应用，不可大量或长期应用。

无瘀血者及孕妇忌用。

三　棱

> 《中药学》上的功效：祛瘀通经消癥，行气消积。

一、功效来源

（1）药用部位　三棱药材为黑三棱科植物黑三棱的干燥块茎。临床上一般称为"荆三棱"。以体重、质坚实、去净外皮、表面黄白色者为佳。

（2）气味　三棱味淡，嚼之微有麻辣感。

（3）药性来源　三棱的采挖时间为秋、冬两季。单从季节之性来说，秋季采挖者性凉，冬季采挖者性寒。三棱味淡属阳为温，微辣属阳也为温，综合之后，秋三棱性温，冬三棱性平。《本草拾遗》中说的"温"，也许是针对秋三棱说的，《开宝本草》中说的"平"，也许是针对冬三棱而言的。

（4）功效归纳　味淡补脾；麻辣发散；秋季采挖者能入肺，冬季采挖者能入肾。

二、临床应用

1. 补脾

三棱味淡，能补脾健运，故而，不但可以治疗积食证，也可以治疗营养物质不足之证，如《医学启源》中就谈到三棱治"饮食不消"，《日华子本草》中就说"补劳"等。

2. 发散

三棱具有发散之功，故而，对于体内需要发散治疗的实邪，效果较好，比如癥瘕积聚；秋季采挖的能入肺，更具排浊作用，需要发散治疗的实邪，更需要外排，双效叠加，三棱的散排之力更强，故而，张锡纯在《医学衷中参西录》中就谈到三棱"以治男子疝癖，女子癥瘕、月经不通，性非猛烈而建功甚速"。

3. 入肾

冬季采挖的可入肾，肾主骨，故而，用冬三棱治疗骨瘤，效果不错。

三、用药注意

1. 用法用量

三棱的内服煎汤剂量一般为 3~9 克。

2. 使用禁忌

孕妇忌用。

莪　术

《中药学》上的功效：祛瘀通经消癥，行气消积。

一、功效来源

（1）药用部位　莪术药材为姜科植物蓬莪术、广西莪术或温郁金的干燥根茎。以质坚实、气香者为佳。

（2）气味　莪术气微香，味微苦、辛。

（3）药性来源　莪术的采挖时间为秋、冬两季，此时的季节之性为凉寒；味微苦属阴为凉，味辛属阳为热，综合之后，莪术的药性为平或凉。《医学启源》中说的性"平"也许就是对秋季采收的莪术来说的。

（4）功效归纳　气香走窜，味微苦补心，味辛补肺，秋季采收能入肺，冬季采收的能入肾。

二、临床应用

1. 补心

莪术走窜能补心，通血脉的作用较强，故而《日华子本草》中就说"通月经，消瘀血，止扑损痛，下血及内损恶血等"、《品汇精要》中就说"破积聚"、《生草药性备要》中就说"散瘀止痛"等。

2. 补肺

辛能发散，加上气微香走窜，故而莪术排浊散气作用较强，如《日华子本草》中就说"主一切气"、《开宝本草》中就说疗"丈夫奔豚"、《会约医镜》中就说"治气滞膨胀"等。

《保生方》中谈到治上气喘急：蓬莪术五钱，酒一盏半，煎八分服。

《本草汇言》中谈到治疗奔豚疝瘕：蓬莪术、肉桂、小茴香各等份，为末服。

3. 入肾

冬季采挖的能入肾，故而，冬莪术也可以治疗骨瘤等病证。

三、用药注意

1. 用法用量

莪术的一般内服煎汤济量为 3 ~ 9 克。

2. 使用禁忌

气血虚弱者及孕妇忌用。

元　胡

> 《中药学》上的功效：活血行气止痛。

一、功效来源

（1）药用部位　元胡药材为罂粟壳植物延胡索的干燥块茎。以个大、饱满、质坚实、断面色黄者为佳。

（2）气味　元胡气微，味苦。

（3）药性来源　元胡的采收时间为夏季，此时的季节之性为热；味苦属阴为寒，综合之后，元胡的药性为平。

（4）功效归纳　元胡味苦补心，夏季采收能入心，故而，元胡的补心通脉作用非常好。

二、临床应用

元胡活血通脉的作用很好，不但能活血化瘀而止疼，更能消癥瘕而止疼，所以，前人经验就说元胡能治一身上下内外之疼。由于药性平和，故而，不管是寒热之证，均可应用。

三、用药注意

1. 用法用量

一般内服煎汤剂量为 3~9 克。如研末随汤药冲服的话，则每次 1~3 克，
1 天 2 次。

2. 使用禁忌

虚证无血瘀者及孕妇忌用。

乳 香

> 《中药学》上的功效：活血止痛，消肿生肌。

一、功效来源

（1）**药用部位** 乳香药材为橄榄科植物卡氏乳香树及同属科多种植物皮
部切伤后渗出的油胶树脂。以颗粒状、半透明、色黄白、有光泽、无杂质、
气芳香者为佳。

（2）**气味** 气微香，味微苦，口嚼时开始碎成小块，继而迅速软化成胶
团状，黏附牙齿，唾液呈乳白色，微有香辣感。

（3）**药性来源** 乳香的采收时间是春、夏两季，单从季节之性来说，春
季采收的性温，夏季采收的性热；味微苦属阴为凉，微香辣属阳为温，综合
之后，乳香药性为温热。

（4）**功效归纳** 气微香有走窜之性；味微苦补心；味微香辣能发散而补
肺；春季采收的能入肝，夏季采收的能入心。

二、临床应用

1. 补心

乳香补心，药性温热，对于血脉不通的病变有很好的治疗作用。故而，
《本草纲目》中就谈到"乳香香窜，入心经，活血定痛，故为痈疽疮疡、心腹
痛要药"。

2. 补肺

乳香味微辛辣，能补肺，加之气微香走窜，有散气排浊作用，故而，《别

录》中就说"疗风瘾疹痒毒"、《要药分剂》中就说"赤白痢腹痛不止者，加入乳香无不效"等。

3. 入肝

春季采收的乳香能入肝，不但能调气调血，如《本草拾遗》中就谈到疗"妇人血气"、"理风冷"，而且还能舒筋，因为肝主筋，所以《本草纲目》中就谈到"伸筋"。

三、用药注意

1. 用法用量

乳香的内服煎汤剂量一般为 2～9 克。

2. 使用禁忌

无气血郁滞者及孕妇忌用。

没 药

《中药学》上的功效：活血止痛，消肿生肌。

一、功效来源

（1）药用部位　没药药材为橄榄科植物没药树及同属多种植物树干渗出的油胶树脂。

（2）气味　没药气香而特异，味苦微辛。

（3）药性来源　没药的采集时间为 11 月至次年的 2 月或 6～7 月采收，单从季节之性来看，有寒、温、热之别；味苦属阴为寒，微辛属阳为温，综合之后，冬季采收的性寒，春季采收的性平，夏季采收的性温。《海药本草》中说的"温"，也许就是对夏季采收的没药而言的，《开宝本草》中说的"平"大概是对春季采收的没药来说的。

（4）功效归纳　没药气香走窜；味苦补心，微辛补肺。

二、临床应用

1. 补心

心主血脉，没药补心，且有走窜之性，故而，用其治疗血脉不通之病证有很好的疗效。如《药性论》中说"主打搕损，心腹血瘀，伤折踒跌，筋骨瘀痛，金刃所损，痛不可忍，皆以酒投饮之"、《日华子本草》中说的"破癥结宿血"等。

2. 补肺

没药味微辛能补肺，加之其性走窜，故而，有很好的消散排浊作用，如《医学入门》中就谈到"此药推陈致新，故能破宿血，消肿止痛，为疮家奇药也"。

对于皮疹瘙痒、脚癣等病证，应用没药和金银花配伍治疗，效果不错，如 1990 年《中西医结合杂志》上扬桂仙介绍用没银煎液治疗皮肤病 192 例，其中急性湿疹 67 例，慢性湿疹急性发作 42 例，接触性皮炎 52 例，脚癣合并感染 26 例。方法；取没药 50 克，金银花 50 克，加水 1000 毫升，煎至 500 ~ 700 毫升备用。用时以 5 ~ 8 层纱布浸取药液，外敷患处，每次 30 分钟，日 3 次。结果：192 例全部治愈。其中 184 例用药 1 ~ 2 天，仅 8 例用药 5 天，皮损即渗出减少，创面干燥、结痂。

三、用药注意

1. 用法用量

内服煎汤，一般剂量为 3 ~ 9 克。

没药内服对胃有刺激性，脾胃虚弱者不宜多服，如果与乳香同用，其总量不宜超过 10 克，以免引起呕吐。

2. 临床注意

应用没药有时会出现过敏反应，如 1990 年《中医药信息》上就谈到"应用'三黄膏'外敷出现皮肤过敏 6 例轻者局部丘疹水泡，重者遍布全身。经观察发现是由于乳香、没药引起，加适量冰片可对抗其过敏反应"；1987 年《重要通报》上说"煎服少腹逐瘀汤治疗痛经及用身痛逐瘀汤治疗外伤痛发生过敏反应各 1 例。表现为全身红色皮疹，状如图币，胸腹及四肢伸侧多见，奇痒难忍。后经用西药抗过敏治疗而愈。后去没药再服，未再出现皮疹，但再加入再现，故认为皮疹是由没药引起"。

3. 使用禁忌

因没药有活血散瘀的作用，故而，孕妇忌用。

皂 角 刺

《中药学》上的功效：搜风，拔毒，消肿，排脓。

一、功效来源

（1）药用部位　皂角刺药材为豆科植物皂荚的棘刺。

（2）气味　皂角刺味淡。

（3）药性来源　皂角刺虽然全年可采，但以9月至竖年3月间为宜，故而，皂角刺的季节之性为寒或温；味淡属阳为温，综合之后，冬季采收的药性为凉，春季采收的药性为热。

（4）功效归纳　味淡入脾能助运化；皂角刺药材位于植物的上部，故而，可以治疗上焦病证，如杨士瀛就说"能引诸药上行，治上焦病"；刺有开破之性；冬季采收者能入肾，春季采收者能入肝。

二、临床应用

1. 助运化

皂角刺，味淡入脾，能助运化。由于刺具有向外开破之功，故而，通乳和消痰作用都很好，比如《四川中药志》中就谈到皂角刺能"通乳"、《本草崇原》中就说其能"化痰"等。

2. 治上焦病

皂角刺"能引诸药上行，治上焦病"，故而，不但可以作为上焦病的引导药，更可以应用于上焦需要排散治疗的病证，如痈疽疮疡等。

1959年《中华耳鼻喉科杂志》上李约伯介绍治疗急性扁桃体炎：用皂角刺9克，水煎，早晚分2次服。治疗急性扁桃体炎10例，除1例无效外，其余均在2~6日内治愈。大多数患者在服药后次日，体温及白细胞即降至正常，自觉症状及扁桃体红肿明显减轻。

3. 开破

皂角刺药材为刺，具有开破之功，对于痈疽疮疡，有很好的治疗效果。如《医学入门》中就说"皂刺，凡痈疽未破者，能开窍；已破者能引药达疮所，乃诸恶疮癣及疠风要药也"；《本经逢原》中也说"角刺治痘疹气滞，不能起顶灌浓者，功效最捷"。

1980 年《浙江中医杂志》上赵振民介绍治疗顽固性下肢溃烂：用单味鲜皂角刺水煎服，每次 50 克，1 日 3 次，治疗下肢顽固性溃烂，效果满意。例：王某，男，61 岁。10 天前下河捕鱼后出现下肢湿疹，搔破后感染，红肿溃烂，肉色暗红，流出脓液甚多，西药治疗无效。用上药 3 天后明显好转，治疗 1 周而愈。

4. 入肾

冬季采收者能入肾，可治疗骨中需要排散的病变，如 1986 年《新中医》上就谈到治疗骨结核：许钜材介绍：用皂角刺 120 克（新鲜者更佳），1.5 千克以上的老母鸡 1 只。将皂角刺刺满鸡身，文火煨烂，去刺食肉喝汤，2～3 日 1 只，连服 5～7 只为 1 疗程。一般治疗 1 个疗程即愈。用此法治疗多例，效果颇佳。

5. 入肝

痒为风所致，风为气不调顺所致，因春季采收的皂角刺能入肝，调气调血，故而，春皂角刺就有很好的祛风作用，如《本草崇原》中就说"去风"、"定小儿惊风发搐"，《本草纲目》中就谈到"治风"，《本草汇言》中就说"拔毒祛风"等。

三、用药注意

1. 用法用量

内服煎汤时的一般剂量为 3～9 克。

2. 使用禁忌

孕妇忌用。

○ **节后语**

1. 活血化瘀药怎么用？

（1）颜德馨老先生经常说的一句话是"久病必有瘀"，中医里也有一句话"久病入络"，故而，对于久病之人，不管有没有血瘀的诊断指征，都要加用一定的活血化瘀药。

（2）气能行血，当我们应用活血化瘀药时加用一定补气药，则效果更好。

（3）很多活血化瘀药有伤阴的特点，故而，在应用时加用适量的滋阴药，则可消除伤阴之弊。

2. 活血化瘀药的鉴别

药名	药材	气味	采收时间	药性	功用
川芎	根茎	香气浓郁,味苦辛,回味甜	夏季	热	补心、肺、脾
丹参	根及根茎	味微苦涩	春、秋	春:性平 秋:性寒	补心肝、入肝或肺
益母草	地上部分	味微苦	春、夏	春:性平 夏:性温	补心,入肝
桃仁	种子	味微苦	长夏	平	补心,入脾
红花	花	气微香,味微苦	夏	温	补心
三棱	块茎	味淡、有麻辣感	秋、冬	秋:温 冬:平	补脾,发散、入肾
莪术	根茎	气微香,味微苦、辛	秋、冬	平或凉	补心、肺,入肾
元胡	块茎	味苦	夏	平	补心通脉
乳香	油胶树脂	气微香,味微苦,微有辛辣感	春、夏	温热	补心、肺,入肝
没药	油胶树脂	气香特异,味苦微辛	冬、春、夏	冬:寒;春:平;夏:温	补心、肺
皂角刺	棘刺	味淡	冬、春	冬:凉;春:热	补脾助运化,治上焦病,具有开破之性,入肾、肝

第十二节　化痰药

> 痰堵气道,危及生命;痰滞经络,怪病丛生。临床上,我们不但要掌握有形之痰的药物治疗,更要掌握无形之痰的药物治疗。

具有祛痰或化痰作用的药物,称为化痰药。痰有寒热,所以,化痰药也有两类,一类是温化寒痰药,一类是清热化痰药。

常用的温化寒痰药有芥子、皂荚、旋覆花等;常用的清热化痰药有白前、前胡、桔梗、瓜蒌、昆布、海藻等。

芥　子

> 《中药学》上的功效:祛痰利气,散结消肿。

一、功效来源

（1）药用部位　芥子药材为十字花科植物白芥或芥的干燥成熟种子。前者习称"白芥子"，后者习称"黄芥子"。

（2）气味　白芥子气微，味辛辣；黄芥子研碎后加水浸湿，则发生辛烈的特异臭气。

（3）药性来源　芥子的采集时间是夏末秋初，此时，为中医认为的长夏所主，季节之性为温；味辛辣属阳为热，综合之后，芥子药性为热。

（4）功效归纳　种子补益，味辛补肺；长夏采收能入脾。

二、临床应用

1. 补肺

不管是白芥子还是黄芥子，都有辛辣之味，能补肺。肺主排浊，故而，芥子能外排浊气浊物：外排浊气，可治疗咳嗽胸闷；外排浊物，可治疗痰湿、汗液等。如孙思邈说"治咳嗽胸胁支满，上气多唾者，每日温酒吞下七粒"；《别录》上说"发汗，主胸膈痰冷上气"；《医学入门》中说"利胸膈痰，止反胃吐食，痰嗽上气"；《本草纲目》中说"利气豁痰"等。

《方脉正宗》上谈到治风湿涎痰，结成痞块：外用白芥子为末，醋调涂患处上。内用白芥子为末，神曲打糊丸梧子大，每服三钱，清晨参枣汤下。

2. 入脾

芥子药性温热且能入脾，故而，首先就有暖脾胃的作用，如《药材资料汇编》上就说"功能暖胃，增进食欲"、《本草纲目》中说"除寒暖中"等；其次，能助脾运化，对于津液不运，留滞为水肿、痰湿等病证也有很好的治疗作用，如陶弘景说的治"毒肿留四肢疼痛"、《本草纲目》说的"散肿止痛"、《本草正义》上说的"白芥子，消痰癖疟痞，除胀满极速，因其味厚气轻，故开导虽速，但不甚耗气，既能除胸胁皮膜之痰，则他近处者不言可知"等等。

朱震亨说的则更是明白："痰在胁下皮里膜外，非白芥子莫能达"。

中医上有句话"脾为生痰之源，肺为贮痰之器"，不管是白芥子还是黄芥子，都能入脾健运津液、助肺排浊，故而，对于痰湿之邪的消除有很好的治疗作用。因其药性温热，故而，对于寒痰之证，效果很好。

《濒湖集简方》中谈到治肿毒初起：白芥子末醋调涂之。

《本草权度》中谈到治小儿乳癖：白芥子研末水调，摊膏贴之，以平为期。

三、用药注意

1. 用法用量

芥子的一般剂量为3~9克。

2. 临床注意

芥子不宜久煎，古人已经认识到芥子"煎汤不可太熟，熟则力减"。现代研究表明。沸水能抑制白芥子酶的作用，从而使白芥子甙不能释放出有效成分。

芥子用量过大，易致腹泻。因白芥子与水接触后能释放出硫化氢，刺激肠管使之蠕动加快而引起腹泻。

芥子外敷有发泡作用，凡皮肤过敏者不可使用。

3. 使用禁忌

肺虚有热的咳嗽及阴虚内热各证均忌用。

皂 荚

《中药学》上的功效：祛痰、开窍。

一、功效来源

（1）药用部位　皂荚药材为豆科植物皂荚的果实。

（2）气味　皂荚气味辛辣，嗅其粉末则打喷嚏。

（3）药性来源　皂荚的采收时间是秋季，其季节之性为凉；味辛辣属阳为热，综合之后，皂荚药性为温。

（4）功效归纳　皂荚味辛补肺；秋季采收更能入肺；温能祛寒。

二、临床应用

因皂荚不但补肺且能入肺，故而，排浊之力甚强：上部排浊，可治痰喘咳嗽；下部排浊，可愈肠风便毒；皮肤排浊，可治疗风癣疥癫等。

《余居士选奇方》上谈到治痰喘咳嗽：长皂荚三条（去皮、子）一荚入巴豆十粒，一荚入半夏十粒，一荚入杏仁十粒，用姜汁制杏仁，麻油制巴豆，蜜制半夏，一处火炙黄色，为末，每用一字，临卧以姜汁调下。

《圣惠方》中谈到治疗大肠风毒，泻血不止：皂荚（长一尺二寸者）五挺（去黑皮，涂酥三两炙尽为度），白羊精肉十两，上药，先捣皂荚为末，后与肉同捣令熟，丸如梧子大。每于食前以温水下二十丸。

《仁斋直指方》中谈到治便毒痈疽：皂角（用尺以上者）一条，法醋煮烂，研成膏，敷之。

《马敬思自得录方》上谈到治风癣疥癞或皮肤麻木，死肌，风痹顽皮等证：大皂荚二十条（去皮、子、弦），切碎，水十五碗，熬成稠膏，每日用少许涂患处；再以十茶匙枸杞子汤调服。

三、名医经验

唐云卿经验

一字散为唐老验方，组成：大皂荚去皮、子后，烘干研末。主治：喘咳痰闭、中风痰多、感冒头痛、脘腹胀痛等。关于一字散唐老曾有一首歌诀："长条皂荚一味宝，诸医不用视如草。耳不听来目不闻，留与匠人洗白银。"这是为皂荚不为重视而鸣不平。唐老把它当作通关散使用，有时也给人内服。（《豫章医萃——名老中医临床经验精选》）

四、用药注意

1. 用法用量

一般用量，内服煎汤时的剂量一般为 1～3 克，外用适量。

2. 临床注意

《本经逢原》上谈到：按大、小二皂，所治稍有不同，用治风痰，牙皂最胜，若治湿痰，大皂力优。

3. 使用禁忌

虚证有痰、痈肿已破者或孕妇均忌用

白 前

《中药学》上的功效：祛痰，降气。

一、功效来源

（1）药用部位　白前药材为萝藦科植物柳叶白前或芫花叶白前的干燥根茎及根。

（2）气味　白前，气微、味微甜。

（3）药性来源　白前的采挖时间是秋季，其季节之性为凉；微甜属阳为微温，综合之后，白前之性为微凉，故《本草正义》中就谈到治"痰火气壅，上逆咳嗽，亦能定之"。焦树德老先生编写的《用药心得十讲》中也谈到白前"性微寒"。

（4）功效归纳　白前味微甜能补脾；秋季采挖的能入肺。

二、临床应用

脾为生痰之源，肺为贮痰之器。白前补脾入肺，对于痰湿堵塞之证，效果很好，所以，《本草纲目》中就说白前"肺气壅实而有痰者宜之"。这里的"肺气壅实"，实际上就是"浊气郁结过多"。

咳嗽的出现，只有两种情况，一种是胸中浊气郁结过多，另一种是痰堵气道，呼吸不畅所致。白前秋季采挖能入肺而助肺排浊，故而，无论哪一种情况导致的咳嗽，白前都能治疗。但是，白前药性微凉，治病的时候最好借鉴《本草衍义》上的经验："以温药相佐使，则尤佳。"

白前药材为根，能治疗人体下部疾病，如《日华子本草》中就说白前可治疗奔豚。不过，白前质地很轻，我们在临床上更多的是用来治疗人体上部的咳嗽有痰之病证。

三、用药注意

1. 用法用量

白前的内服煎汤剂量一般为 3 ~ 10 克。

2. 临床注意

虚人慎用。

桔　梗

《中药学》上的功效：宣肺祛痰，排脓。

一、功效来源

（1）药用部位　桔梗药材为桔梗科植物桔梗的干燥根。以根粗大、色白、质坚实、味苦者为佳。

（2）气味　桔梗味微甜后苦。

（3）药性来源　桔梗的采挖时间是春、秋两季，以秋季采挖者体重质实，质量较佳。春季采挖者，季节之性为温，秋季采挖者，季节之性为凉；味微甜属阳为微温，味苦属阴为寒。综合季节之性，春桔梗药性为平，秋桔梗药性为寒。李杲谈的除"肺部风热"，也许是针对秋季采收的桔梗而言的。

（4）功效归纳　桔梗味微甜补脾，味苦补心；春季采挖能入肝，秋季采挖能入肺。

二、临床应用

桔梗味微甜，可以健脾助运，补虚而消痰，所以，《日华子本草》中就说"补虚消痰"；脾在液为涎，脾虚不固，涎液增多，桔梗补脾，可以治疗涎液增多症，故而，《药性论》中就谈到桔梗能治"痰涎"。

心主血脉，桔梗味苦补心，可以治疗血脉不通的病证，所以，《本经》中就谈到"主胸胁痛如刀刺"，《药性论》中就谈到"破血"、"消积聚"，《日华子本草》中就谈到"破癥瘕，养血"等。

肝主疏泄，肺主排浊，桔梗的采挖时间是春秋两季，不管哪一季采挖，都有很好的理气作用，故而，《本经》中谈到治"腹满，肠鸣幽幽，惊恐悸气"、《药性论》中就谈到"去积气"、《日华子本草》中就谈到"下一切气"、《珍珠囊》中就谈到"利肺气，治鼻塞"等。

三、用药注意

1. 用法用量

桔梗煎汤内服时，一般剂量为 3～9 克。

2. 临床注意

桔梗内服剂量过大的时候，可引起呕吐，所以，临床上一定要注意。

前　胡

> 《中药学》上的功效：降气化痰，宣散风热。

一、功效来源

（1）药用部位　前胡药材为伞形科植物白花前胡的干燥根。以根粗壮、皮部厚、质柔软、断面油点多、香气浓者为佳。

（2）气味　前胡，气芳香，味微苦而辛。

（3）药性来源　前胡的采挖时间是冬季，此时的季节之性为寒；味微苦属阴为凉，味辛属阳为热，综合季节之性，前胡的药性为凉。

（4）功效归纳　气香走窜，味辛补肺排浊；味微苦补心；冬季采挖者能入肾。

二、临床应用

1. 补肺

前胡气味芳香，具有走窜之力，加上味辛补肺，故而，排浊之力很强，如《别录》中谈的"主疗痰满胸胁中痞，心腹结气，风头痛，去痰实"，《日华子本草》中谈到"止嗽"、治"反胃，呕逆，气喘"，《滇南本草》中谈到"发汗要药，止咳嗽"、"出内外之痰"等。

由于前胡药性为凉，故而，对于火热之证的治疗，效果很好，如《本草纲目》中谈到"清肺热，化痰热，散风邪"，《药性论》中说的"去热实，下气，主时气内外俱热，单煮服佳"等。

2. 补心

前胡药材具有微苦之味，有补心之功，能疏通血脉，加之气香走窜，用以治疗血脉不通的病证，效果不错，如《日华子本草》中说的"破癥结"等。由于前胡药性为凉，所以，对于癥结日久有热之证，效果很好。

苦能燥湿，对于痰湿有热的病证，前胡也有一定的治疗效果。

3. 入肾

冬季采挖的前胡能入肾，肾主骨，所以，对于骨节病证也有较好的治疗作用，如《日华子本草》中谈到的治疗"骨节烦闷"等。

三、用药注意

1. 用法用量

前胡的内服剂量一般为 3~9 克。

2. 使用禁忌

阴虚有热者忌用。

瓜 蒌

《中药学》上的功效：清肺化痰，宽胸散结，润燥滑肠。

一、功效来源

（1）药用部位　瓜蒌药材为葫芦科植物栝楼或双边栝楼的干燥成熟果实。

（2）气味　瓜蒌，具有焦糖气，味微酸、甜。

（3）药性来源　瓜蒌的采收时间是秋季，此时的季节之性为凉；味微酸属阴为微凉，味甜属阳为温，综合之后，瓜蒌的药性为微凉。

（4）功效归纳　瓜蒌味微酸补肝，味甜补脾；秋季采收能入肺。

二、临床应用

1. 补肝

瓜蒌味微酸能补肝，助疏泄而调气，对于胸中气滞之病，有很好的治疗作用。由于药性微凉，故而，成无己就说瓜蒌"通胸中郁热"。临床上，对于胸部满闷有热的病证，常用瓜蒌来治疗。

2. 补脾

脾能运化水液，瓜蒌味甜，能补脾，故而，《江苏植物志》中就说瓜蒌"治水肿"，《品汇精要》中就说"消结痰"，《本草纲目》中就说"涤痰结"等。

3. 入肺

瓜蒌秋季采收能入肺排浊，所以，《本草纲目》中就说瓜蒌能"治咳嗽"、"利咽喉，消痈肿疮毒"，《品汇精要》中说能"消痈毒"。我们现在的更多人还用瓜蒌来润肠通便，也是取其助肺排浊之功。

三、用药注意

1. 用法用量

瓜蒌的内服煎汤剂量一般为 10~30 克，大剂量可用至 60 克。

2. 临床注意

十八反中，瓜蒌反乌头，虽然对此之说，古今医家看法不一，现代临床与实验研究也表明，只要运用得当，尚未发现相反作用，但我们还是要在临床上多注意。

3. 使用禁忌

虚寒之人禁用。

附　老姬杂谈

2007 年 2 月 7 日，我治疗了一例患有莫氏二型房室传导阻滞的 26 岁女性病人，心率只有每分钟 37 次，做完心电图后西医大夫当时就说要安装心脏起搏器，但病人未听，来我门诊用中药治疗。考虑其舌淡苔白腻，脉滑，于是用瓜蒌薤白白酒汤加减治疗；全瓜蒌 30 克，薤白 30 克，制半夏 30 克，桂枝 30 克，白芥子 30 克，红醋 1 瓶，再加适量的水煎服。2 月 12 日，做心电图示不完全性右束支阻滞，心率每分钟 58 次；2 月 15 日，心电图检查结果示不完全性右束支阻滞、异常心电图；又用 3 剂药，心电图示窦性心律、不完全性右束支传导阻滞、边缘心电图，心率为每分钟 60 次。做心电图的医生都大为吃惊。后来，丸药调治，1 个月余。2 年后住院生小孩，体检时心电图显示为正常。

海　藻

> 《中药学》上的功效：消痰结，散瘿瘤。

一、功效来源

（1）药用部位　海藻药材为马尾藻科植物海蒿子或羊栖菜的干燥藻体。

（2）气味　海藻气腥，味咸。

（3）药性来源　海藻的采集时间为夏、秋两季，夏季采收者，季节之性为热，秋季采收者，季节之性为凉；味咸属阴为凉，综合之后，夏海藻性温，秋海藻性寒。

（4）功效归纳　咸能入肾，咸能软坚；夏季采收者能入心，秋季采收者能入肺。

二、临床应用

1. 入肾软坚

海藻味咸入肾，具有软坚之功，可治疗瘿瘤、癥瘕、积聚之证，如《本经》中就谈到"主瘿瘤"、"痈肿癥瘕"，《别录》中就谈到"疗皮间积聚"，《本草蒙筌》中就说"治项间瘰疬，消颈下瘿囊"等。

《本草新编》中谈到：海藻，专能消坚硬之病，盖咸能软坚也，然而单用此一味，正未能取效，随所生之病，加入引经之品，则无坚不散矣。

2. 入心

夏季采收的海藻能入心而通血脉，可治疗癥瘕积聚，加之"软坚"之功，故而，海藻的消癥瘕积聚作用很好。

3. 入肺

秋季采收的海藻能入肺以排浊，上可治疗咳喘，如《现代实用中药》中谈到"治慢性支气管炎等症"，下可消奔豚、通利二便，如《海药本草》中就说治"奔豚气"、《别录》中说"（治）热结，利小便"、《本草蒙筌》中说"利水道，通癃闭成淋"等等。

三、用药注意

1. 用法用量

内服煎汤，一般剂量为 10～15 克，大剂量可以用到 60 克（见《当代中药临床应用》）。

2. 临床注意

中药"十八反"中谈到海藻反甘草，虽然历代医书上将两药同用的方剂很多，如《证治准绳》上的昆布散、《医宗金鉴》中的海藻玉壶汤、通气散坚丸等，近来也有两药同用未发现毒副作用的报道，但是，我们在临床时还是要注意。

3. 使用禁忌

脾胃虚寒者忌用。

○ **节后语**

1. 化痰药怎么用？

（1）针对痰的寒热不同，我们在治疗的时候也要选用温热或寒凉的祛痰药。

（2）在用祛痰药的时候，少加一些滋阴药，则痰更易消除。

（3）脾为生痰之源，肺为贮痰之器。痰邪所致病证，健脾运化能治本，补肺排痰能治标。白前、桔梗和瓜蒌是标本同治之品，临床遇见痰多之人，应优先考虑应用这几种药物。

（4）痰属实邪，外排才是正治。海藻的软坚之功，就如把电脑里的文件进行压缩一样，故而，应用海藻治病时一定要配伍其他的排痰之品。

2. 化痰药的鉴别

药名	药材	气味	采收时间	药性	功用
芥子	种子	味辛辣	长夏	热	补肺、入脾
皂荚	果实	味辛辣	秋季	温	补肺祛寒
白前	根及根茎	味微甜	秋季	微凉	补脾、入肺
桔梗	根	味微甜后苦	春、秋	春：平；秋：寒	补脾、心，入肝、肺
前胡	根	气芳香，味微苦而辛	冬季	凉	补肺、心，入肾
瓜蒌	果实	具有焦糖气，味微酸、甜	秋季	微凉	补肝、脾，入肺
海藻	藻体	气腥，味咸	夏、秋	夏：温秋：寒	入肾软坚，入心、肺

第十三节　平肝潜阳药

肝阳上亢，实际上说的就是肝气上逆而导致人体上部出现热象的一种病证。气有余便是火，火热同义，只不过是度的不同，故而，平肝潜阳药，就是引上逆之气往下行的药物。

以平抑肝阳，治疗肝阳上亢的药物称为平肝潜阳药。常用的平肝潜阳药有石决明、牡蛎、代赭石等。

石 决 明

《中药学》上的功效：平肝潜阳，清热明目。

一、功效来源

（1）药材　石决明药材是软体动物门鲍科动物杂色鲍、皱纹盘鲍、羊鲍、澳洲鲍、耳鲍或白鲍的贝壳。

（2）气味　石决明气微，味微咸。

（3）药性来源 从制药的季节来看，夏季为热，秋季为凉；味微咸属阴为凉，综合之后，夏季药性为温，秋季所制的药性为寒。

（4）功效归纳 石决明属动物药类，质地沉重，有降气之功；味咸补肾而软坚。

二、药物炮制

石决明：洗净晾干，敲成碎块。

煅石决明：取刷净的石决明，置无烟的炉火上在火坩埚内煅烧。内服的煅至灰白色，外用的煅至白色，取出放凉，碾碎。

盐石决明：将石决明煅至微红，取出，喷淋盐水，碾碎。

三、临床应用

1. 降气

石决明有降气之功，能治疗各种上逆之气所致的病证，如呃逆、呕吐、头胀头晕、目赤肿痛等。

2. 补肾软坚

《本草求原》上就说石决明有"软坚、滋肾"之功，所以，对于癥瘕积聚之病证，可以应用石决明治疗。

味咸补肾，石决明也能治疗肾虚的腰痛。

四、用药注意

1. 用法用量

内服煎汤时的剂量一般为9~45克。煅者一般为9~20克。

2. 临床注意

石决明生用，降气之力猛；煅制之后，降气之力缓。补肾时，应用盐石决明则更好。

3. 使用禁忌

大气、中气下陷者忌用。

牡 蛎

《中药学》上的功效：重镇安神，平肝潜阳，收敛固涩，软坚散结，制酸止痛。

一、功效来源

（1）**药材**　牡蛎药材为软体动物门科动物长牡蛎、大连湾牡蛎或近江牡蛎的贝壳。

（2）**气味**　牡蛎气微，味微咸。

（3）**药性来源**　由于全年可采，我们只能从其味上来推断出药性，微咸属阴为凉，故而，《中药大辞典》上就说牡蛎为"凉"性。至于《本经》和《本草正》中说的"平"性，大概说的是煅牡蛎。

（4）**功效归纳**　牡蛎质地沉重，有降气之功；味咸补肾；咸能软坚。

二、药物炮制

生牡蛎：洗净，晒干，碾碎用。

煅牡蛎：将洗净的牡蛎，置无烟炉火上煅至灰白色，取出放凉，碾碎。

三、临床应用

1. 降气

牡蛎质地沉重，有降气之功，故而，对于人体上部"气有余便是火"的病证如目赤、头部轰热、自觉跳动、上气咳喘、呃逆、奔豚等有很好的治疗作用。《医学衷中参西录》中就谈到"止呃逆"，《别录》中也谈到治"咳嗽"。

至于更多的书上谈到牡蛎有安神之功，如《海药本草》等，这是因为牡蛎降气，能治疗热扰心神而导致的"树欲静而风不止"的心神不宁之证。

2. 补肾

牡蛎味微咸，咸味为肾主管，所以，牡蛎能补肾。由于质地沉重，牡蛎作用于人体之后是直达下焦，所以，能补下焦之肾功能，而肾主管二阴口的闭合，所以，对于因二阴口松弛而导致的二便自遗等病证有很好的治疗作用，如《别录》中就说"止大小便"。遗精，也是肾的固摄作用下降所致，牡蛎补肾，所以，也就有治疗遗精病证的功能，这一点，《汤液本草》、《本草经疏》、《别录》等书上都有谈及。

肾主骨，牡蛎补肾，所以就有壮骨的作用，特别是对于腰腿骨节发软，西医谓之"骨质疏松"的人，效果不错。

煅牡蛎质地相对较轻，增强肾功能后可固摄汗液的外出，所以，更多的书上就谈到牡蛎有止汗之功，如《别录》中就说"止汗"。内服外用，均有很好的效果，如《千金方》中的牡蛎散"治卧即盗汗，风虚头疼：牡蛎、白术、防风各三两，治下筛，酒服方寸匕，日二"；《经验方》中谈到"治盗汗及阴汗：牡蛎研细粉，有汗处扑之"；《本草拾遗》上说把牡蛎"捣为粉，粉身，主大人小孩盗汗"等。

3. 软坚

咸能软坚，牡蛎味微咸，有软坚之功，对于瘰疬、瘿瘤、癥瘕积聚等病证有一定的消除作用，特别是对于"骨瘤"患者，有较好的治疗作用。

四、名医经验

双安安经验

某妪，年逾七旬，夏月伤暑，发热，便泻日20行，经用多种抗生素及补液治疗不效，而改服中药。首用芍药汤、左金丸、四君子汤多方，数更其医，终不见效。用"芍药汤"则便泻反剧，用"四君子汤"则烦躁不安，病家延我诊治，视其头汗不止，形体枯槁，舌光如镜，便泻日10余行，泻物少而稠，腥而不臭，余无所苦，脉小细数。此阴伤而下焦不固也，若用苦寒，则有化燥之势。而用阴柔，则阴为泻用。但用温补，必助其热。惟塞流固津乃当务之急。吾仿吴氏一甲煎法，令以生牡蛎120克煎服，家人疑之，曰："能愈？"答："姑妄试之。"翌日。病家喜来相告："吾母重病月余，所用药需用箩装，而病反剧，岌岌待毙，且寿木已备，今用药只5分钱，便泻即止，真菩萨也！"后嘱以糜粥自养而痊愈。（《南方医话》）

五、用药注意

1. 用法用量

牡蛎煎汤内服，一般剂量为9～30克，煅牡蛎，量应小一些。

2. 临床注意

生牡蛎的降气作用强，煅牡蛎的收涩止遗作用强。

3. 使用禁忌

上虚之人禁用。

代 赭 石

《中药学》上的功效：镇逆，平肝，止血。

一、功效来源

（1）药材　代赭石药材为氧化类矿物刚玉族赤铁矿。

（2）气味　代赭石气微，味淡。

（3）药性来源　单纯从味上来说，淡味属阳为温。由于四季都可以采挖，故而，如果结合采挖的季节之性来综合考虑，那么，代赭石的药性可就不好说了，如《本经》上说"寒"，《药性论》上说"平"，《本草汇言》上说"温"，《本草正》上说"凉"等。

（4）功效归纳　代赭石为矿物类药物，质地沉重，有降气之功；味淡入脾，能刺激脾而使其功能增强。

二、药物炮制

代赭石：除去杂质，砸碎，过筛。

煅代赭石：取刷净的代赭石，砸碎，入坩埚内，在无烟的炉火上煅红透，取出，立即倾入醋盆中淬酥，捣碎，再煅淬一次，取出晒干，碾成粗末。

三、临床应用

1. 降气

代赭石质地沉重，能引气下行，所以有降气之功，对于上逆之气所致的病证有很好治疗作用，如治疗呃逆、嗳气、呕吐、喘促、咳嗽、奔豚气、梅核气等。

代赭石的降气，也可以促使大便的外出，如1990年《中医杂志》上介绍治疗便秘：用代赭石30～60克，配伍芒硝等通下药，比单纯应用"三承气汤"效佳，治疗多例（包括肠梗阻、急性胆囊炎、习惯性便秘）均获良效。

由于肝主疏泄而调气，上逆之气的出现，我们通常就说是肝的疏泄太过所致，所以，更多书上谈到的平肝，实际上就是降气。

代赭石经用醋制之后，沉降之中又有收敛之性，故而，对于上逆之气导致的出血病证如吐血、咯血、鼻衄等有很好的治疗作用。

2. 增强脾功能

脾主运化，能使营养物质和水液入血而充血，代赭石能增强脾功能，所以，代赭石有充血之功，如1989年《中国中药杂志》上介绍对于贫血或失血过多：用生赭石10～30克，研细末冲服，或配伍补血药，均有效。

四、用药注意

1. 用法用量

内服煎药，一般剂量为 10 ~ 30 克。

2. 临床注意

平肝、降气宜生用，收敛止血宜煅用。

不宜与牛奶、豆腐等高蛋白类食品同服，以防降低药效。

3. 使用禁忌

中气下陷者及孕妇慎用。

○ 节后语

1. 平肝潜阳药怎么用？

（1）应用平肝潜阳药时配伍一些滋阴药，则上逆之气能更好的下行。

（2）孕妇及中气下陷者可不能用。

2. 平肝潜阳药的鉴别

药名	药材	气味	采收时间	药性	功用
石决明	贝壳	味微咸	夏、秋	夏：温 秋：寒	降气、补肾、软坚
牡蛎	贝壳	味微咸	全年可采	单从味上来推理，药性为凉	降气、补肾、软坚
代赭石	矿物类药材	味淡	四季可采	单从味上来推，药性为温	降气、增强脾功能

第十四节　泻 下 药

凡是能引起腹泻，或润滑大肠，促进排便的药物，称为泻下药。

大　黄

《中药学》上的功效：泻下攻积，清热泻火，凉血解毒，逐瘀通经。

一、功效来源

药材为切除茎叶、支根，刮去粗皮的根。

秋末采挖：秋季凉爽，秋末凉而带寒，所以，从采挖时间来看，大黄属于凉性，可入肺。

气清香、味苦：苦味属阴，其性为寒；气味清香容易走窜，所以，大黄为动药；苦味为心所主，所以，大黄可补心。

质地坚实而重：性属沉降，有降气之功。

综合采挖时间和气味，大黄为寒凉之性；属于动药，有降气之功；可补心入肺。

二、药物炮制

一般应用大黄多是生用，因其气味清香，易于发散，故而，在煎煮时一定要"后下"，即其他药物快熬好时才放入，但因临床需要，大黄可经多种炮制。

如"血见黑即止"，所以，对于出血病症，可以把大黄炒成炭而应用，则效果更好。

对于老年人和身体虚弱的人，可以把大黄蒸一下，以缓解泻下之力，这样应用之后，既可达到所要的效果，又对身体无伤害。

对于上部火热之证，就可以把大黄用白酒浸或洗一下应用，这样就可借着酒的上升作用而使大黄的治疗部位随之上升，效果更好。

三、临床应用

1. 治疗热性病证

大黄之性寒凉，故而可治疗热性病证。大黄药材为根，能治疗下焦病症，所以，对于腹部之热证很是适宜。如治疗肠痈病的大黄牡丹皮汤中就使用大黄为主药。

生活当中，我们好多人在锅里下过面条，如果锅溢了，怎么办？一是加凉水，二是关火。这里的关火，就是"釜底抽薪"，使上面之火热快速消退。大黄苦寒，有泻火之功能，所以，对于头面部的火热病证如头疼、目赤、咽喉红肿疼痛、牙龈肿痛、口舌生疮等应用大黄就如"釜底抽薪"，效果不错。

如果外用大黄，则不必拘泥于腹部病症，只要是真热之病症就可以直接应用，如烫火伤、痈肿溃疡等。

急性腰扭伤，我们都知道，严格来说，48 个小时之内需要冷敷，最起码 24 个小时内冷敷是必须的，而大黄寒凉，气味清香，有发散之功，故而，大黄外敷治疗急性腰扭伤效果很好。如 1984 年《中医杂志》上郭锡康介绍：用大黄粉、生姜各适量，先将生姜搅汁于干净容器中，然后加入大黄粉，调成软膏状，平摊于扭伤处，覆盖以纱布，用胶布固定，12~24 小时未愈者可再敷。治疗腰扭伤 110 例，全部治愈。其中敷 1 次者 86 例，2 次者 22 例，3 次者 2 例。

这里，我要说的是，在这个验方中加入生姜的目的：一是防止大黄过于寒凉，所以用生姜制衡之；二是生姜也有发散之功，可助大黄以散滞气；三是生姜汁可固定大黄粉，使之和皮肤结合更加紧密，利于药物的吸收。还有，第二、三次应用时，随着扭伤时间的延长，热性生姜的量就要慢慢增大。

2. 降气之功

大黄属于动药，有降气之功，对于肠道之积滞有沉降作用；对于胆汁郁结之病证也有很好的治疗作用。

临床上只要见到因热而导致的肠道积滞、胆汁郁结之病证，就可以直接应用大黄来治疗。可单用取效，更可以配伍枳实、厚朴等降气药物来增强疗效。

旧的不去，新的不来，对于因肠道积滞导致的不想吃饭问题，治病求本，应用大黄治疗，效果很是不错。

腑以通为顺，由于大黄有降气之功，大黄可使胃中之物快速下降，所以，少量应用大黄，一可增强食欲，治疗厌食症；二可消除胃中宿食导致的堵闷感。

焦树德老先生有一个验方，就是遇到害怕喝汤药、一喝就吐的病人，在服用汤药之前，先用大黄 1 克、甘草 1 克，煎水 1 小杯，慢慢喝下，服后 15~20 分钟如果不吐，再服用熬好的汤药也就不会吐了。效果不错。这里的大黄就是起到降气的作用。

3. 入肺

大黄可入肺，而肺主排浊，所以，对于排浊不力的病症也有很好的治疗作用。

如痰热的咳喘病，就可以应用大黄治疗；对于肠道积滞更可用大黄来推排建功。

临床上只要见到大便秘结之肠道积滞证，都可以应用大黄来治疗：对于热结，可以单用而取效；对于寒结，可配伍附子、干姜等药物；对于因虚所致的，可以配伍人参、百合、生地、玄参等药物来治疗。

4. 补心

大黄可补心，心主血脉，故而，对于因热而导致的出血之证有很好的治疗作用，如血热妄行之吐血、咯血、衄血、便血等各种出血证，即可单味应用，也可以配伍他药一起应用。

由于大黄气味清香而有发散之功，所以，对于血中物质堆积之血瘀证也有很好的治疗作用。如西医是上谈的高血脂、高血黏就是血中之物质堆积，故而，应用大黄治疗，效果不错。

中医治病，有是证，用是药，所以，只要是大黄的适应证就可以大胆应用，但是，随着中药西化现象的出现，一部分人觉得大黄治疗"肾衰"、"尿毒症"有一定效果，就在临床上见到所有的此类病人都加以应用，这是不可取的，切记。

四、名医经验

1. 陈昆山经验

陈老临床30多年一直视大黄是一味难得的好药。它应用广泛，长于逐邪除病，不仅内科，而且外、妇、儿、五官、口腔、骨伤等科也常用，尤其在抢救许多危重症的关键时刻，用之及时得当，疗效卓著，并能力挽狂澜。作为一名中医，人参固然要会用，但大黄更不能不会用，否则，就如一名战士不会使用手中一种威力强大的歼敌武器，岂不遗憾！

归纳大黄主治实、热、瘀、疸四大病证。其治疗许多危重症，只要见到四个病证之一时，常以大黄为主药，收到满意疗效。如治疗各种急腹症，常用大承气汤、大柴胡汤加减；治疗内科多种大出血，常用泻心汤加味；各种严重感染，常用清瘟败毒饮加大黄等；慢性肾衰、尿毒症常用温脾汤加减；各种瘀热互结的病证常用桃仁承气汤加减；黄疸常用茵陈蒿汤加减，等等。此外，大黄配番泻叶，睡前泡服，代替清洁灌肠效果确切。

应用大黄的指征是：里实、热甚、瘀血、黄疸确切的病证。这些病证如大便秘结，腑气不通时尤为适用。常用剂量数克至30克不等。为了泻实热，必后下，同时配伍芒硝；为了清热解毒、消瘀、退黄，应同煎。用大黄总以大便通畅，便前无腹痛为最佳剂量。有人报告，单味大黄每日用500克也未见不良反应，足见此药安全性好。

应用大黄可为多种剂型，如汤、粉、片、丸等，有条件还可制成针剂，用于止血以粉剂效果更佳。其给药途径有口服、胃管灌注、直肠点滴、保留灌肠、局部外用及肌内注射等。(《豫章医萃——名老中医临床经验精选》)

2. 张静荣经验

行医伊始，遇一便秘病人。根据病人苔黄燥、脉沉实有力等，诊为燥屎内结，投调胃承气汤下其燥屎。病人急欲解除3天不便之苦，返家后及时煎药内服。服药2小时后未见大便，派家属来问缘由。我考虑是药不胜病，嘱服黄连上清丸1粒，以增强泻下之力。3小时后，病人又派家属来，诉说仍未大便，且腹胀、腹痛难忍，再三恳求，火速解除痛苦。我沉思良久，踌躇难决，前剂中已用大黄15克，后又加服黄连上清丸1粒，论药力，已算不小，为何服药3小时后仍未大便？迫于病人家属的急切心情，我又嘱其再服半粒黄连上清丸。病人家属走后，翻书数部，不得其解，殊觉惘然。此时，患者家属又登门告急，极言病人痛苦之状，要求再加药下其腹中燥屎。我迫于无奈，又嘱其加服黄连上清丸半粒。自此，直至晚饭后未见病人家属再来。张老因病人安危所系，遂到患者家中走访。刚一进门，正遇病人从厕所出来，问其病苦，他却啼笑皆非，说服药5小时后大便，1小时内已泻4次，虽便秘之苦已除，而腹泻之病又难支矣！面对病人，张老心中惭愧万分。返回途中，始悟出大黄服药5~6小时后才产生泻下作用的道理。由于忽略了药物发挥作用的时间，致使病人燥屎虽下，而腹泻难收。自此，张老对药物的作用时间特别留心，方知其中大有学问。如麝香、冰片，服药后1~2分钟便可发挥作用；叶、花类药物，服药2~4小时后可起作用：根茎类药物，服药4~6小时才起作用。以上仅为一般规律，随着剂型改革，药物发挥作用的时间也会改变。(《黄河医话》)

3. 姜春华经验

姜氏用大黄治咯血的指导思想是肺部有瘀血。大黄，邹润安说："实翰旋虚实，通和气血之良剂。"樱宁生在《厄言》中说，他开始常用桃仁、大黄治泄血溢之证，但不知所以然，后听一老朋友说："吾乡有善医者，每治失血蓄妄，必先以快药下之。或向失血复下，虚何以当？则曰：血即妄行，违失故道，不去蓄利瘀，则以妄为常，曷以御之，且去者自去，生者自生，何虚之有？遂始知大黄治血，除故布新也。"

姜氏对大黄一味，确信邹、樱之言，多年用大黄治血症（大多数是支气

管扩张咯血）常有立竿见影之效，无一偾事。（《名中医治病绝招》）

4. 李春和经验

李老家祖传五代，临证以大剂最运用大黄著称乡里。本人行医 40 年来，对狂证、跌损、痈疖、瘟毒、妇女不孕、痛经、月经不调及小儿惊风、胎毒等症，多以重剂大黄为主，常取得快速而良好疗效。现将用药经验介绍于后。

狂症 1 郭某，男，40 岁，农民。平素健康，初因卖鱼被人打伤，8 个月前复因邻里纠纷，被人欺辱。肝郁气愤交加，猝然发狂，呼号怒骂，亲疏不辞，打人毁物，不思食眠，面红目赤，声宏气粗，脉滑数大，舌质绛，苔黄燥。诊为肝郁气滞，痰火交争，上闭清窍。方用：大黄 240 克（另包后入）、枳实、厚朴、石菖蒲各 12 克，加水 600 毫升，先煎后 3 味 1 小时，最后 20 分钟下大黄。家人强其连服 2 剂，服后腹疼便泻 10 余次，泻下黏液及黄褐色大便。泻后乏力蜷卧，无力狂奔，神志间有清时，脉趋和缓。上方减大黄为 150 克，继服 2 剂后，觉腹空欲食，每次进流质碗许，神志渐趋正常，病情逐日康复，至今 10 年未复发。

[分析]"诸躁狂越，皆属于火"，痰火并走于上，蒙闭清窍，发为斯症。泻肝热、清痰火，非重剂大黄不足为治。《本经疏证》云："烦惊、胸满、谵语，非大黄不为功。"或即此意。

狂症 2 赵某，女，26 岁，纺织工人。婚姻坎坷，家庭失睦，郁闷已久，半年前生气后神志异常，性情暴躁，继而呼叫怒骂，登高而歌，弃衣而走。曾在省内外精神病医院施冬眠、镇静及激素疗法，未根治。其脉弦滑，舌质红，苔黄腻。诊为肝郁气结、痰火上闭清窍。方用大黄 150 克（另包后入）枳实、厚朴各 12 克，后二味加水 600 毫升，煎 1 小时，后 20 分钟加入大黄。服后腹疼作泻，呕恶难受，折腾一夜，至黎明病势已缓，困倦乏力，闭目而卧，鼾睡达 10 小时，醒后神志转清，给服稀粥。如此 4 剂，不再发狂，症见倦卧乏力，短言少语，嘱家人好生调护，1 周后下床，至今 15 年未再复发。

[分析]青壮年肝郁及脾、痰火闭塞清窍者，以重剂大黄调理肝气、清热祛瘀，强下痰火，其势如破竹，一过不留，这是其他疏肝清热祛瘀方药，如逍遥散、越鞠丸、安宫牛黄丸等力所不及的。以上 2 例狂证，均仅服 4 剂药即愈，都已超过 10 年未复发。

不孕症 郑某，女，26 岁，农民。无器质性疾病，婚后 4 年未孕，月经 40 ~ 50 天 1 行，经前及经期腹痛、腰酸沉，经色紫暗，夹带血块，平时白带多，腥臭、烦躁，耳鸣、口苦、眠差多梦，脉弦数，舌质红暗，苔黄而腻。诊为气血郁滞，痰热瘀阻。方用：大黄140克（另包后入），牡丹皮12克，生桃仁、生灵脂、生蒲黄、血竭各10克，木香、黄芩各12克，黄酒、米醋各60毫升为引。加水800毫升，先煎诸药1小时，最后20分钟加入大黄，滤出药液400毫升；二煎加水300毫升，煎半小时滤出两煎药液合并共600毫升。先服药引各40毫升，再服药液400毫升，待2小时后，服尽余药引和药液。服药后腹痛、下坠，呕恶欲吐，泻下黏浓便20余次。如是连服5剂（隔天1剂），心烦眠差、口苦等症悉减，脉缓和，舌质舌苔渐转正常。但仍不见经来，2个月后，出现嗜酸、呕恶等妊娠反应，足月生一健康男婴。

[分析] 婚久不孕，畏于社会流言，肝脾不和，气滞及血，胞宫瘀阻，冲任失调，经乱失孕。取重剂大黄，急行快下，破瘀血血闭、除肝郁痰阻，酒醋二引，辛酸散敛，促气血畅行，气血既通，青壮男女，焉有不孕之理。

痛经 冯某，女，36岁，农民。婚后连生二女，因无男孩，家庭不和，常忧郁不解，渐致月信后延，经色紫暗，经量殊少。经前腹疼身困，眩晕体重，胸胁胀满，脉弦而滑，舌质紫暗，诊为肝郁气滞、瘀阻胞宫。方用：大黄90克（另包后入），柴胡15克，当归20克，川芎、木香、元胡、牡丹皮、桃仁各12克，先煎余药，后加大黄，一二煎合并共取汁600毫升，第一次服400毫升，第二次服完余药。服后有腹疼、欲吐腹泻反应，给热米粥以养胃，连服6剂，痛经消失，经期正常，经色亦佳。

[分析] 由气滞而血瘀，由瘀而胞宫痹阻，致痛经、经期后延。重剂大黄破除瘀血，散癥瘕、积聚，疏理肝气，瘀散气行，其病必除。

跌损 李某，男，40岁，农民。建房时不慎跌下，胸腹满闷，周身刺疼，伤处青紫，呼吸气短，呕恶欲吐，舌质暗，脉细涩，诊为跌仆损伤，瘀血内阻。方用：大黄150克，当归尾30克，桃仁、红花、大白木香、茜草各12克。加水500毫升，大黄后入，取汁250毫升，童便50毫升为引，一并服下，服后泻下黑褐色便数次，诸症渐消，无须余药。

[分析] 跌仆损伤治用活血化瘀之剂，乃医家常识。但何种方药最优？则大有探讨必要。大黄既下瘀血、血闭，又善清热解毒，还能理气散结，促进气血运行，推陈致新，恰合跌损之血瘀、热闭、气滞之病机，故一剂而愈。

当代的药书、药典及中药学教材，多将大黄列为首位泻下剂，世人囿于其"泻下伤气"而不敢放胆使用，其实大黄是祛瘀清热理气剂，通过泻去瘀浊实邪，而达化瘀理气清热之目的。《神农本草经》首先肯定大黄"下瘀血、血闭、寒热、破癥瘕积聚"，其次才云"荡涤胃肠"之泻下作用。需要特别指出的是：大黄的疏理肝气、解郁散结作用常被忽视，张锡纯云大黄"其气香……能调气"。李老体会：化瘀血、疏肝郁、清火热、解毒邪，惟大黄之效最捷，凡阳、实、热证，重剂大黄，用之勿虞。

重剂大黄是速效药，特别对气滞血瘀所致狂证、气血瘀闭胞宫致不孕症、痛经、月经不调症、毒热炽盛之痛肿、疥疮、瘟毒症以及跌损、小儿惊风、衄血等，用重剂大黄，最多五七剂即可治愈，这是其他方药所不及的。《本草正义》云"迅速善走，直达下焦，无坚不破，有犁庭扫穴之功……迅如走丸，一过不留"，给大黄的速效作了恰切比喻。

根据祖传和个人经验，治疗年轻力盛的狂证，每剂用且150克以上，多者达240克，对青壮年妇女不孕、痛经、月经不调和跌仆损伤症，每剂用90～150克，痛疮、疥肿、瘟毒每剂用50～100克，小儿惊风、胎毒、衄血等每剂用5～15克。虽然我的用量高于常规用量2～10倍，但从李老临证40年来，尚未见一例因重用大黄而致病情加重或致伤残事故，反而屡收良效。张锡纯《医学衷中参西录·大黄解》载：有人治一少妇"赤身卧帐中，其背肿热，若一缕着身，即觉热不能忍"、"用大黄十斤，煎汤十碗，放量饮之，数日饮尽，竟霍然全愈"。如此用量，较李老量大几倍，并无严重后果，反而治愈奇症。李老体会：凡中青年病人，属实、热证，是大黄适应证，可放胆用之。

大剂量大黄，服药后约2小时，即开始腹痛，继而腹泻，泻下黏液及褐黑色便，伴有恶心、呕吐。初服药此反应较剧，服3～4剂后则反应逐渐减弱至消失。吐、泻、腹痛后，大多数患者呈虚弱倦卧状，对此反应，无需特殊处理，宜向病家说明，以米粥或流质饮食饮之，卧床静养。若病人服后吐药，可将下次药提前服用。

年轻而体弱患者，若无心肝肾等慢性病，可酌情减量，对素体阳虚、体弱、老人、心肝肾肺慢性病者忌用。阴证、虚寒证禁用。我家祖传认为：大黄不加芒硝，泻而不伤，于病有益。加芒硝则泻而伤人，因此，大黄禁与芒硝为伍。[李春和. 大剂量运用大黄的临证经验. 中医研究，1988，1（1）：21]

五、临床注意

由于大黄泻下力猛，又能入血散瘀，故而，在女性的妊娠期、月经期是禁止应用的；在哺乳期服用，随着乳汁的吸入，婴儿也可引起腹泻，所以，这个时候应用大黄一定要慎重。

芒 硝

> 《中药学》上的功效：泻下，清热，软坚。

一、功效来源

（1）药用部位　芒硝为矿物类药物，质地沉重。

（2）气味　芒硝味苦咸，有清凉感。

（3）药性来源　苦味属阴为寒，咸味属阴为凉，加之有清凉之感，所以，芒硝的药性为大寒。这点，《别录》和《药性论》都明确谈到"大寒"。

（4）功效归纳　质地沉重，有降气之功；寒能清热，芒硝能清热泻火；苦能入心，咸能入肾，对于心、肾之热证，芒硝有很好的治疗作用。

二、临床应用

1. 降气、软坚、通血脉

芒硝质地沉重，能降气而排浊，故有很好的通便作用。对于肠道坚积，能快速外排而消除。

芒硝味苦入心，且咸能软坚，所以，对于因血脉不通而导致的癥瘕积聚有很好的治疗作用。

芒硝有降气之功，能入心而通血脉，一下一通，对于闭经之证，很有疗效。由于芒硝药性大寒，故而，只限于热性闭经证。

2. 泄热

芒硝大寒，能清泄火热，对于肠道中的热积，泻火导滞，一举两得；对于上焦火热之证，如目赤肿痛、牙龈红肿等，可"釜底抽薪"；对于皮肤痈肿、疮疡疼痛，能通便泄热而消除火热之源。

对于心烦之证，应用芒硝治疗，也很不错，因其性大寒、味苦入心而泄热；对于骨中潮热，应用芒硝治疗，也是对症，因其味咸能入肾，而肾主骨。

三、用药注意

1. 用法用量

内服用量一般为 3 ~ 6 克。

2. 用药禁忌

芒硝之性大寒，故而对于虚寒之人不可用。

芒硝有降气之功，可堕胎，对于妊娠之人不可服用。

芒硝力猛，对年老体弱者忌用。

四、名医经验

1. 邹学熹经验

芒硝，为含硫酸钠的天然矿物用热水溶解、过滤、放冷析出的结晶。结于上面细芒如锋者，称之为芒硝，沉于下面者，为朴硝。一般归入攻下类药，常用于阳明腑实证及水热结胸证。多年来，成都中医学院邹学熹教授用芒硝治疗流痰、湿疹、内痔、胆结石等证疗效甚佳。

治流痰 流痰，包括西医学的骨髓炎、骨结核之类疾患。以芒硝50克为主药，配入硼砂、白矾、朱砂、青盐各15克，研制成末，方名消痰换骨丹，一般连续服用3～6个月而愈。此用法是根据《本经》治"结固留癖"和《本草纲目》治"骨蒸热病"之说而用之。

李某，女，12岁。1991年5月16日就诊。就诊时发现：患者腰部（命门穴处）有核如胡桃大，坚硬如石，已半年余，既不化脓也无明显疼痛感，腰部活动受限，时有潮热骨蒸、咳嗽盗汗等症。诊断为流痰（古称龟背痰），类似西医骨结核之证候。治疗以逐痰下行为主，佐以滋阴降火之品。方药：知母6克，黄柏6克，生地黄10克，白芍10克，山药10克，牡丹皮10克，浙贝母10克，煎汤送服消痰换骨丹，每次服1克，日3次。连续服用3个月后，背脊部之痰核消除，潮热、盗汗、咳嗽之症随之而解。

疗湿疹 以辛苦大寒之芒硝为主药，配以苦参、雄黄、蛇床子、千里光等品，名芒硝浴疹汤，煎水外洗皮肤，既能清热消疹，又能解毒止痒。李时珍在《本草纲目》中说："芒硝生于盐卤之地，状似末盐，凡牛马诸皮，须此治熟。"本此性，人之皮肤痒疹亦能清而消之。

张某，男，35岁。1991年7月15日初诊。就诊时患者全身发湿疹已5日，奇痒难忍，曾服用西药无明显效果。此证属湿热血燥所致，因患者服药即感呕恶，故处以芒硝浴疹汤：芒硝60克（另包），黄柏30克，苦参30克，雄黄10克，蛇床子15克，千里光24克，花椒10克，煎水熏洗全身，每日2～3次。1日后瘙痒症减轻，3日显效，1周而痊愈。

除内痔 用芒硝一味配制成20%～40%的溶液，从肛门灌入直肠，一般

1 周而愈。芒硝溶液，因其色白透明，故名水晶丹，既有泄热之功，又有软坚敛疮之效。

石某，男，67 岁。1991 年 7 月 20 日就诊。就诊前患者曾到医院痔疮科经窥肛镜检查，发现直肠四周有痔核数枚，红肿疼痛，大便带血。因患者年老体弱，不愿作手术，求治于中医。邹老师仅处以芒硝一味，配制成 30% 溶液，嘱患者家属每晚灌肠 1 次，灌注 3 日后疼痛大减，5 日后诸症全部消除。

化结石 用芒硝为主，配制成化石散治疗胆结石疗效可靠。具体用法是：芒硝 60 克，明矾 30 克，共为细末，每次服 1～3 克，每日服 2 次，3 个月为 1 疗程，一般服用 1 个疗程后胆结石即得以排解，正如《本经》所言："芒硝能化七十二种石。"

尹某，男，42 岁。1991 年 4 月 18 日初诊。患者右胁下常发生绞痛，反复发作已 2 年，西医曾诊断为：慢性胆囊炎伴结石。邹老师本《金匮》硝石矾石散之意，用芒硝 60 克，明矾 30 克，共为细末，每次服 3 克，每日 2 次，用金钱草 50 克煎水送服。连续服用 6 个月为 1 疗程，患者服用 1 个疗程后，西医检查胆结石已被排除。［余贤武．邹学熹运用芒硝治验．山东中医杂志，1993，12（6）：47］

2. 张衍鹗经验

足跟骨质增生，属中医"骨痹"范围。好发于女性更年期，男性也多发于年逾 5 旬的患者。临床表现多见气血不足，肝肾虚亏等证。临床表现常以足跟痛，有麻胀感，且疼痛以初立、初走时明显，活动后反而减轻，久立久站后则又加重为特征。本病疼痛一般较局限。跟骨基底结节部骨刺，痛点多在跟骨下方，偏内侧。粗隆结节部骨刺，痛点多在跟骨后侧（即跟腱附着处），痛点可窜到足踝、足背等处。疼痛程度与骨刺的大小无明显关系，而与骨刺的方向有关。骨刺的方向与跟骨底面近乎平行时，疼痛较轻，而斜向下方时，疼痛较剧烈。余用芒硝适量压成细末装入布袋，铺平约半厘米厚，放在鞋后跟部，踏在足跟下，2～3 日症减，不超 5 日疼痛消失。如有复发，反复使用仍有效。其机制与芒硝的软坚作用有关。药直接作用于患处，软坚止痛。(《黄河医话》)

附 老姬杂谈

心主神志，对于因热而导致的神志不清之病症，应用芒硝治疗，效果很好。

有一 40 多岁的妇女，每天白天都会出现几次心烦、头部轰热之证，久治未愈，甚是痛苦。问之大便，自述正常。观其舌，舌尖红苔薄白，脉稍弦不数。便嘱其在病症发作时用2克芒硝溶于少量温水之中而服之，遂愈。

有一50多岁的男子，精神失常，怒骂打人，不能服药。让我治疗，虽然不能看其舌、把其脉，但从"怒骂打人"就可以治疗为热证，故而，就用芒硝化于水中来蒸馒头给其吃。把握芒硝用量，一天不能超过30克。用后，下臭屎很多，精神稍安，继续服用，逐渐向愈。

番 泻 叶

> 《中药学》上的功效：泻热行滞，通便，利水。

一、功效来源

药材为叶，能治疗人体上部疾病，但质重下沉，有降气之功，故而，更多用于下部疾病的治疗。

秋季采摘，故而性凉入肺，可助肺排浊。

气味微弱，味道微苦，苦属阴，微苦性凉，综合季节之性，番泻叶为凉性药；苦入心，心主血脉，故而，对于血热之病症也有较好的治疗作用。

二、临床应用

1. 治疗热证

番泻叶性凉，可治疗热证，对于实热导致的全身上下之证，都可以应用番泻叶治疗。如热证的头晕、目赤口疮、牙龈肿痛、咽喉红肿等，泡服番泻叶，取效迅速。

2. 助肺排浊

番泻叶助肺排浊，虽为叶，但质重下沉，故而对于胃肠道的积滞有很好的降排作用。如胃脘部的宿食停滞导致的胀满不适，饮用番泻叶水，病情很快就会缓解。

番泻叶性凉沉降，对于妇女断乳也有很好的疗效，一般单用泡服即可。如1989年的《新中医》上李明等介绍：用番泻叶4克，开水200～300毫升，泡10分钟，为1日量，分2～3次口服。回乳56例，均获较好疗效，疗程最长者7天，最短者3天。

3. 治疗出血证

对于血热妄行的各种出血证，也可以应用番泻叶治疗。如热性衄血，服用番泻叶几分钟就可以停止。1986 年的《中西医结合杂志》上金亚城等介绍单用番泻叶治疗"上消化道出血"效果很是不错。

三、临床注意

（1）番泻叶为叶类药物，开水浸泡，药效即出，故而不能煎煮。

（2）番泻叶为很方便服用的泻下药，因其性凉而不寒，对人体伤害不大，故而，生活当中的便秘之人多饮用之。不过，现代研究证明，长期服用番泻叶，不但会形成依赖性，而且，用量会越来越大，最终导致无效；更有，过量服用之后，其副作用很是严重。因为番泻叶含有蒽醌类物质，这种物质对肠道黏膜有刺激作用，时间长了会造成肠道黏膜病理性改变，临床上叫结肠黑病变。结肠黑病变目前被认为是一种癌前病变，可引起结肠癌。

所以，番泻叶只可暂用，不可久用；用于便秘，只可用于急性患者，不可用于慢性患者。

（3）有服用番泻叶引起中毒的临床报道，中毒症状为面部麻木、头晕、走路不稳或大便无感觉等；也有引起尿潴留的报道，这些都值得我们重视。

○ 节后语

1. 泻下药怎么用?

大黄苦寒，芒硝咸寒，番泻叶微苦性凉，所以，对于热性较强的病证我就要选用大黄和芒硝；"杀鸡何用宰牛刀"，对于热轻之病证，我们就可以选用番泻叶治疗。比如妇女之退乳，芒硝大寒，故而只能外用，而番泻叶性凉，所以可以内服。

2. 泻下药的鉴别

药名	药材	气味	采收时间	药性	功用
大黄	根	气清香，味苦	秋	性寒	补心入肺
芒硝	矿物	味苦咸，有清凉感	不限	大寒	降气、清热、入心肾
番泻叶	叶	味微苦	秋	性凉	泄热，入心肺

（1）大黄为根，本来就可治疗下部疾病，质重沉降，故而，"推陈致新"，对于肠道积滞，有"硬推"之功，所以，适用于肠道津液充足而肺虚排浊不力之病症。

（2）芒硝属矿物质类药物，质重沉降，但其味咸，故而，补肾生津，适用于肠道燥结之病证，如便干如羊屎等。

（3）番泻叶为叶，本应适用于上部疾病，但质重性凉，故而也有泻下作用，不过较大黄为缓，对人体的伤害也不大，又因其服用简单，所以，为人们所喜用。

大黄、芒硝和番泻叶均有苦味而入心，所以，对于血热妄行之病证有很好的治疗作用。大黄气味清香，故而又兼有发散之能，可以活血化瘀，对于腹部的癥瘕积聚有很好的治疗作用；芒硝咸软，可以软化癥瘕积聚。

第五章
表 象 用 药

　　表象，就是病人表现出来的症状或体征。表象用药，就是针对病人的症状或体征来选用药物，如疼痛，可选用元胡；咳喘，可选用麻黄；瘿瘤，可选用海藻；癥瘕积聚，可选用三棱、莪术等。

　　在应用表象药物治疗时一定要注意"治病求本"，不能见到一些表象就直接消除，因为这样做有可能会掩盖病情，如有些病人的疼痛是由肿瘤或肠穿孔引起的，如果没有做出准确诊断而直接应用止疼药物，等疼痛消失后，病人和医生也许都会认为病愈，这样势必会耽误病情，其后果将会很麻烦，故而，临床上有"见疼休止疼"的说法。

　　下面，我简单的谈一下表象用药。

第一节　止痛药

> 　　疼痛的发病机制不外有三：不通则痛、不荣则痛、不松则痛。搞清病位和病因，是用药的关键。

　　疼痛是临床上最常见的症状之一，它的发作机制有三：不通则痛、不荣则痛、不松则痛。这里，我借用一些文献资料来谈谈疼痛的中药治疗。

一、常用止痛药

　　《陕西中医函授》1991年第五期上才亚贤介绍说：

　　止痛中药不下数十种，本文仅介绍有止痛作用、且常用的几味药物在治疗疼痛中的最佳适应证。

川芎：功能活血行气、祛风止痛、善于走散。前人说它能"上行头目，下行血海"，为"血中之气药"，可治疗各种头痛，为治头痛要药，但本品辛温升散，对阴虚火旺、肝阳上亢所引起的头痛禁用。对瘀血阻滞、血行不畅所致的痛经、产后瘀阻腹痛、跌打损伤疼痛、疮疡肿痛等效捷。近年用治冠心病心绞痛。

元胡：功能活血行气止痛，治疗气血凝滞引起的各种疼痛。尤对胃脘痛最适宜，是一味良好的止痛药。配小茴香可用于疝痛；配当归、香附用于痛经，配瓜蒌、薤白用于胸痛，配桂枝用于四肢疼痛。

姜黄：破血行气、通经止痛，长于行肢臂而活血利痹止痛，治疗风痹臂痛。

五灵脂：活血止痛，是一味治疗血滞诸痛的要药。近年用本品治冠心病心绞痛有一定疗效。

乳香、没药：内服活血止痛、外用消肿生肌。有良好的止痛作用，用于瘀血所致的各种疼痛。

附子、川乌、草乌：长于祛风湿、散寒止痛，以治痛痹为好。也可用于心腹冷痛、偏头痛、头风痛、跌打损伤疼痛。

肉桂：补火助阳、温中散寒止痛，为治下元虚冷之要药。以治疗虚寒性脘腹疼痛、痛经为优。因其散沉寒、温血脉，所以无论寒凝气滞，或寒凝血瘀所致的痛证均可应用。

高良姜、川椒：功能温中散寒止痛，适用于脘腹冷痛。

吴茱萸：功能温中散寒，又善解肝经之郁滞，有良好的止痛作用。长于治疗脘腹冷痛、胁痛、头痛、寒性腹痛。

细辛：芳香气浓，性善走窜，有良好的祛风、散寒、止痛作用。长于治疗外感风寒头痛较剧的病证及牙痛、痹痛等。

羌活：功能解表、祛风湿、止痛，以治疗感冒风寒兼头身痛为主。因其祛风湿作用显著，本品适用于风湿的上半身痹痛，且善治头、项、脊背及上肢的疼痛。亦为太阳经引经药，可治太阳头痛。

独活：长于祛风湿、止痛，以治疗下部之痹痛为佳，是治疗寒湿引起的腰腿疼痛的要药，可治少阴头痛。其解表之力逊于羌活。

白芷：能解表、祛风、止痛，为阳明经引经药。长于治疗阳明经头痛、眉棱骨痛、头风痛、齿痛，是治疗鼻渊头痛的要药。

防风、藁本：功能解表、祛风、胜湿、止痛，长于治疗外感风寒兼头痛、身痛者。

山豆根：能清热解毒利咽、散肿止痛，用于热毒蕴结、咽喉肿痛效佳，是治疗咽喉肿痛之要药。

红藤：清热解毒、活血止痛，善治肠痈腹痛。

冰片，外用清热止痛，善治咽喉肿痛，目赤红肿疼痛、口疮。

苏合香：长于开窍辟秽，有良好的止痛效果。近年用治冠心病心绞痛，能较快地缓解疼痛。

血竭：内服活血散瘀止痛，长于治疗跌打损伤瘀血肿痛。也可用于痛经、产后瘀阻腹痛，以及一切瘀血阻滞心腹刺痛等证。

马钱子：功能通经消肿止痛，是外伤科一味止痛良药，可用于风湿痹痛、跌打损伤疼痛。

三七：能活血行瘀，尤长于止痛，适用于瘀滞诸痛，是伤、外科常用之药。近年研究治冠心病心绞痛有一定疗效。

天麻：能祛风湿止痹痛，用于风湿痹痛、麻木。

全蝎、蜈蚣：有良好的通络止痛功效，治头痛、痹痛甚效，尤以顽固性头部抽掣疼痛更佳。

洋金花：能止痛镇痉，单用即可治疗心腹冷痛、风湿痹痛、跌打损伤疼痛。古时常用作麻醉剂。有剧毒，应严格控制剂量，以免中毒。

白芥子：能祛经络之痰，并利气散结止痛，用于痰湿阻滞经络所致肢体关节疼痛、麻木。

自然铜：接骨疗伤、散瘀止痛，为伤科要药。可用于跌打损伤瘀血肿痛。

木香：行气止痛，对脘腹气滞胀痛为常用之品。若配槟榔、大黄、黄连可治下痢里急后重。

香附：是疏肝理气的要药，长于调经止痛，善治肝气郁滞所致痛经、胁肋胀痛、疝痛等。

川楝子：行气止痛，因其苦寒，故对肝气郁滞或肝胃不和所致胁肋胀痛、疝痛、脘腹疼痛证见热象者较为适宜。

乌药：行气止痛、温肾散寒，用于寒郁气滞的胁肋痛、脘腹胀痛、寒疝腹痛、痛经等。

荔枝核：行气止痛、祛寒散滞，长于治疗寒凝气滞的疝痛、睾丸肿痛之证。

徐长卿：祛风止痛，用于风湿关节酸痛。

威灵仙：有较好的祛风湿通络止痛作用，是治疗风湿痹痛的常用药物。

当归：既补血又活血，善止痛，故为妇科调经要药，长于治疗痛经和血虚血瘀之痛。

白芍：功能养血而柔肝、缓急而止痛。故可用于肝气不和所致的胸胁疼痛、腹痛、手足拘挛作痛。治胁痛常与柴胡、枳壳同用，治腹痛及手足拘挛作痛，常与甘草配伍。治痢疾腹痛与黄连、木香配伍，治肝阳上亢头痛与桑叶、菊花、钩藤配伍。

甘草：生用能泻火解毒，用于疮疡肿痛、咽喉肿痛。炙用能缓急止痛，故可用于腹中挛急疼痛。

饴糖：能补虚缓急止痛，治疗虚寒腹痛，喜温喜按，得食则减。

麝香：有活血散结，消肿止痛之功，内服外用均有良效。长于治疗心腹暴痛、跌打损伤及痹证诸痛。近代用治心绞痛。

蟾酥：内服外用均有较强的解毒消肿止痛功效。可治痈疽疔疮、咽喉肿痛、龋齿作痛。

罂粟壳：有良好的止痛功效，长于治疗心腹筋骨诸痛。

二、分部位用药

《陕西中医函授》1986 年第六期上郝建新谈到：

腹痛是临床极为常见的一类病证，由于致痛原因及病变脏腑不同，疼痛的出现部位和性质差异很大。故治疗时既不能以一药一方而概之，又不能滥用止痛药。临证若以部位为纲，区别使用止痛药，即可避免药物的滥用，且能提高治疗效果。以下试分而论之。

（一）胁痛

胁腹位于上腹部两侧，为足厥阴、足少阳两经所过。故胁痛多与肝胆疾患有关，选用止痛之品则以归肝胆二经者为宜。

香附：功能行气止痛。偏走肝经，性质平和，尤善行肝气而止痛。李时珍誉之为"气病之总司"。故为治疗气滞胁痛的常用之品。

川楝子：功能行气止痛。性寒走肝，兼能清热。长于清热行气而止痛。故凡气滞胁痛，兼有热象者，用之为宜。

青皮：功能疏肝破气。性烈而力猛，破结气，止胁痛作用甚强。《珍珠囊》谓之能破"肝经积气"。遇气滞胁痛之重症，宜选用之。

元胡：功能行气活血，且止痛作用尤为突出。尤善行肝经胁滞而止痛。

《本草纲目》言其"专治一身上下诸痛，用之中的，妙不可言"。治气滞血瘀之胁痛尤为常用。

郁金：功能行气活血止痛。其性寒凉，既能止痛，又能清热。若治气滞血瘀之胁痛而兼见热证者用之为宜。

白芍：功能养血敛阴，柔肝止痛。性柔而缓，长于柔肝止痛。《本草正义》曰："养肝阴而柔和肝木桀骜之威……，芍药所以能治……胸胁胀痛者……即是此法。"故肝阴不足之胁腹作痛常选该品以治之。

（二）胃脘痛

胃脘位于上腹中部，脐下至心窝处。为脾胃所居。故胃脘痛多与脾胃之疾有关。选用止痛之品则应以归脾胃二经者为宜。

木香：功能调中宣滞，行气止痛。偏走中焦脾胃，尤善行脾胃之气而止痛。《本草正义》谓之"以气用事，故专治气滞诸痛"。故治气滞胃脘作痛，本品尤为常用。

枳实：功能破气消积。性猛力强，直走中焦，尤善破积气，止胃痛。《别录》谓之主"破结实，消胀满，心下急痞痛"。凡气滞食积之胃脘痛重症，用之为宜。

五灵脂：功能活血散瘀止痛，且善治心腹疼痛。李时珍谓之能治"男女一切心腹、胁肋、少腹诸痛"。凡治瘀血内阻之胃脘痛，本品视为首选。

三七：功能活血止痛。外伤科尤为常用，殊不知内服止痛之效甚佳。若治血瘀胃痛，单用即效。

干姜：功能散寒止痛。性大热而祛寒力强，为治中焦寒痛之要药。故无论寒邪伤中或中焦阳虚之胃脘疼痛，本品皆为首选。

高良姜：功能温中止痛。善祛中寒而止痛。《本草汇言》谓为"温脾胃之药"。因寒邪直中所致之胃脘痛，用之为宜。

艾叶：功能散寒止痛。无论外灸内服皆能治疗胃寒疼痛，故临症亦可选用。

（三）少腹痛　小腹痛

少腹位于下腹两侧，为足厥阴经所过。小腹位于脐下正中，为任脉所过，因二者同居下腹，疼痛及多与肝、肾等脏病变有关，故选药治疗差别不大。

附子：功能散寒止痛，益火助阳。性大热而走下焦，为散阴寒止痛之要药，故凡因寒所致之少腹、小腹疼痛，无论虚实皆可用之。

吴茱萸：功能散寒止痛，益火助阳。性大热而走肝，尤善温解肝经寒滞而止痛。《本草便读》谓之能"治肝气郁结，寒浊下踞，以致腹痛疝瘕等疾"。故凡寒滞肝经之少腹疼痛，用之为宜。

乌药：功能温肾散寒，行气止痛。善走下焦，理寒滞而止痛。无论少腹、小腹，凡因寒凝气滞致痛者，皆可用之。

荔枝核：功能散寒止痛。偏走肝经，长于温散经寒滞而止痛。《本草纲目》谓之能治"疝气痛，妇人血气刺痛"。故因寒凝气滞引起的少腹疼痛，常选用本品。

橘核：功能行气止痛。独归肝经，为治少腹作痛的常用药物。凡因气滞而致少腹作痛，用之尤宜。

第二节　其他的表象用药

> 对症下药，是治疗疾病的不二法门。

一、咳嗽

常用的止咳药有麻黄、蝉蜕、紫菀、冬花、桔梗、百部、枇杷叶、前胡、贝母、杏仁、旋覆花、甘草、五味子、乌梅、白果等。

二、喘息

常用的平喘药物有：麻黄、苏子、地龙、莱菔子、冬花、紫菀等。

三、出血

常用的止血药有：紫草、旱莲草、侧柏叶、白茅根、大蓟、小蓟、槐花、地榆、藕节、茜草、棕榈炭、三七、蒲黄、仙鹤草、白及、灶心土、艾叶、姜炭、赤石脂、莲须、乌贼骨、明矾等。

四、出汗

常用的止汗药有：五味子、糯稻根、浮小麦、麻黄根、煅龙骨、煅牡蛎、山茱萸等。

五、泄泻

常用的止泻药有：五味子、乌梅、赤石脂、益智仁、芡实、金樱子、石榴皮、明矾、炮姜等。

六、遗精

常用的固精药有：五味子、煅龙骨、煅牡蛎、赤石脂、益智仁、山萸肉、芡实、莲须、覆盆子、金樱子、桑螵蛸等。

七、尿频、遗尿

常用的缩尿药有：益智仁、山茱萸、芡实、覆盆子、金樱子、桑螵蛸等。

八、白带多

常用的止带药有：煅龙骨、煅牡蛎、赤石脂、芡实、莲须、覆盆子、金樱子、桑螵蛸、乌贼骨、白果等。

九、呕吐

常用的止呕药有：藿香、生姜、干姜、高良姜、竹茹、丁香、吴茱萸、代赭石、陈皮、柿蒂、伏龙肝、香薷、白豆蔻、草豆蔻、砂仁、草果、苍术、荜茇、花椒、黄连、胡椒、木瓜、乌梅、沉香、枇杷叶、旋覆花、紫苏、香附、槟榔等。

十、神不安

常用的安神药有：酸枣仁、柏子仁、淮小麦、合欢皮、远志、夜交藤、生铁落、朱砂、磁石、珍珠母等。

十一、泛酸

常用的制酸药有：乌贼骨、煅瓦楞、鸡蛋壳等。

十二、回乳

常用的退乳药物有炒麦芽、炒莱菔子等

十三、心烦

常用的除烦药物有淡豆豉、竹茹等。

第六章
病 位 用 药

　　人体之发病部位，中医大夫根据辨证的不同，则说法各异，如对于伤寒病，病位就为太阳、少阳、阳明、太阴、厥阴、少阴等的不同；对于温病，病位就为在卫、在气、在营、在血的不同；如内科病证，病位就有在气、在血、在津液等的不同；伤科病证，病位就有在骨、在脉、在筋、在肉、在皮毛的不同，等等。但不管是何种辨证，总以八纲辨证为基础，以脏腑辨证为核心，故而，掌握病位用药，就必须掌握八纲用药和脏腑用药。

　　另外，病位用药也包括上下、左右等的用药不同，如"肝生于左，肺降于右"，左边的病证更多的是从肝、从血来治疗，右边的病证更多的是从肺、从气、从痰来做治疗。有一治疗偏头疼的验方，由白芷和川芎组成的，如果是左侧的头疼，则川芎的用量要大于白芷的用量，如果是右侧的头疼，则白芷的用量要大于川芎的用量。再如"治上焦如羽，非轻不举，治中焦如衡，非平不安；治下焦如权，非重不沉"，故而，治疗人体上部病证，剂量要轻，治疗人体下部病证，剂量要大等等。

　　这里，我只简单的谈谈八纲用药和脏腑用药。

第一节　　八纲用药

　　阴阳寒热虚实表里之八纲，不仅是辨证的基础，更是用药的指导。

　　八纲是临床辨证的基础，根据八纲辨证来确定用药，是最有条理性的。

一、阴阳用药

1. 治疗阴虚证用滋阴药

（1）滋肾阴　熟地、玄参、山萸肉、枸杞子、女贞子、旱莲草、制首乌、桑寄生、潼蒺藜、紫河车、龟板、鳖甲等。

（2）滋心阴　生地、麦冬、百合等。

（3）滋肝阴　地黄、枸杞子、女贞子、旱莲草、山萸肉、制首乌、潼蒺藜、龟板、鳖甲等。

（4）滋脾胃阴　石斛、天花粉、玉竹、沙参、生地、麦冬、乌梅、芦根等。

（5）滋肺阴　天冬、麦冬、山药、熟地、玉竹、黄精、沙参、百合、阿胶等。

2. 治疗阳虚证用补阳药

（1）补肾阳　附子、肉桂、鹿茸、仙茅、淫羊藿、巴戟天、葫芦巴、肉苁蓉、补骨脂等。

（2）补心阳　桂枝、肉桂、制附子、干姜、薤白等。

（3）补肝阳　吴茱萸、肉桂、小茴香、橘核、荔枝核、淫羊藿等。

（4）补脾阳　干姜、附子、益智仁、肉豆蔻、草豆蔻、砂仁、蔻仁等。

（5）补肺阳　干姜、细辛、紫菀、冬花等。

3. 阴实证用泄阴药

仿理气、活血、祛痰、利湿等法，见后。

4. 阳亢证用抑阳药

肝阳上亢一般用菊花、钩藤、天麻、白蒺藜等；潜阳用珍珠母、石决明、生龙骨、生牡蛎、磁石等。

二、表里用药

1. 治疗表证用发散药和通下药

发散法包括发散风寒，发散风热和排痰三种；通下法包括消食化积、通里攻下和润肠通便三种。

（1）常用的发散风寒药　麻黄、桂枝、荆芥、防风、紫苏、生姜、葛根、葱白、香薷等。

（2）常用的发散风热常用的药　薄荷、桑叶、菊花、牛蒡子、蝉蜕、淡豆豉等。

（3）常用的排痰药　苏子、白芥子、半夏、陈皮、杏仁、紫菀、款冬花、桔梗、百部等；清热痰的常用药物有：瓜蒌、枇杷叶、冬瓜仁、桑白皮、葶苈子、海浮石、海蛤壳、贝母、竹茹、前胡、马兜铃等。

（4）消食化积常用的中药　麦芽、谷芽、莱菔子、山楂、神曲、鸡内金等。

（5）通里攻下常用的中药　大黄、芒硝、枳实、番泻叶等。

（6）润肠通便常用的中药　郁李仁、火麻仁、黑芝麻、蜂蜜、杏仁、桃仁、当归、决明子等。

2. 治疗半表半里证用和解药

和解：和解脏腑用柴胡，和解营卫用桂枝、白芍。

3. 治疗里证用消通药

消通，包括活血化瘀、去湿、利水、消痰软坚等。

（1）活血化瘀　常用的活血药有：当归、红花、桃仁、三棱、莪术、丹参、川芎、虎杖、泽兰、益母草、王不留行、刘寄奴、石见穿、鸡血藤、五灵脂、地鳖虫、穿山甲、乳香、没药等。

（2）去湿　包括化湿、利湿和祛风湿，其中化湿又分为芳香化湿和清热化湿。

常用的芳香化湿药有：藿香、佩兰、苍术、厚朴、砂仁、草豆蔻等。

常用的清热化湿药有：茵陈、薏苡仁、苦参、黄连、黄芩、黄柏、龙胆草等。

常用的利湿药有：玉米须、茯苓、冬瓜皮、车前子、车前草、金钱草、海金沙、萹蓄、石韦、冬葵子、木通、滑石、泽泻、地肤子、萆薢等。

常用的去风湿药有：独活、秦艽、威灵仙、姜黄、五加皮、木瓜、豨莶草、伸筋草、桑寄生、牛膝、络石藤、桑枝、蚕沙、防己、白花蛇、乌梢蛇等。

（3）消坚化痰常用药物　海藻、昆布、山慈菇、天南星、野荞麦等。

三、寒热用药

1. 寒证

（1）治疗表寒用散寒药　常用中药见前发散风寒药。

（2）治疗里寒用温热药　包括温中散寒和温通经络两种：

常用的温中散寒药有：附子、肉桂、干姜、高良姜、吴茱萸、花椒、荜澄茄、小茴香、丁香等。

常用的温通经络药有：川乌、草乌、细辛、桂枝等。

2. 热证

（1）实热用清热法。

常用的清热泻火中药有：蒲公英、地丁草、七叶一枝花、穿心莲、半枝莲、白花蛇舌草、鱼腥草、野菊花、半边莲、黄连、黄芩、黄柏、龙胆草、柴胡、金银花、连翘、石膏、知母、秦皮等。

常用的清热凉血药有：大青叶、马齿苋、生地、牡丹皮、赤芍、山栀子、白头翁、紫草、红藤等。

（2）虚热用滋阴法。

常用的滋阴清热药有：玄参、生地、石膏、知母等。

（3）郁热用消散法。

因血瘀者，用活血药；因痰湿者用祛痰利湿药；因气滞者，用理气药；因虫积者，用驱虫药；因结石者，用消石排石药；因积食者，用消食药；因肠积者，用导下药；因水饮者，用利水逐饮药等。同时，加柴胡、薄荷、连翘等，则效果更好。

四、虚实用药

1. 虚证

（1）治疗气虚证用补气药。

常用的补气药有：黄芪、党参、太子参、白术、山药、扁豆、红枣、甘草、紫河车等。

气虚严重导致气陷的用升提法：

常用的补气药有：黄芪、升麻、柴胡、葛根等。

（2）治疗血虚证用补血药。

常用的补血药有：当归、地黄、首乌、枸杞子、桑葚子、白芍、紫河车等。

（3）治疗阴虚证用补阴药。

常用的补阴药有：沙参、天冬、麦冬、石斛、百合、玉竹、女贞子、龟板、鳖甲、旱莲草等。

（4）治疗阳虚证用补阳药。

常用的补阳药有：补骨脂、菟丝子、韭菜子、潼蒺藜、杜仲、鹿角、狗脊、续断、仙茅、淫羊藿、肉苁蓉、锁阳、紫河车等。

2. 实证

（1）治疗气滞证用理气药。

常用的理气药有：香附、川楝子、元胡、木香、乌药、青皮、枳实、枳壳、郁金、路路通、荔枝核、薤白、陈皮等。

气滞严重导致气逆的用降逆法：

常用的降气药有：旋覆花、代赭石、枇杷叶、竹茹、前胡、半夏、柿蒂等。

（2）治疗血瘀证用活血药，严重的用破血药。

见里证用药。

（3）治疗痰湿证用祛痰利湿药。

见里证用药。

（4）治疗水饮证用利水逐饮药。

见里证用药。

（5）积滞证：包括食积、肠积、虫积和结石。

①食积，用消食导滞药：常用中药为麦芽、谷芽、山楂、莱菔子、神曲、鸡内金、枳壳、枳实、青皮等。

②肠积，用泻下药：包括通里攻下，峻下逐水和润肠通便三种：通里攻下常用的药物有：大黄、芒硝、枳实、番泻叶等；峻下逐水常用的药物有：牵牛子、甘遂、大戟、芫花、商陆等；润肠通便常用的药物有：郁李仁、火麻仁、黑芝麻、蜂蜜等。

③虫积，包括蛔虫、钩虫、蛲虫、绦虫、姜片虫、疟虫和滴虫等，用驱虫药：常用的驱虫药有：苦楝根皮、使君子、雷丸、贯众、槟榔、南瓜子、石榴皮、常山、马鞭草、蛇床子等。

④结石，用消石溶石药：常用药物有：虎杖、金钱草、海金沙、鸡内金、石韦、桑螵蛸等。

第二节　脏腑用药

人体之病，更多的是脏腑功能失常所致，所以，五脏用药是中药治病的精华所在。

一、《中医学讲义》中的脏腑用药

（一）心与小肠疾病

1. 心气虚，心阳虚

包括某些虚弱证，神经官能症，心力衰竭，心绞痛，心律不齐，休克等病证中具有以下症候者。

【主症】心气虚者心悸，气短，自汗，活动时加重，心区憋闷，面色苍白，苔白，舌质淡，脉细弱或结代。心阳虚除有心气虚症候外尚有形寒肢冷等，严重者，心阳虚脱时，则大汗淋漓，昏迷不醒，四肢厥冷，脉微欲绝。

【治法】补心气，温心阳，安心神。

【药物】

补心气：黄芪、党参、太子参，重者用人参。

温心阳：附子、肉桂、干姜。

安心神：茯神、远志、酸枣仁、柏子仁、五味子、夜交藤、龙齿、牡蛎、磁石。

随症加减：心悸加磁石、远志；心绞痛加瓜蒌、薤白；有瘀血者加桃仁、红花、郁金；多汗加煅龙骨、煅牡蛎或五味子；失眠加酸枣仁；水肿加茯苓、泽泻、车前子之类。

【方例】心气虚可用参苓术草汤加味：黄芪、党参、茯苓、白术、龙齿、柏子仁、炙甘草。兼心阳虚加制附子。

心律不齐可用炙甘草汤加减：炙甘草、党参、麦冬、当归、阿胶、五味子。

心绞痛可用瓜蒌薤白桂枝汤加桃仁、红花、郁金。

心阳虚之浮肿可用五苓散加附子：桂枝、熟附子、白术、茯苓、泽泻、猪苓。心阳虚脱可用四逆汤加味：制附子、干姜、炙甘草、煅龙骨、煅牡蛎、人参。

2. 心阴虚，心血虚

包括某些虚弱证，神经官能症，贫血等病证中具有以下症候者。

【主症】心悸心烦，健忘，失眠多梦，脉细弱而数。兼见低热，盗汗，颧红，口干，舌干尖赤或口舌生疮者为心阴虚；兼见舌淡，面色苍白者为心血虚。

【治法】养心阴，补心血，安心神。

【药物】

补心血：常用当归、熟地、白芍、阿胶、紫河车。

养心阴：常用生地、麦冬、百合。

随症加减：心烦或口舌生疮加黄连、栀子；失眠加远志、炒酸枣仁；盗汗加麻黄根、浮小麦或五味子；低热加地骨皮、青蒿。

【方例】一般用补心丹加减：生地、麦冬、丹参、当归、党参、茯苓、炒枣仁。兼心火旺者可去党参，加黄连。

3. 心火上炎

包括舌炎，舌体糜烂或溃疡等具有以下症候者。

【主症】以舌尖红，舌体糜烂或溃疡，心中烦热为主证，或见夜寐不安，口渴思饮，尿黄。苔黄，脉数。

【治法】清心降火。

【药物】

清心火：轻者用竹叶、莲子心；重者用黄连、栀子。

随症加减：口渴思饮选加生地、玄参、麦冬；舌疮重者选加连翘、青黛、板蓝根、木通。

【方例】一般用导赤散加减：生地、木通、玄参、栀子、黄连。也可用黄连上清丸。

4. 胸阳不通，心血瘀阻

心绞痛，心肌梗死等多属此证。

【主症】心前区或胸骨后刺痛或闷痛，心悸不宁；重者面有青色，唇甲青紫，四肢发凉。舌质暗红，脉细或微细欲绝。

【治法】宣痹通阳，活血化瘀。

【药物】

宣痹通阳：瓜蒌、薤白、桂枝。

活血化瘀：常用桃仁、红花、归尾、赤芍、丹参、郁金、蒲黄、五灵脂。

随症加减：心悸加远志、磁石；四肢发凉加制附子。

【方例】一般用瓜蒌薤白汤加味：瓜蒌、薤白、桂枝、郁金、制香附、红花、桃仁。

5. 痰迷心窍

脑血管意外引起的昏迷多属此证。

【主症】意识朦胧，甚至昏迷不省人事，喉有痰声。苔白腻，脉滑。

【治法】涤谈开窍。

【药物】

涤痰：清热痰用贝母、天竺黄、胆南星、竹沥；化寒痰用陈皮、半夏、远志、天南星。

开窍：汤药中加石菖蒲、郁金；丸药内加麝香、苏合香。

【方例】热痰阻窍可用温胆汤加减：胆南星、天竺黄、竹沥、半夏、竹茹、橘红、菖蒲，并可配用辛凉开窍药至宝丹或安宫牛黄丸。

寒痰阻窍可用导痰汤加减：桔红、姜半夏、天南星、枳实、菖蒲、郁金。可配辛温开窍的苏合香丸。

6. 痰火扰心

包括癫病，精神分裂症，狂躁性精神病等具有下述症候者。

【主症】胡言乱语，哭笑无常，狂躁妄动，或怒目而视，打人骂人。苔黄腻，脉滑数。

【治法】清化痰火。

【药物】

清痰火：胆南星、天竺黄、竹沥。

随症加减：肝火旺者加龙胆草、生牡蛎。

【方例】一般用滚痰丸加减：贝母、胆南星、天竺黄、黄芩、大黄。

7. 小肠气痛

包括肠痉挛、疝气等具有以下症候者。

【主症】小腹绞痛，腹胀，肠鸣，排气则舒，或阴囊疝痛。苔白，脉弦。

【治法】行气散结。

【药物】

理气：行胃肠之气用枳壳、厚朴、广木香、陈皮。阴囊属肝经循行部位，阴囊疝痛宜用理肝气药，常用青皮、香附、乌药、川楝子、元胡。

随症加药：疝气加桔核、荔枝核。有寒加炮姜、吴茱萸，寒甚再加肉桂。

【方例】一般腹痛用木香顺气汤加减：广木香、厚朴、青皮、茯苓、草豆蔻、吴茱萸、柴胡。疝气痛用茴香桔核丸加减：小茴香、肉桂、枳实、元胡、乌药、橘核。

（二）肝胆疾病

1. 肝气郁结

包括神经官能症，慢性肝炎，慢性胆囊炎，月经不调等病证中具有下述症候者。

【主症】两胁胀痛或窜痛，胸闷不适。也可同时出现呕逆吐酸，食欲不振，腹痛腹胀，周身窜痛，咽中似有物梗阻，癥瘕积聚，月经不调等，脉弦。

【治法】疏肝理气。

【药物】

疏肝：一般用柴胡、香附、郁金、青皮之类，胁痛甚可用川楝子、元胡；肝气犯胃可用木香、佛手。

随症加药：呕逆加旋覆花、代赭石；吐酸加黄连、吴茱萸、乌贼骨；腹胀加枳壳、厚朴；腹泻加白术、茯苓；肝脾肿大加桃仁、红花、丹参，重者加三棱、莪术、鳖甲。

【方例】一般用逍遥散加减：柴胡、当归、白芍、香附、郁金、白术。梅核气用四七汤：半夏、厚朴、苏梗、茯苓。

2. 肝经实火

包括高血压病，更年期症候群，上消化道出血，鼻衄等具有下述症候者。

【主症】头痛眩晕，耳鸣耳聋，急躁易怒，面红目赤，胁肋灼痛，甚则可吐血，衄血。可兼见尿黄赤，口苦便干。苔黄，脉弦数。

【治法】清肝泻火。

【药物】

清肝药（适用于肝火轻者）：肝火上升于头可用桑叶、菊花；上升于目可用草决明、青葙子、菊花、夏枯草等。

泻肝火药（适用于肝火重者）：可用黄芩、栀子、龙胆草等。

随症加药：吐血、衄血加白茅根、丹皮、藕节炭；头疼头晕加生牡蛎、生石决明；便秘加大黄或番泻叶。血压高可选用钩藤、菊花、夏枯草、草决明、青木香、地龙、桑寄生、杜仲、牛膝等。

【方例】一般用龙胆泻肝汤加减：龙胆草、黄芩、栀子、木通、生地、当归、牛膝。

3. 阴虚肝旺

包括高血压，神经官能症，眼科疾患等病证中具有下述症候者。

【主症】头痛眩晕，烦躁易怒，颧红，手足心热，舌质红，脉弦细数。或兼见耳鸣耳聋，麻木，震颤，眼干，口燥咽干，面部烘热，腰酸腿软，少寐多梦。

【治法】滋阴平肝潜阳。

【药物】

滋肝阴：枸杞子、山萸肉、何首乌、女贞子、熟地。

补肝血：当归、阿胶、地黄、白芍、鸡血藤。

平肝潜阳：平肝一般用天麻、钩藤、僵蚕、菊花；潜阳可用生牡蛎、生龙骨、生石决明、磁石等。

补肾阴：枸杞子、山萸肉、何首乌、女贞子、旱莲草、桑椹、桑寄生、龟板。

随症加药：眼干加草决明、夜明砂；口燥咽干加麦冬、石斛。麻木震颤加鸡血藤、僵蚕。

【方例】一般用杞菊地黄汤加减：熟地、枸杞子、茯苓、丹皮、泽泻、菊花、钩藤。

4. 热动肝风（热极生风）

见于高热惊厥。

【主症】高热，抽搐，甚则神志昏迷。舌质红，脉弦数。

【治法】清热熄风。

【药物】

熄风：轻者用钩藤、僵蚕、地龙；重者用全蝎、蜈蚣、高热不退而抽搐者还可加羚羊角粉。

清热：清热泻火药：生石膏、寒水石、知母、黄连、栀子。清热解毒药：金银花、连翘、大青叶、板蓝根、青黛。

随症加药：昏迷加菖蒲、郁金。

【方例】一般用清瘟败毒饮加减：生石膏、知母、生地、玄参、栀子、连翘、钩藤。重者用羚羊钩藤汤配合蝎尾粉：钩藤、生地、白芍、菊花、全蝎、羚羊角（另冲）。

5. 阴虚阳亢，肝风内动

脑血管意外多属此证。

【主症】素有头痛，眩晕，麻木，突然昏厥，抽搐，或口眼歪斜，偏瘫。舌质红，脉弦细。病位较浅，病情轻者只出现口眼歪斜，言语不利，肢体麻木或偏瘫。病位较深，病情重者，除以上症状外，尚有神志不清或昏迷。中风时常伴有痰盛，如喉中痰鸣，舌苔滑腻。

【治法】滋阴平肝，熄风开窍。

【药物】

平肝药：天麻、钩藤、僵蚕、菊花。

熄风药：轻者用钩藤、僵蚕，地龙；重者用全蝎、蜈蚣。

随症加药：眩晕重者加磁石、石决明；痰多加半夏、胆南星；抽搐，痉挛加僵蚕、全蝎、地龙。

【方例】一般用镇肝熄风汤加减：生龟板、熟地、生牡蛎、生赭石、怀牛膝、菖蒲。

偏瘫，言语不利，口眼歪斜，宜用活血通络，祛风涤痰法，常用补阳还五汤加减：黄芪、当归、川芎、赤芍、桃仁、红花、地龙。

6. 寒滞肝脉

包括睾丸，附睾疾患及疝气等具有下述症候者。

【主症】少腹胀痛，睾丸坠胀或阴囊回缩。少腹胀痛常牵及睾丸，坠胀剧痛，受寒则重，得热则缓，或见畏寒肢冷，舌苔白滑，脉沉弦或迟。

【治法】温肝散寒，理气止痛。

【药物】

温肝：以理气止疼为主者选用青皮，小茴香、乌药；以散寒为主者选用吴茱萸、附子、肉桂、干姜。

随症加药：少腹或睾丸疼痛重者加川楝子、元胡；疝气或睾丸附睾肿痛者加橘核、荔枝核。

【方例】一般用暖肝煎加减：当归、小茴香、乌药、肉桂、茯苓、荔枝核。

7. 肝胆湿热

包括急性黄疸型肝炎，急性胆囊炎，胆石证等具有下述症候者。

【主症】巩膜皮肤发黄，色泽鲜明，胁痛较剧烈，尿少而黄赤，或见发热口渴，恶心呕吐，食少腹胀。舌苔黄腻，脉弦滑数。

【治法】清热利湿。

【药物】

清热：清热利湿常用茵陈；清热燥湿常用栀子、黄连、黄芩、黄柏等。

利湿：茯苓、猪苓、泽泻、车前子、滑石。

随症加药：恶心呕吐选用藿香、佩兰、竹茹；胁痛加川楝子、元胡；腹胀加大腹皮；热重加蒲公英、连翘、板蓝根；湿重加苍术、车前子；便秘加大黄。胆石症加金钱草、生鸡内金。

【方例】一般用茵陈蒿汤加减：茵陈、栀子、大黄、茯苓、车前子、龙胆草。

（三）脾胃病

1. 脾胃虚弱（脾气虚，胃气虚）

包括溃疡病，慢性胃炎，慢性肠炎，慢性痢疾，胃肠功能紊乱，胃神经官能症，肠结核，慢性肝炎，肝硬变等病证中具有下述症候者。

【主症】面色萎黄，倦怠无力，食欲减少，胃脘满闷，嗳气吞酸，胃痛喜按，食后痛减，腹胀便溏。舌淡苔白，脉濡弱。或见呕吐，浮肿。

【治法】健脾和胃。

【药物】

健脾：党参、白术、茯苓、山药、炒薏苡仁。

和胃：陈皮、半夏、木香、砂仁、蔻仁。

随症加药：食欲不振加炒鸡内金；吐酸加乌贼骨；呕吐加生姜、半夏；胃脘隐痛加炒白芍、炙甘草；腹胀加厚朴或广木香；便溏加赤石脂、车前子。

【方例】一般脾胃虚弱可用香砂六味汤加减：党参、茯苓、炒白术、陈皮、半夏、广木香。

脾虚为主者可用参苓白术散加减：党参、茯苓、炒白术、炒薏苡仁、炒山药、莲子、车前子。

2. 脾胃虚寒（脾阳虚，胃阳虚）

包括溃疡病，慢性胃炎，慢性肠炎，胃肠功能紊乱，水肿，慢性肝炎，肝硬变，白带过多等病证中具有下述症候者。

【主症】脾胃虚弱症候兼有寒象，如胃隐痛不止，喜热喜按，口泛清水，呃逆呕吐，食欲不振，食后胀满，久泻不止，肢冷乏力。或见尿少浮肿，皮肤黄而晦暗，白带清稀而多。舌淡，苔白滑或白腻，脉沉细无力。

【治法】温中健脾或温中散寒。

【药物】

温运脾阳用干姜、附子；温脾健胃用益智仁、白豆蔻、砂仁。

温胃散寒：高良姜、吴茱萸、干姜、丁香。

随症加药：胃痛加高良姜、香附；肢凉怕冷加附子、肉桂；久泻加炮姜、赤石脂；呃逆加丁香、柿蒂；呕吐加陈皮、姜半夏；或加草豆蔻、高良姜、生姜汁；浮肿加薏苡仁、茯苓、车前子；食欲差，消化力弱加鸡内金、炒谷芽、炒麦芽。

【方例】一般用小建中汤加减：炙黄芪、肉桂、炒白芍、炙甘草、大枣。

胃寒痛为主者，用良附丸加减：高良姜、制香附、吴茱萸、姜半夏、炒白术、炙甘草。

脾阳虚为主者，用附子理中汤加减：制附子、党参、炒白术、干姜。寒重者加肉桂；湿重者加苍术、茯苓。

3. 中气下陷（脾气下陷）

包括慢性肠炎，慢性痢疾，肠功能紊乱，脱肛，子宫脱垂及其他内脏下垂等病证中具有下述症候者。

【主症】脾胃虚弱症候兼见言语气短，动则气坠，深吸气方快。或见久泻脱肛，子宫脱垂，小便淋漓难尽。

【治法】补气升提。

【药物】

健脾益气：黄芪、党参、白术、太子参。

提升中气：柴胡、升麻。

随症加药：久泻加河子肉、补骨脂；小便淋漓难尽加肉桂。

【方例】一般用补中益气汤加减：炙黄芪、党参、白术、陈皮、升麻、柴胡。

4. 脾虚湿困（湿困脾阳，寒湿困脾）

包括慢性胃炎，慢性肠炎，慢性痢疾，慢性肝炎，肝硬变，浮肿病，白带过多等病证具有下述症候者。

【主症】轻则脾虚兼见湿的症候，重则脾阳虚兼见寒湿的症候。饮食减少，胃脘满闷，恶心欲吐，口黏不渴或渴不欲饮，头重如裹，身困体沉，腹泻肢肿，或皮肤晦暗发黄，白带多。舌苔厚腻，脉缓。

【治法】运脾化湿或健脾利湿。

【药物】

健脾药：党参、白术、茯苓、山药、炒薏苡仁。

燥湿：苍术、厚朴、草果、半夏。

化湿：藿香、佩兰、砂仁、蔻仁。

利湿：茯苓、薏苡仁、泽泻、猪苓、车前子。

随症加药：胃脘满闷加厚朴；恶心加藿香、佩兰；腹泻加山药、莲子肉；黄疸加茵陈、干姜；头重如裹加白芷；浮肿加大腹皮、泽泻。

【方例】一般用平胃散合五苓散加减：茯苓、苍术、白术、薏苡仁、厚朴、猪苓、车前子。

5. 脾蕴湿热

包括急性黄疸型肝炎，急性胆囊炎，脓疱病，湿疹等具有以下症候者。

【主症】面目发黄，鲜明如橘色，脘腹胀闷，不思饮食，厌油腻，恶心欲吐，尿少而赤。或身痒，发热，口干苦，便秘或大便不爽，或皮肤疮疡，湿疹流黄水。舌苔黄腻，脉滑数。

【治法】清热利湿

【药物】

清热利湿：常用茵陈、茯苓、猪苓、泽泻、滑石、车前子。

随症加药：食少厌油腻加黄连、焦山楂；恶心呕吐加陈皮、竹茹；尿少身困加薏苡仁、六一散；大便不爽或便秘加大黄或番泻叶。

【方例】黄疸常用茵陈五苓散加减：茵陈、栀子、茯苓、泽泻、鲜茅根、焦山楂。

脓疱病、湿疹可用：生薏苡仁、黄柏、金银花、白鲜皮、苦参。

6. 脾不统血

包括各种出血（如功能性子宫出血，痔疮出血等）和出血性疾病（血小板减少性紫癜，过敏性紫癜，血友病等）具有脾虚症候者。

（备注：血应由心所统，由脾所充。脾主统血，是以前传统的说法，由于上面谈到出血兼有脾虚症候，故在这里就一并写出。）

【主症】脾气虚兼见出血者如面色无华，气短懒言，肢倦乏力，月经过多，便血、尿血、皮下出血等，舌淡脉细。

【治法】补脾止血，引血归经。

【药物】

补脾益气：炙黄芪、党参、人参、白术、茯苓、炙甘草、大枣。

止血：收涩止血用仙鹤草、蒲黄炭、伏龙肝、乌贼骨、血余炭。

随症加药：呕血加紫草、血余炭；便血加地榆、槐花或伏龙肝；尿血加旱莲草、大小蓟；月经过多加茜草、血余炭。

【方例】一般用归脾汤加减：党参、白术、炙黄芪、当归、龙眼肉、广木香、伏龙肝。

7. 心脾两虚

包括神经官能症，贫血等具有下述症候者。

【主症】心悸健忘，失眠多梦，食欲减退，腹胀便溏，倦怠无力，面色萎黄。苔白，脉细。

【治法】补益心脾。

【药物】

补心阴药：生地、麦冬、百合。

补脾：黄芪、党参、白术、茯苓、山药、炙甘草。

随症加药：心悸加磁石、远志；失眠多梦加合欢皮、酸枣仁、五味子；腹胀加枳壳、木香；食欲不振加焦神曲、鸡内金。

【方例】一般用归脾汤加减：党参、白术、茯苓、远志、炒枣仁、当归、炙甘草。

8. 肝脾不和

包括肠神经官能症、肝炎、肝硬变等具有肝脾不和症候者。

【主症】既有肝旺的症候，又有脾虚的症候，如两胁胀满，不思饮食，腹胀肠鸣，大便溏泻。舌苔白腻，脉弦。

【治法】疏肝健脾

【药物】

疏肝药：柴胡、香附、青皮、郁金之类，肝气犯胃可用木香、佛手。

健脾：白术、茯苓、薏苡仁、山药。

随症加药：胁胀加柴胡、青皮；腹胀加广木香；便溏加莲子肉、伏龙肝。

【方例】一般用逍遥散加减：柴胡、白芍、茯苓、白术、广木香、伏龙肝。

9. 胃火炽盛（邪热扰胃，胃火）

包括某些传染病高热期（极期），糖尿病，牙周病，口腔溃疡等具有下述症候者。

【主症】烦渴多饮或渴欲饮冷，多食易饥，口臭嘈杂，牙龈肿痛，大便秘结。舌质红，苔黄厚，脉洪大或滑数。

【治法】清胃泻火。

【药物】

清胃热：清热泻火常用石膏、栀子、知母、黄连、竹叶；清热生津常用石斛、芦根、天花粉、沙参。

随症加药：牙龈肿痛加黄连、栀子、升麻；大便秘结加大黄。

【方例】一般用清胃散加减：生石膏、知母、黄芩、生地、天花粉、大黄。

10. 胃阴不足

包括慢性胃炎，胃神经官能症，消化不良，糖尿病等具有下述症候者。

【主症】口干唇燥，不思饮食，食后饱胀，大便燥结，干呕呃逆，舌红少津，舌质红，脉细数。

【治法】滋养胃阴。

【药物】

养胃阴：沙参、麦冬、生地、石斛、芦根、天花粉、玉竹。

随症加药：口干舌燥加芦根、天花粉；干呕加竹茹；呃逆加代赭石、旋覆花；便秘加火麻仁、郁李仁；不思饮食加鸡内金。

【方例】一般用麦门冬汤加减：麦冬、沙参、生地、石斛、太子参、乌梅。

11. 肝胃不和（肝气犯胃）

包括溃疡病，慢性胃炎，胃神经官能症，肝炎，肝硬变等具有下述症候者。

【主症】胁肋胀痛，胃脘胀满，疼痛，食欲不振，嗳气吐酸或呕吐，或见心烦易怒，脉弦。

【治法】疏肝和胃。

【药物】

疏肝药：柴胡、香附、青皮、郁金、佛手等。

和胃：陈皮、半夏、砂仁、广木香。

随症加药：疼痛拒按加香附、郁金；嘈杂加吴茱萸、黄连，或用乌贼骨。口苦加黄连；嗳气加旋覆花、佛手。

【方例】一般用四逆散合左金丸：柴胡、白芍、陈皮、半夏、吴茱萸、黄连。

12. 食滞胃脘

包括消化不良，停食。

【主症】胃腹胀满，呕吐酸腐，嗳气泛酸，不思饮食，大便溏薄或秘结。舌苔厚腻，脉滑。

【治法】消食导滞。

【药物】

健胃消食：消肉食用焦山楂；消谷食用炒谷芽；消面食用炒麦芽、焦神曲；消食开胃用炒鸡内金；行气开胃用砂仁；开胃止吐用蔻仁。

导滞：炒枳实、炒枳壳、焦槟榔、炒莱菔子、大黄。

随症加药：口臭加黄连、栀子。

【方例】一般用保和丸加减：焦山楂、焦神曲、炒莱菔子、茯苓、半夏、炒枳壳。

（四）肺与大肠病变

1. 肺阴虚

包括肺结核，慢性支气管炎等病证中具有下述症候者。

【主症】咳嗽无痰或痰少而黏，有时带血，潮热盗汗，手足心热，午后颧红，或有咽干音哑。舌质红而干，脉细数。

【治法】滋阴润肺。

【药物】

养肺阴：沙参、天冬、麦冬、百合、生地、玉竹。

清虚热：青蒿、鳖甲、地骨皮、秦艽。

随症加药：热痰加桑白皮、黄芩；盗汗加五味子、浮小麦；咳甚加百部；痰中带血加白茅根。

【方例】一般用养阴清肺汤加减：生地、麦冬、川贝、沙参、百部、山药。

2. 肺气虚

包括慢性支气管炎，肺结核，肺气肿等病证中具有下述症候者。

【主症】咳嗽无力，痰多清稀，甚则喘促短气，声音低微，疲乏自汗。舌质淡，苔薄白，脉虚弱。

【治法】补益肺气。

【药物】

补肺气：党参、太子参、黄芪。

随症加药：咳喘气促加百部、五味子；自汗加麻黄根、浮小麦；痰多咳重加紫菀、款冬花、半夏。

【方例】一般用补肺汤加减：黄芪、党参、五味子、紫菀、半夏、炙甘草。

3. 肺燥咳嗽

包括感冒，支气管炎等具有下述症候者。

【主症】干咳无痰或痰少不易咳出，鼻燥咽干，咳甚则胸痛，或有恶寒身热等表证，多见于秋季气候干燥之时。舌尖红，苔薄黄，脉小数。本证以肺燥为主，无阴虚症状，可与肺阴虚鉴别。

【治法】清肺润燥。

【药物】

清肺润燥：初起可用桑叶、杏仁、枇杷叶。久咳可用芦根、知母、沙参、天冬、麦冬。

随症加药：咳重加前胡、桔梗；痰少难咳加贝母、竹茹。

【方例】初起可用清燥救肺汤和桑杏汤加减：生石膏、桑叶、杏仁、沙参、麦冬、贝母。

经久不愈可用养阴清肺汤加减：知母、生地、麦冬、川贝、百合、沙参。

4. 肺热咳喘

包括急慢性支气管炎，支气管扩张继发感染，肺炎初期或中期，肺脓疡，喘息性支气管炎及支气管哮喘等具有下述症候者。

【主症】咳嗽或哮喘，痰黄黏稠，或咳吐脓血，气味腥臭，胸痛，或有形寒发热。舌苔黄或兼腻，脉数。

【治法】清肺化痰，止咳平喘。

【药物】

清肺热：黄芩、栀子、生石膏。

化热痰：瓜蒌、贝母、竹茹。痰稠可用海浮石、黛蛤散。

排脓化瘀：排脓常用苇茎、败酱草、鱼腥草、薏苡仁、冬瓜仁、桔梗。化瘀常用桃仁、红花、赤芍。

止咳平喘：常用麻黄、枇杷叶、杏仁；兼痰多可用马兜铃、白前；喘重可用苏子、莱菔子、葶苈子、地龙。

随症加药：咳吐脓血加金银花、连翘；咳重加桑白皮、车前草、车前子；痰黄稠加贝母、瓜蒌、海浮石；胸痛加瓜蒌、赤芍；咳血加白及、丹皮。

【方例】一般用麻杏石甘汤加减：麻黄、杏仁、生石膏、桑白皮、瓜蒌。

肺脓疡可用苇茎汤加味：苇茎、薏苡仁、桃仁、冬瓜仁、金银花、连翘。

5. 肺寒咳嗽

包括急慢性支气管炎，肺气肿，喘息性支气管炎及支气管哮喘等具有下述症候者。

【主症】轻者咳嗽痰多稀白，形寒怕冷，不渴；重则咳喘胸闷，呼吸急促。如表邪未解，则恶寒发热，头痛无汗，鼻塞流涕。苔白滑，脉紧。

【治法】温肺化痰。

【药物】

温肺：细辛、干姜、紫菀、款冬花、百部。

化寒痰：半夏、陈皮、白芥子。

随症加药：表寒轻者加荆芥、防风；重者加麻黄、桂枝；喘加麻黄、苏子、莱菔子；咳重加前胡、百部；寒重加细辛、干姜。

【方例】一般用小青龙汤加减：麻黄、细辛、干姜、半夏、橘红、五味子。

6. 痰浊阻肺

包括慢性喘息性支气管炎和支气管扩张症具有下述症候者。

【主症】咳嗽气喘，胸部满闷，不能平卧，痰多黏稠。苔腻，脉滑。

【治法】泻肺涤痰。

【药物】

化寒痰：半夏、陈皮、白芥子。

随症加药：喘息不能平卧加苏子、葶苈子；热盛痰多加黄芩、知母、黛蛤散；胸闷加枳壳、厚朴、苏梗。

【方例】偏寒者可用二陈汤合苏子降气汤加减：苏子、厚朴、半夏、陈皮、远志、射干。

偏热者可用清金化痰汤加减：黄芩、栀子、瓜蒌、橘红、贝母、葶苈子。

7. 肺脾两虚

【主症】肺虚久咳，痰多清稀，兼见食欲减退，肚腹做胀，便溏乏力，甚则浮肿。苔白质淡，脉濡细。

【治法】补脾益肺。

【药物】

补肺气：党参、太子参、黄芪。

健脾药：党参、白术、茯苓、山药、炒薏苡仁。

随症加药：腹胀加陈皮、枳壳；食欲不振加鸡内金；便溏加山药、莲肉；咳嗽有痰加紫菀、款冬花。

【方例】一般用六君子汤加减：党参、茯苓、白术、山药、木香、陈皮、半夏。

8. 肺肾两虚

可见于结核病后期。

【主症】咳嗽痰少，动则气短，腰酸腿软，骨蒸潮热，盗汗遗精。舌红苔少，脉细。

【治法】滋补肺肾。

【药物】

补肺阴：南沙参、天冬、麦冬、百合、生地、玉竹。

补肾阴：熟地、首乌、女贞子、玄参、枸杞子、山萸肉、旱莲草、龟板。

【方例】可用麦味地黄汤加减：生地、丹皮、山萸肉、山药、麦冬、五味子。

9. 大肠湿热

包括急性细菌性痢疾或慢性痢疾急性发作，阿米巴痢疾等。

【主症】腹痛，里急后重，下痢脓血，肛门灼热，小便短赤，形寒发热。苔黄腻，脉滑数。重者病势凶险甚至昏迷。

【治法】清热利湿

【药物】

清湿热：黄连、黄柏、秦皮、白头翁、马齿苋等。

随症加药：表证未解加葛根；热毒甚加金银花、连翘；腹痛加木香、白芍；食滞加槟榔、焦山楂、莱菔子；脓血多加丹皮、赤芍；神昏加紫雪丹或至宝丹。阿米巴痢疾加鸦胆子。

（五）肾与膀胱疾病

1. 肾阳虚

包括某些衰弱症，慢性肾炎，肾上腺机能减退，甲状腺机能减退，性神经衰弱等病证中具有下述症候者。

【主症】肾虚兼见虚寒症候，如怕冷，肢凉，腰脊酸痛，阳痿早泄，性欲减退；或尿少浮肿，或食少便溏，脉沉细，苔白，舌体胖或有齿痕。

【治法】补肾壮阳。

【药物】

补肾阳：常用附子、肉桂、肉苁蓉、仙茅、淫羊藿。腰酸腿软常用骨碎补、巴戟天、续断、狗脊；摄纳肾气常用补骨脂、胡桃肉。

随症加药：早泄加芡实、金樱子；水肿加茯苓、泽泻、车前子；性机能减退加淫羊藿、巴戟天。

【方例】一般用右归饮或金匮肾气丸加减：制附子、肉桂、山萸肉、山药、茯苓。

2. 肾气不固

慢性肾炎，尿崩症，小便失禁等多属此证。

【主症】小便频数而清，甚至不禁，夜尿多，尿后余沥不尽，腰脊酸痛，或见滑泄早泄，苔白，脉沉细。

【治法】固摄肾气。

【药物】

补肾固涩：可用益智仁、桑螵蛸、覆盆子、芡实。

随症加药：口干加生地、玄参；尿频加炙黄芪、桑螵蛸。

【方例】一般用缩泉丸加减：益智仁、山萸肉、桑螵蛸、潼蒺藜、黄芪、乌药。

3. 肾不纳气

包括肺气肿及久病体虚具有下述症候者。

【主症】喘息短气，呼多吸少，活动尤甚，形瘦神疲，或见汗出肢冷。舌淡，脉沉细。

【治法】补肾纳气。

【药物】

补肾纳气：常用胡桃肉、补骨脂。

随症加药：多汗加黄芪、煅牡蛎、煅龙骨；四肢发凉加附子、肉桂。

【方例】一般用金匮肾气丸加减：制附子、肉桂、熟地、山萸肉、核桃肉、五味子。

4. 肾虚水泛

慢性肾炎肾变型可见此证。

【主症】全身浮肿，腰以下为甚，尿量减少，腰酸痛；重者腹胀满，阴囊肿，或见心悸气促，喘咳痰鸣。舌体胖，苔白，脉沉细。

【治法】补肾利水。

【药物】

补肾阳：常用附子、肉桂、肉苁蓉、仙茅、淫羊藿。腰酸腿软常用骨碎补、巴戟天、续断、狗脊；摄纳肾气常用补骨脂、胡桃肉。

利尿：常用茯苓、泽泻、猪苓、车前子。

随症加药：腹胀加大腹皮；腰酸痛加续断、杜仲；心悸加远志、柏子仁。

【方例】一般用真武汤合五苓散加减：制附子、肉桂、茯苓、白术、泽泻、猪苓。

5. 肾阴虚

包括结核病，糖尿病，尿崩症，久病体虚，神经性耳聋，不孕症等具有下述症候者。

【主症】低热，手足心热，颧红，口干，盗汗，腰酸遗精，尿量多，或尿如膏脂；或头晕目眩，耳鸣耳聋，视力减退，或女子闭经不孕，男子精少不育。舌质红，脉细数。

【治法】滋阴补肾。

【药物】

补肾阴：熟地、首乌、女贞子、玄参、枸杞子、山萸肉、旱莲草、龟板。

随症加药：潮热加青蒿、地骨皮、知母、黄柏；多尿加益智仁、覆盆子；闭经加当归、益母草；头晕目眩加枸杞子、菊花。

【方例】一般用六味地黄汤加减：生地、山萸肉、丹皮、山药、知母、黄柏。

6. 命门火衰

包括慢性肠炎，慢性痢疾，尿潴留，肠结核等具有下述症候者。

【主症】黎明前腹泻，泻前腹痛肠鸣，泻后则安，腹部畏凉，四肢发凉，或见排尿困难。舌淡苔白，脉沉细。

【治法】温补命门。

【药物】

补肾阳：常用附子、肉桂、肉苁蓉、仙茅、淫羊藿。

随症加药：腹凉加炮姜；腹痛加乌药、木香；脱肛加升麻、黄芪。

【方例】鸡鸣泻可用四神丸加减：肉豆蔻、补骨脂、炮姜、木香、五味子。

排尿困难一般用济生肾气丸加减：制附子、肉桂、山药、茯苓、补骨脂、怀牛膝。

7. 心肾不交

包括神经官能症及某些虚弱证具有以下症候者。

【主症】具有心经合肾经症候，表现为心悸，心烦，失眠，遗精，头晕健忘，耳鸣耳聋，腰酸腿软，小便短赤或灼热感，舌质红，脉细数。

【治法】交通心肾。

【药物】

补心阴：生地、麦冬、百合。

补肾阴：枸杞子、山萸肉、何首乌、女贞子、旱莲草、桑椹、桑寄生、龟板。

随症加药：头晕加枸杞子、菊花；遗精加金樱子、芡实；腰酸腿软加续断、牛膝。

【方例】以失眠为主者可用六味地黄汤加减：生地、茯苓、山萸肉、肉桂、黄连、酸枣仁。

以遗精为主者，可用知柏地黄汤加减：知母、黄柏、生地、山萸肉、丹皮、芡实、莲须。

8. 肝肾阴虚

包括贫血，神经官能症，月经不调，耳源性眩晕，慢性虚弱等具有以下症候者。

【主症】头晕目眩，目干，视物模糊，耳鸣，颧红，口燥咽干，五心烦热，腰酸腿软，遗精盗汗。舌质红，脉细弦。

【治法】滋补肝肾。

【药物】

滋肝阴：枸杞子、山萸肉、何首乌、女贞子、熟地。

补肝血：当归、阿胶、地黄、白芍、鸡血藤。

随症加药：血虚加黄芪、当归；月经量少加当归、益母草；虚热加青蒿、鳖甲。

【方例】一般用杞菊地黄汤加减：枸杞子、菊花、生地、山萸肉、丹皮、山药。

9. 脾肾阳虚

包括慢性肠炎，慢性痢疾，慢性溃疡性结肠炎，肠结核之具有肾阳虚证象者；其他如肝硬变腹水，肾病综合征等亦大多属于此证。

【主症】身疲乏力，少气懒言，肢冷便溏，腰寒畏冷，甚则黎明即泻（五更泻），浮肿或腹水。舌苔白，脉细尺弱。

【治法】温补脾肾。

【药物】

温脾阳：炮姜、干姜、肉豆蔻、小茴香。

温肾阳：附子、肉桂、补骨脂、葫芦巴、益智仁等。

随症加药：腰寒怕冷加肉桂，再重者加附子；久泻脱肛加赤石脂、黄芪、升麻；水肿加茯苓、车前子，有腹水再加大腹皮、葫芦。

【方例】水肿可用真武汤合五苓散加减：制附子、肉桂、茯苓、白术、泽泻、猪苓。

腹泻用附子理中丸和四神丸加减：制附子、党参、茯苓、白术、肉豆蔻、补骨脂。

10. 肺肾两虚

可见结核病的后期。

【主症】咳嗽少痰，动则气短，腰酸腿软，骨蒸潮热，盗汗遗精，舌红苔少，脉细。

【治法】滋补肺肾。

【药物】

补肺阴药：沙参、天冬、麦冬、百合、生地、玉竹。

补肾阴药：熟地、首乌、女贞子、玄参、枸杞子、山萸肉、旱莲草、龟板。

【方例】可用麦味地黄汤加减：麦冬、五味子、熟地、丹皮、山萸肉、沙参。

11. 膀胱湿热

包括泌尿系感染，结石和前列腺炎具有以下症候者。

【主症】尿频尿急，尿痛或小便困难，突然中断，尿色混浊或有脓血，或为血尿，或尿出砂石。舌苔黄腻，脉濡滑稍数。

【治法】清热利湿。

【药物】

清利膀胱湿热：可用泽泻、猪苓、车前子、木通、滑石、萹蓄、瞿麦、冬葵子、萆薢；有沙石者可用海金沙、金钱草。

随症加药：尿血加生地、白茅根、大小蓟；腰痛加续断、狗脊；小腹痛加川楝子、乌药；发热加金银花、连翘。

【方例】一般用八正散加减：萹蓄、瞿麦、生栀子、木通、滑石、车前子。

二、《谦斋医学讲稿》中脏腑用药法

1. 肝

《内经》上说："肝苦急，急食甘以缓之"；又"肝欲散，急食辛以散之，用辛补之，酸泻之"。这是肝病用药的原则。肝脏病变主要是血和气两个方面，血虚、血滞、气逆、气郁等，不仅引起本身发病，也能影响各组织功能异常及其他内脏为病。故治疗肝病应着重补血、和血、调气，再从其病因及特殊现象，使用清肝、温肝、镇肝等法。

（1）补血　如当归、白芍、首乌、阿胶、潼蒺藜、菟丝子。

（2）和血　包括活血，如当归、川芎、赤芍、丹参、鸡血藤。进一步即为行血去瘀，如红花、桃仁、泽兰、茺蔚子。

（3）理气　如郁金、香橼、白蒺藜、金铃子、橘叶、路路通、玫瑰花、柴胡、青皮、枳壳、香附、元胡、沉香。

（4）清肝　如丹皮、黄芩、山栀子、夏枯草、青黛、牛黄。进一步为泻肝，如龙胆草、芦荟。（清胆同）

（5）温肝　如肉桂、淫羊藿、艾叶。（温胆是助其升发之气，与此意义不同）

（6）镇肝　包括潜阳，如菊花、钩藤、天麻、桑叶、牡蛎。进一步为熄风，如龟板、鳖甲、玳瑁、羚羊角、珍珠母、蝎尾。

以上是肝脏发病的一般用药（以下诸脏同）。所有肝胆病，均可适当的在这基础上加入主治药物，如：

①目赤：青葙子、密蒙花、木贼草、菊花。

②目糊雀盲：羊肝、菊花、石斛、枸杞子。

③瘰疬：海藻、昆布、山慈菇。

④癥瘕疢癖：三棱、莪术。

⑤疝气：荔枝核、橘核、小茴香。

⑥拘挛：木瓜、怀牛膝、续断。

⑦月经过多：乌贼骨、血余炭、陈棕皮、侧柏叶、炮姜炭。

2. 心

《内经》上说："心苦缓，急食酸以收之"；又："心欲耎，急食咸以耎之，用咸补之，酸泻之"。这是治疗心病用药的原则。心病治法以和血及清火、通阳为主。

（1）和血　包括补心，药如生地、麦冬、炙甘草、当归、龙眼肉、丹参、三七、红花、琥珀、血竭。

（2）清火　包括泻心，如黄连、栀子、连翘、竹叶、灯心草、莲子心。

（3）通阳　如人参、桂枝、远志、益智仁、紫石英。

其他心的症状，均可适当的加入主治药物，如：

①心悸，失眠：酸枣仁、柏子仁、茯神、龙齿、合欢花、朱砂。（即安神）

②神昏，发狂：犀角、菖蒲。（即开窍）

③多汗：浮小麦、碧桃干。

④胸痹：薤白、郁金、瓜蒌。

3. 脾

《内经》上说："脾苦湿，急食苦以燥之"；又"脾欲缓，急食甘以缓之，用苦泻之，甘补之"。这是治疗脾病用药的原则。脾主中气，体阴而用阳，阳气不运，最易湿阻，治法以温阳，益气及调中，化湿为主。

（1）温阳　如干姜。

（2）益气　即补中，如黄芪、党参、白术、山药、扁豆、红枣。

（3）调中　如木香、藿梗、苏梗、砂仁、檀香。

（4）化湿　如苍术、厚朴、草果、半夏、陈皮、佛手、茯苓、薏苡仁。

其他脾的症状，可适当的在这基础上加入主治药物，如：

①泄泻：炮姜、肉果。

②水肿：大腹皮、冬瓜皮、泽泻、车前、生姜皮。

③黄疸：茵陈。

④脚气：木瓜、槟榔。

⑤便血，崩漏：阿胶、地榆、侧柏叶、灶心土。

⑥脱肛：升麻、柴胡。（即升提）

4. 肺

《内经》上说："肺苦气上逆，急食苦以泻之"；又"肺欲收，急食酸以收之，用酸补之，辛泻之"。这是治疗肺病用药的原则。肺的作用在气，气和则外护皮毛，内司清肃，津液输布，呼吸调匀，所以补气，肃气和生津为肺的主治。由于皮毛不固，外邪侵袭，容易引起咳痰，故宣肺，清肺和止咳化痰亦占重要治法。

（1）补气　药如黄芪、人参、山药、冬虫草。

（2）肃气　如苏子、白前、旋覆花。

（3）生津　即润肺，如沙参、麦冬、玉竹、百合、银耳、阿胶、梨膏。

（4）宣肺　如麻黄、紫苏、荆芥、防风、桔梗。

（5）清肺　桑叶、菊花、黄芩、瓜蒌皮、石膏、桑白皮。

（6）止咳化痰　如牛蒡子、前胡、款冬花、杏仁、贝母、马兜铃，天竺黄、竹沥、枇杷叶、海蛤壳、荸荠、半夏、陈皮、白石英、海浮石、制南星、白果。进一步逐痰如白芥子、葶苈子、皂角、青礞石。

其他肺的症状，均可适当的在这基础上加用主治药物，如：

①鼻塞流涕：辛夷、苍耳子、白芷、藁本。

②咯血：侧柏叶、茜草、山茶花、旱莲草、藕节、丹皮、仙鹤草、白茅根。

③失音：凤凰衣、玉蝴蝶、蝉衣、胖大海。

④咽痛红肿：玄参、山豆根、射干、马勃、藏青果。

5. 肾

《内经》上说："肾苦燥，急食辛以润之"；又"肾欲坚，急食苦以坚之，用苦补之，咸泻之"。这是治疗肾病的用药法则。肾分阴阳，功能是同一的，且多出现相对的偏盛偏衰，故治法以滋肾和温肾为主。但决不能分开，尤其是补阳常在补阴的基础上进行。膀胱，三焦属腑，以通利为主，必要时通过命门来治疗，所谓气化。

（1）滋肾　一般所说阴亏，多指肾阴，故滋肾亦称养阴，药如生地、熟地、山萸肉、黄精、龟板、枸杞子、女贞子、潼蒺藜、桑椹子、牛骨髓、猪脊髓、鱼鳔胶、鳖甲胶。

（2）温肾　一般所说阳虚，多指肾阳，故温肾亦称扶阳，如附子、肉桂、鹿茸、巴戟天、补骨脂、益智仁、仙茅、葫芦巴。

（3）利膀胱　即通小便，如茯苓、赤苓、猪苓、泽泻、车前子、冬瓜皮、木通、通草、蟋蟀。

（4）通三焦　即行气法：如木香、香附、厚朴。

其他肾的症状和膀胱三焦的症状，均可适当地在这基础上加入主治药物，如：

①骨蒸潮热：地骨皮、白薇、银柴胡，

②腰痛膝软：杜仲、续断、狗脊、怀牛膝、木瓜。

③耳鸣耳聋：磁石、核桃肉、黑芝麻。

④气喘：蛤蚧、五味子。

⑤遗精：桑螵蛸、金樱子、莲须、芡实、煅龙骨。

⑥阳痿：海狗肾、淫羊藿、锁阳、蚕蛾、海马、蛇床子、韭子。

⑦小便不禁：覆盆子、五味子、蚕茧。

6. 胃及大小肠

胃与大小肠均传导化物而不藏，故治法主要是和胃，疏肠。但胃为阳土，热证较多，热又易伤津液，同时大肠不固则大便泄泻，故清胃、生津和固肠亦为重要治法。

（1）和胃　药如藿香、豆蔻、枳壳、半夏、陈皮、佛手。

（2）清胃　如石膏、知母、滑石、黄芩、芦根、竹茹（挟湿为湿热，与化湿药如厚朴、半夏等同用，称为清化）。

（3）生津　如石斛、天花粉、麦冬、玉竹。

（4）疏肠　即通大便，包括润肠如麻仁、瓜蒌仁、柏子仁、郁李仁；泻下如大黄、玄明粉、番泻叶；寒秘，虚秘用肉苁蓉、硫黄、巴豆，称为温下法；泻水用商陆、甘遂、芫花、大戟。

（5）固肠　即止泻，寒泻如煨姜、益智仁、肉果；热泻如黄连、白头翁、秦皮；久泻不止用禹余粮、赤石脂、诃子、石榴皮，称为固涩法。

其他胃和大小肠的症状，可适当的在这基础上加入主治药物：

①呕吐：黄连、半夏、枳实、竹茹、吴茱萸、生姜（用时须配合）。

②呃逆：丁香、柿蒂、刀豆子。

③伤食：六神曲、山楂、莱菔子、焦稻芽、谷芽、麦芽。

④里急后重：木香、槟榔、赤白芍。

⑤便血：玫瑰花、地榆、侧柏叶、赤豆。

第七章
中药剂量的把握

这里，节选一下我在《其实中医很简单》中的内容来谈谈：

"姬大夫，我又治好了一个病人。"有一天，一个中医初学者朋友很高兴的来到我的门诊。

"哦，说说看。"

"我把白术加大到90克给病人用，胃下垂好了。"朋友说。

哦，我想起来了，有次给这个朋友说了一个单方，就是把白术放到猪肚里面，绑紧，煎煮，啥也不放，水开后30～40分钟即可，取汤，等稍温后一次服完，一般情况下，一次见效甚或治愈。舌苔特别腻的用炒白术，通常用生白术即可。前两天这个朋友说他给一个重度胃下垂的病人用了，没有效果，来问我原因，当得知他的用量为30克的时候，我就说用量太小了，必须加大，90～120克都可以，这不，90克取效了，怪不得朋友这么高兴。

"姬大夫，你能给我说说中药的用量问题吗？"这个朋友问。

"呵呵，没问题。"

第一节　药量与药效之间的关系

> 有些人喜欢大剂量用药，认为剂量大了效果就好，其实不然，中药的量与效不是都成正比的。

过去有一句话："中医不传之秘在于量"，可是为什么不传？

我想，原因只有一个，就是不好传，因为中药由于产地、质量、炮制等的不同，相同的量有不同的疗效。

一、量效成正比

一般来说，量小则效小，量大则效大。

清热解毒类药物临床应用时：对一般感冒、发热，则用常量；对疫邪侵入，其用量则大，甚则是常量的好几倍，其效显著。

治疗症状的药物大多更是如此：发汗的麻黄，量小则出汗少，量大则出汗多；止疼的元胡，30 克和 90 克的疗效就有很大的区别。

但对某些药物来说，要达到预期的效果：

（1）量大了不行　如用玉屏风散防治感冒，就要小量常服。

（2）量小了不行　如《中医杂志》1996 年第八期上一篇文章称："紫草用量，是治疗银屑病的关键。通过临床验证，紫草用量，9～15 克偏于清热透疹；15～30 克偏于凉血活血；30 克以上偏于解毒化斑。但用治银屑病，唯有用至 90～120 克，其解毒化斑之力最捷，若在进行期，需用 120 克；在静止期，需用 90 克，方为妥当。"1996 年第四期上："紫草对消退红斑狼疮红斑有特效：在对 SLE 的研治过程中发现方中无紫草，皮肤红斑需 60～90 天渐可消退，方中有紫草只需 20－30 天即可消退。说明服用本方加用紫草较不加疗效要好，而且应用紫草越早越好。本方需煎煮两次，第一次煎煮时间要短，以煮沸后 10～15 分钟为宜；第二次煎煮时间要长，文火煎煮时间不得少于 60 分钟。紫草用量 30～60 克为宜，如少于 30 克，其凉血解毒，退热化斑之力逊，疗效欠佳。"附：处方：生地 30～60 克，知母 6～10 克，炙甘草 10 克，山药 30 克，紫草 30～60 克。

二、量效分歧

由于更多的中药具有多种功效，故而随着用量的不同，其疗效也不同，如我们常用的：

（1）益母草　小量活血调经；大量消水肿、降血压。

（2）白术　小量止泻；大量通便。

（3）丹参　小量宁心安神；大量活血化瘀。

（4）大黄　小量清热凉血；大量通里攻下。

（5）枳壳　用量 10～12 克，消痞散结，治疗腹痛、痞闷、大便不通等；30～60 克，补气升提，治疗子宫脱垂、脱肛、脏器下垂、低血压、休克等。

（6）柴胡　解表退热用 10～30 克；疏肝解郁用 5～10 克，升举清阳用 2～5 克。

（7）槟榔　6～15 克主要用于消积、行气、利尿；用以杀灭姜片虫、绦虫时需用至 60～120 克。

（8）甘草　补益心脾用 10 克左右；清热解毒则需用 30 克以上；解毒物中毒则需 60 克以上；调和诸药只需 3 克左右。

（9）防己　祛风湿止痛，利水消肿，少量使尿量增加，大剂量则使尿量减少。

（10）艾叶　温经止血，散寒止痛。3～5 克可开胃；8 克左右温经止血、止痛；大剂量则可引起胃肠道炎症。

第二节　把握中药处方的用量

> "中医不传之秘在于量"，同一种中药，用量不同，作用不同，甚至可以起到完全相反的作用；个体不同，剂量也会不同。

临床用药，剂量是关键，下面我就谈谈对处方剂量的把握。

一、根据质地用药

质轻的用量小，如薄荷、灯心草、苏叶等花叶类药物；

质重的用量大，如赭石、磁石、龙骨、牡蛎等金石矿物类药物。

二、根据病情用药

表证，用药量宜小。吴鞠通曰："上焦如羽，非轻不举。"所创桑菊饮，全方八味药共计 39 克，且明确告诫："轻药不得重用，重则必过病所。"玉屏风散治虚人外感，每服 6～9 克，如大剂煎服，不仅无效，反增胸闷不适。

里证者，用量可以稍大点，甚至很大。治疗半表半里病证的小柴胡汤，其为麻黄汤、桂枝汤药量的两倍多；大柴胡汤用量更重，两方中柴胡的用量均为 130 克。邪入阳明，清气方之白虎汤中石膏、知母、甘草三药的用量就 390 克，其中石膏一味就有 260 克。

慢性病，用量宜小；疑难杂病，药味宜多，药量宜小；正虚之人，用量宜小。

新病，急症，用量宜大；危重病，药味宜少，药量宜大；邪实之人，用量宜大。

三、根据功效用药

比如，我们要用甘草调和诸药，就用小量；用甘草清热解毒，则用大量。

对于脾虚导致的便秘，可以用大量的白术。对于寒湿所致的腰部不适，可用90～180克生白术，黄酒煎服，效果很不错。我在临床上常用。但对于脾虚的泄泻，却要用小量的白术，且最好是用土炒过的。

四、根据主次用药

处方中的主药，用量宜大；辅药，用量宜小；佐使引经药，用量更小。

五、根据个人临床经验用药

由于医生所处的环境不同，其用药经验亦不相同。如对黄芪而言，有人的常规量为10克，有人的常规量就为30克。我在临床上，只要见到需黄芪的病人，一般都是30～60克，有的病人用量更大。如曾治过一个经常头晕的女性病人，伴全身困乏无力，不思饮食，舌淡，脉弱。应病人求速效的要求，我给的黄芪量为300克，当归30克，白芍30克，川芎10克，柴胡10克，熟地30克，服药当天，腹泻严重，日7～8次，但无腹痛等其他不适，第2天，腹泻2～3次，第3天，无腹泻。用药3天，头晕即消失。接下来的3付药中，黄芪的量变成120克。最后的3付药中，黄芪的量变成60克，诸症消失，后一直未复发，直到现在。（因为柴胡有劫阴作用，上方中柴胡的量应该用6克左右，但因为现在柴胡的质量不是很好，故而加大了用量。）

第三节　掌握用量原则

> 只有掌握了中药的用量原则，才能做到心中有数、疗效显著。

一、安全有效为总则

中药的应用，安全为先，有效为本。猛浪用药，绝非可取。药轻不治病，更是不行。要大剂量的用药，不了解药物的性能及毒副作用是不行的。

二、掌握常用剂量

更多的书上都标有常用量，我们的教科书上更是如此，这些常用量要记熟。某些时候，打官司就是看你的用量啊。

三、鲜药、单味药的用量可以适当增大

《陕西中医函授》1992 年第二期上谈到：有人常用鲜马齿苋 500～1000 克加适量白糖水煎服治疗急性菌痢；鲜蒲公英 250 克水煎服治疗急性扁桃体炎；鲜白茅根 500 克，鲜生地 100 克水煎服治疗鼻衄；鲜竹叶 150 克水煎服治疗热淋；鲜白菊花 150 克泡茶饮治疗风热头疼等均获较好疗效。

常用元胡 30 克水煎服治疗胃脘痛；生姜 30 克加适量红糖水煎服治疗风寒咳嗽，夏枯草 30 克水煎服治疗肝火头疼，炒酸枣仁 60 克睡前煎服治失眠等效果满意。

四、急症时用量要大

比如高热患者退热用的生石膏，有时就可以用到 200 克，金银花可以用到 100 克等。

五、治疗主症药的用量要大

比如止疼，元胡可以用到 30～90 克，细辛煎汤内服时可以用到 30～60 克，甚至更大。消疮疡时金银花可以用到 90～150 克（见陈士铎的《洞天奥旨》）。

而且，陈士铎在《本草新编》中也谈到更多的用量大的药物，如菟丝子，遇心虚之人，日夜梦精频泄者，用菟丝子三两，水十碗，煮汁三碗，分早、午、夜各一服即止，且永不再遗。他如夜梦不安，两目昏暗，双足乏力，皆可用至一二两。

甘草解毒：当分上中下三法，上法治上焦之毒，宜引而吐之；中法治中焦之毒，宜和而解之；下法治下焦之毒，宜逐而泻之。用甘草一两，加瓜蒂三枚，水煎服，凡有毒，一吐而愈。和之奈何？用甘草一两五钱、加柴胡三钱、白芍三钱、白芥子三钱、当归三钱、陈皮一钱，水煎服，毒自然和解矣。泻之奈何？用甘草二两、加大黄三钱、当归五钱、桃仁十四粒、红花一钱，水煎服，毒尽从大便而解矣。

玄参治病：况玄参原是君药，多用始易成功，少用反致偾事，不妨自一两用至五六两，以出奇制胜。倘畏首畏尾，不敢多用，听其死亡而不救，冀免于无过难矣。吾愿行医者，闻吾言而重用玄参，以治胃、肾之二火可也。

蛇床子治阳痿：益绝阳不起，用蛇床子一两，熟地一两，二味煎服，阳道顿起，可以久战，大异平常。（修和丸散，尤有久力。）

金银花治痈：如发背痈，用至七八两，加入甘草五钱，当归二两，一剂煎饮，未有不立时消散者。其余身上、头上、足上各毒，减一半投之，无不神效。（或嫌金银花太多，难于煎药，不妨先取水十碗，煎取金银花之汁，再煎当归、甘草，则尤为得法。）

白术治腰疼：如人腰疼也，用白术二三两，水煎服，一剂而疼减半，再剂而痛如失矣。等等。

我也常在临床上用大剂量之药治疗某些病证。如习惯性的便秘：玄参60～150克、生地30～60克、升麻6～10克、杏仁10克，效果不错。万一取效不佳，可加用赭石60～180克、玉片30克、厚朴30克，则一般都可取效。当然，更多的病人需要辨证用药。

六、顽症痼疾用量要大

如张仲景用炙甘草汤治虚羸少气，心动悸，脉结代，全方用量2斤有余。有人以小量治室性早搏而无效，增大剂量：生地250克、麦冬45克、桂枝45克、党参30克、麻仁60克、炙甘草60克、生姜45克、大枣30克、阿胶30克，加水1600毫升，酒1400毫升，煎至600毫升，分3次服，服后无不良反应，次日早搏消失随愈。

渠敬文治郭兆信肾病综合征，阴水弥漫，全身浮肿如泥，用《济生方》实脾饮加重其量，方中附子、干姜各120克，服药70多剂，仅二药各用近10千克而获愈，至今三十年仍健在。有一老中医治刘汝周失眠，月余目不交睫，疲惫烦躁欲死，百治罔效，投以熟地500克、肉桂6克，服后酣睡如雷，而病如失。

李建国曾重用海金沙60克、金钱草90克、鸡内金30克临床治愈两例泌尿系结石病人。

符明珠大夫重用白芍60～80克，治疗过敏性紫癜、胆道蛔虫、习惯性便秘及坐骨神经痛的患者，最多10剂，最少仅2剂而病去身安。

冯恒善大夫重用细辛160克、制附子30克、豨莶草100克，治疗类风湿性关节炎 100 例，使治愈率达到 76% 。

上面的内容见《陕西中医函授》1992 年第二期。

我最近治过的一个失眠病人：男性，来诊时刚从监狱里出来 3 天。自述临出狱前 10 天就睡不好觉，这一个礼拜更甚。思之：兴奋过度，肝之疏泄太过，使肾藏精能力下降所致。看其舌红少苔，脉细稍数。药用：生地 150 克、玄参 120 克、白芍 60 克、黄芪 10 克、升麻 10 克。当天即睡，3 天则安。我的经验是：只要是亢奋或兴奋导致的不能入睡，用大量的生地或熟地配白芍，效果不错。当然，还要结合辨证，比如有人用血府逐瘀汤治疗顽固性失眠，又有人用黄连阿胶鸡子黄汤治疗顽固性失眠等等。

我在临床上的药物用量也相对的大点，因为现在的药材大多为人工种植，不如野生的疗效好，量应该大；现在的人有耐药性，过去的人没有，量更应该大。综合之，现在的用量应大于古时之用药量。

七、毒性药物应用要慎重

某些时候，毒性药物治疗效果还真不错。比如，我在临床上治疗风湿类风湿性关节炎，病性属寒的，就用炙马钱子和血竭研末内服，花钱不多，效果很好。但马钱子为剧毒药，用量过大，有可能要伤及生命。巴豆止寒咳，效果不错：将苹果纵向从中切开，取籽，在空处放入去壳的完整巴豆仁 21 粒，之后用细绳绑紧后放锅中蒸至苹果熟，取出苹果，解开细绳，将巴豆仁彻底取出后扔掉，只食苹果。日 1 次，一般 1 次即愈。注意：如果不将巴豆仁从苹果中取除干净，使其残留过多，则会导致严重腹泻。万一出现这种情况，就要赶快喝点凉的绿豆汤或大豆汁、黄连水等来解救。

对于毒性药物的应用，中医大夫在了解其功用的同时，一定要知道中毒的处理。没有特殊情况，尽量不要应用这类药物。

对于患者而言，绝对不能擅自应用，如果需用，一定要在临床大夫的指导下用药。

八、体弱之人用药要慎重

小儿、孕妇、年老体弱者，用药时一定注意，不能犯药物性的"虚虚"之戒，也不可导致"虚不受补"的异常结果。

九、辨证不清时用药更需慎重

有时会遇到一些病证诊断不是很明确，我们就要进行"治疗性诊断"，用量一定要轻，绝不可心存侥幸，妄投重剂。

总之，不管量大量小，疗效是关键，而且对处方而言，一定要做到有方有药，绝不能有方无药或有药无方。有的医生或患者，治病心切，急于求成，总认为药物用量越大越好，有的处方开写就二三十种药，甚至更多。曾见过一个处方八十多味药。也许是由于辨证不清、散弹打兔的心理，但验之临床，收效甚微，更有的会产生变证。通过我在临床上多年的观察，好多人出现的疑难病都是由于服用药物不当而引起的。